PROF. DR. MED. MUSA CITAK

DIE WAHRHEIT ÜBER ARTHROSE

Endlich wieder schmerzfrei leben

unter Mitarbeit
von Franziska Pfeiffer

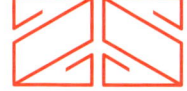

INHALT

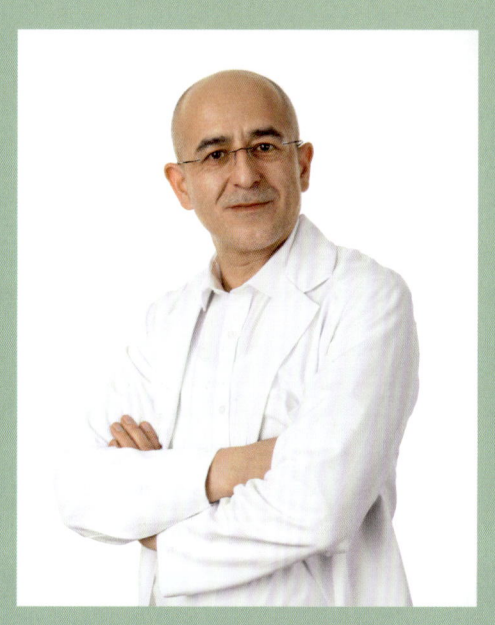

SELBSTHILFE GEGEN DEN SCHMERZ

Auch wenn Arthrose nicht heilbar ist, können Sie viel tun, um die Schmerzen zu lindern und das Fortschreiten der Krankheit aufzuhalten. Gewinnen Sie Ihre Lebensqualität zurück. Mein Fünf-Säulen-Programm, das verschiedene Therapieansätze sinnvoll zusammenbringt, wird Ihnen dabei helfen.

Etwa fünf Millionen Menschen leiden in Deutschland an der häufigsten aller Gelenkerkrankungen: an Arthrose. Mit dem demografischen Wandel werden es immer mehr. Bei den über 60-Jährigen sind schon heute jede zweite Frau und jeder dritte Mann betroffen. Mehr als vier Millionen Menschen haben bereits ein künstliches Gelenk. Ob im Knie, an der Hüfte, an den Händen, den Füßen oder in der Schulter – der Knorpelverschleiß kann jede Bewegung zur Qual machen. Die Erkrankung gilt als unheilbar. Es gibt keine Medikamente, die geschädigte Knorpel wiederherstellen können. Das klingt erst einmal deprimierend – doch es ist zum Glück nicht die ganze Wahrheit!

Als Arzt habe ich täglich mit Menschen zu tun, die unter der tückischen Krankheit leiden. Nach meiner langjährigen Erfahrung in der Forschung, nach Tätigkeiten in Krankenhäusern, in verschiedenen Arztpraxen und Rehakliniken kann ich Ihnen sagen: Auch wenn es keine Heilung gibt, lassen sich Schmerzen lindern. Und das ist das Wichtigste. Ich konnte schon vielen Patienten helfen, die die Hoffnung auf eine Besserung ihrer Beschwerden nach einer langen Ärzte-Odyssee bereits aufgegeben hatten, aber dann doch noch ihren ganz individuellen Weg zurück in ein normales Leben gefunden haben. Ich bin in der Schulmedizin und in der alternativen Medizin ausgebildet und versuche immer, das Beste aus beiden Welten zusammenzubringen.

Dieses Buch ist mein persönliches Programm, das aus Behandlungserfolgen in der Praxis entstanden ist. Es ist eine Mischung aus Selbstbehandlungen und Therapien, die der Orthopäde für Sie machen kann. Nach meinem Fünf-Säulen-Konzept finden Sie und Ihr Arzt erst einmal heraus, woher Ihr Schmerz kommt. Dann probieren Sie – ohne Risiko – verschiedene Behandlungsmöglichkeiten aus und versuchen dabei, Ihren Lebensstil zu verbessern. Häufig verändert sich das Schmerzempfinden schon, wenn Sie lernen, sich zu entspannen und sich Pausen vom Alltag zu gönnen. Eine gelenkfreundliche Ernährung und das richtige Maß an Bewegung sind weitere Säulen meines Konzepts. Nutzen Sie dieses Buch als Hilfe zur Selbsthilfe. Betrachten Sie es als Chance für einen Neuanfang mit weniger Schmerzen und mehr Lebensfreude.

Alles Gute wünscht Ihnen Ihr

Prof. Dr. med. Musa Citak

KAPITEL 1

ARTHROSE: URSACHEN, VERLAUF UND FOLGEN

Millionen Menschen leiden an Gelenkschmerzen, die durch Arthrose entstehen. Woher kommt die Erkrankung? Wen trifft sie? Warum können Ärzte und Patienten selbst sehr viel tun, obwohl der Gelenkverschleiß nicht heilbar ist? Hier finden Sie Antworten auf die wichtigsten Fragen zur Entstehung, zum Verlauf und zur Behandlung von Arthrose.

DIE WAHRHEIT ÜBER ARTHROSE

„Sie haben Arthrose." Diese Diagnose ist kein unabänderliches Schicksal, auch wenn die Krankheit nicht heilbar ist. Ob bei der Ursachensuche, bei Therapien oder mithilfe der Ernährung – für ein langes, gesundes Leben kann jeder selbst eine ganze Menge tun, wie der Autor dieses Buchs, Prof. Dr. med. Musa Citak, im Interview erklärt.

■ Die Wahrheit über Arthrose – worin besteht die?

Die Wahrheit ist, dass es keine Therapie gibt, die garantiert hilft. Arthrose ist ein sehr komplexes Krankheitsbild. Ob es um die Ursachen, um Schmerzen oder um die richtige Behandlung geht, das ist von Mensch zu Mensch so unterschiedlich, dass jedes pauschale Heilsversprechen falsche Hoffnungen wecken würde. Das heißt aber nicht, dass es keine Hilfe gibt. Im Gegenteil, die Wahrheit ist auch: Ob Arzt oder Patient, jeder kann viel tun, um gegen Arthrose vorzubeugen, die Krankheit aufzuhalten und die Schmerzen zu lindern. Das Problem dabei ist nur, dass es enorm viele sinnvolle Therapien gibt, die nicht bei jedem gleich wirken.

■ Was ist das Besondere an Ihrem Buch?

Ich gebe meinen Lesern Hilfe zur Selbsthilfe. Mit meinem Buch kann jeder eigenständig herausfinden, woher seine Schmerzen kommen und welche Übungen oder Therapien sinnvoll sind. Dann gilt es auszuprobieren, was einem hilft – und zwar ohne Risiken und Nebenwirkungen. Ich schlage vor allem Maßnahmen vor, die man ganz einfach selbst zu Hause machen kann. Dabei kann man natürlich auch mehrere Therapien kombinieren, um die Effektivität zu steigern.

■ Ersetzt das Buch den Arztbesuch?

Nein, auf keinen Fall! Jeder, der Schmerzen hat, sollte sich so früh wie möglich von einem Mediziner untersuchen lassen. Denn bei reinen Selbstbehandlungen wird zu oft etwas übersehen. Auch bei Naturheilverfahren oder Methoden aus der traditionellen chinesischen Medizin ist es hilfreich, sich zumindest am Anfang von einem Experten beraten zu lassen. Deshalb stelle ich auch die wichtigsten komplementären Therapien als sinnvolle Ergänzungen vor.

■ Sind Sie eher Schulmediziner oder Naturheilkundler?

Die längste Zeit meines Arztlebens war ich Schulmediziner, der früher, muss ich gestehen, die Naturheilkundler auch mal belächelt hat. Inzwischen muss ich allerdings sagen, dass die Praxis mich eines Besseren belehrt hat. Mein wissenschaftliches Verständnis, das ich mir in meiner Ausbildung als Schulmediziner erworben habe, hat mir geholfen, in kurzer Zeit Therapien aus der Naturheilkunde kennenzulernen und so einzusetzen, dass meine Patienten davon profitieren. Es gibt Krankheiten, die kann ich sehr schnell mit der Schulmedizin behandeln, und andere, bei denen Naturheilverfahren besser wirken. Manchmal hilft auch eine Kombination aus beiden – das kommt immer auf den Einzelfall an. Ich habe auch einiges an mir selbst ausprobiert.

■ Mit welchem Ergebnis?
Ich hatte plötzlich Rückenschmerzen, die immer schlimmer wurden. Ich musste immer mehr Tabletten nehmen, um überhaupt durch den Tag zu kommen. Ich konnte nur noch gekrümmt arbeiten, bis ich gar nicht mehr aus dem Bett kam. Das MRT zeigte zwei Bandscheibenvorfälle. Nichts half langfristig, ich war schließlich bereit, mich operieren zu lassen. Durch Zufall kam ich zur Akupunktur. Obwohl ich zunächst skeptisch war, ließ ich mich darauf ein. Und tatsächlich ging es mir schnell viel besser. Mein Forscherherz wollte dann mehr über diese Methode erfahren, also habe ich mich weitergebildet. Inzwischen sehe ich meine Lebensaufgabe darin, die erlernten Methoden immer weiter zu verbessern und Operationen möglichst zu verhindern oder zu verzögern.

■ Wird in Deutschland zu viel operiert?
Wenn wir die radiologische Diagnose „Arthrose" nehmen, wird sicherlich nur ein Bruchteil der Arthrose-Patienten operiert. Arthrose ist nicht lebensbedrohlich. Der Patient entscheidet, ob er operiert werden will oder nicht. Das hängt meist von seinen Schmerzen und seiner Vorstellung von Lebensqualität ab. Diese beiden Kriterien sind von Mensch zu Mensch sehr unterschiedlich. Ich erlebe es häufig, dass Patienten eine Operation anfangs kategorisch ablehnen und später mit der gleichen Vehemenz darum bitten. Schmerzen verändern vieles. Ich rate jedem zwei Dinge: Schöpfen Sie die konservativen Therapien gut aus und wählen Sie, wenn Sie sich operieren lassen wol-

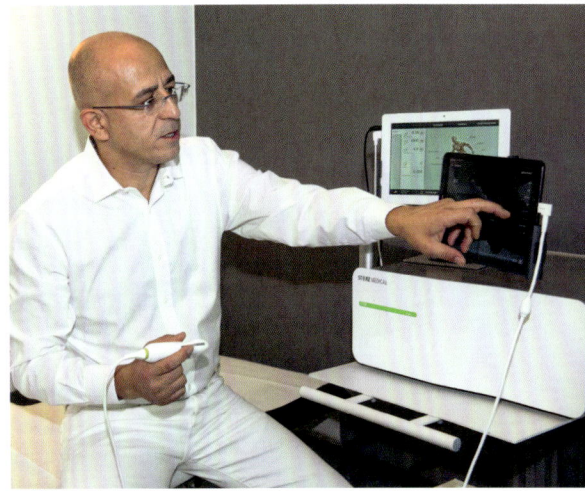

Eine Kombination aus traditionellen und modernen Methoden ist oft hilfreich.

len, ein Krankenhaus, in dem genau die Operation, die Sie benötigen, oft gemacht wird. Studien zeigen, dass die Zufriedenheit der Betroffenen mit der Anzahl der operierten Patienten steigt. Das heißt: Die Patienten profitieren von der Erfahrung der Operateure.

■ Warum ist Arthrose heute so ein wichtiges Thema?
Auch wenn es populär geworden ist, auf die Schulmedizin zu schimpfen, muss man sagen, dass wir damit deutlich älter werden. Die Lebenserwartung und die Erwartung an die Lebensqualität steigen gleichzeitig. Wir Ärzte haben eine neue Generation von Älteren vor uns, die sehr fit sind und sich nicht von Schmerzen einschränken lassen wollen. Kaum jemand kann sich vorstellen, dass Schmerzen und Arthrose zum Älterwerden dazugehören. Wir wollen alle gesund alt werden. Leider fällt uns das meist zu spät ein, was sich bei Arthrose besonders zeigt. Denn die Grundlagen für die Erkrankung werden schon früh gelegt.

■ Sollten wir in jüngeren Jahren mehr Sport treiben?

Das kommt auf den Sport an. Hier gilt der Spruch von Paracelsus: Die Dosis macht das Gift. In meiner Praxis sehe ich vor allem Leute, die entweder zu viel oder zu wenig Sport treiben. Es fehlt das gesunde Mittelmaß. Wer viel Sport treiben will, sollte seine Statik zuvor genau analysieren lassen. Läuft man zum Beispiel mit O-Beinen Marathon, wird man später schneller Arthrose bekommen. Für die Gelenke ist Leistungssport selten gut. Viel wichtiger sind regelmäßige Bewegung und Übungen, mit denen wir den vollen Bewegungsraum der Gelenke nutzen, ohne sie zu überlasten. Die schlechteste Lösung ist natürlich ein Leben auf der Couch.

■ Inwiefern beeinflusst die Ernährung Arthrose?

Ich habe an mir selbst bemerkt, dass es einen klaren Zusammenhang gibt. Wenn ich mich schlecht ernähre, habe ich schneller Schmerzen in den Sehnen und im großen Zeh. Dort habe ich nämlich Arthrose, nachdem ich mir früher mal das Zehengelenk beim Sport gebrochen hatte. Tierische Fette, Fleisch von Säugetieren und Zucker verursachen bei mir Schmerzen, also meide ich sie. Diese Ernährungsweise empfehle ich auch meinen Patienten. Ich wende auch andere alternative Methoden bei mir selbst an beziehungsweise bitte Kollegen darum. Dazu gehört zum Beispiel das Schröpfen, das auch bei mir sehr wirksam ist, oder Akupunktur.

■ Ist Arthrose eine Alterserscheinung?

Nicht unbedingt. Für die Entstehung der Arthrose ist Zeit ein wesentlicher Faktor. Je mehr Risikofaktoren ein Mensch hat, desto schneller bildet sich Arthrose. Das Alter ist eher nebensächlich. Vor allem ehemalige Sportler bekommen häufig sehr früh Arthrose. Man kann aber auch weit über 80 Jahre alt sein und keine Arthrose haben. Ich sehe solche beneidenswert gesunden Menschen nur selten, weil sie gar nicht zu mir kommen. Warum auch? Wenn jemand keinerlei Risiko hat, reicht die Zeit eines normalen Lebens theoretisch nicht aus, um Arthrose zu entwickeln.

■ Ist die Krankheit heilbar?

Nein. Arthrose ist immer noch eine unheilbare Erkrankung. Heilung ist auch nicht das Ziel meiner Therapien. Es geht vielmehr darum, den Prozess aufzuhalten beziehungsweise zu verlangsamen und die Schmerzen zu lindern.

■ Sind künstliche Gelenke eine gute Lösung?

Wenn das Röntgenbild die Notwendigkeit der Operation bestätigt und der Patient sie wirklich braucht, ist die Zufriedenheit ein Jahr danach sehr groß. Drei Kriterien

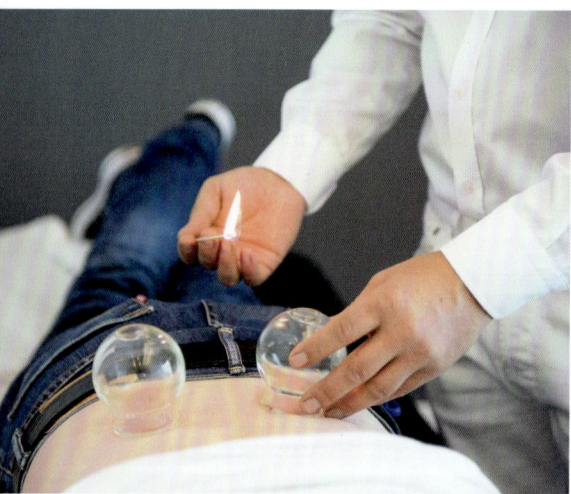

Beim Schröpfen werden Verspannungen mit Unterdruck gelöst.

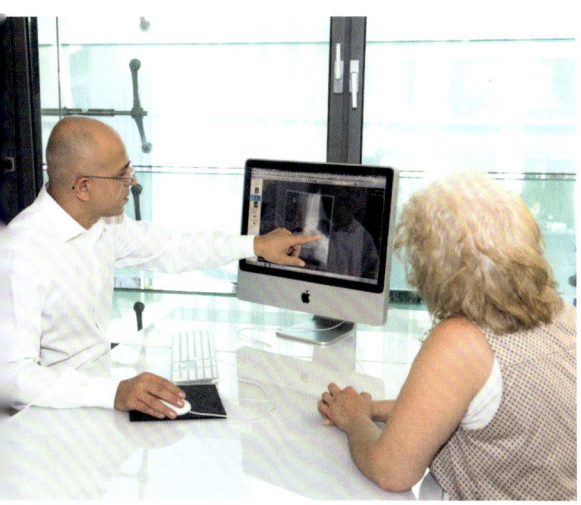

**Der Arzt kann genau erkennen, wie weit
die Arthrose fortgeschritten ist.**

sind dafür die Voraussetzung: Ist die konservative Therapie wirklich ausgeschöpft? Stimmt der Zeitpunkt der Operation? Ist mein Operateur der richtige für diesen Job? Auch um solche Fragen geht es in diesem Buch.

■ Gibt es Kinder mit Arthrose?

Ja, aber zum Glück nur selten. Vorsorgeuntersuchungen und das Verbot von Kinderarbeit haben sicherlich viel dazu beigetragen. Wenn Jugendliche Arthrose haben, sind das häufig Leistungssportler, deren Statik nicht perfekt ist. Je schlechter die Statik, desto schneller lernt man einen Orthopäden kennen. In vielen Fällen holen wir uns aber schon in der Kindheit eine Prä-Arthrose, aus der sich dann erst viel später Arthrose entwickelt.

■ Viele Betroffene sagen: „Ich habe Schmerzen und niemand kann mir helfen." Was raten Sie denen?

Das kann daran liegen, dass das Vertrauensverhältnis zwischen Patient und Arzt gestört ist. Oder die Betroffenen sind bei

einem Arzt gelandet, der andere Schwerpunkte hat. Das kommt häufig vor. Viele Patienten glauben nämlich, dass Ärzte alles gleich gut können. Dabei nehmen Spezialisierungen immer mehr zu. Gehen Sie auf die Webseite eines Arztes und sehen Sie sich seine Schwerpunkte an. Wer viel operiert, wird keine Zeit für konservative Therapie haben. Wer konservative Therapie macht, kann nicht gleichzeitig der beste Operateur sein.

■ Warum ist die Diagnose oft schwierig?

Da Arthrose am Anfang nicht schmerzhaft ist, bleibt sie lange unbemerkt. Wird durch Zufall ein Knorpelschaden festgestellt, interessiert dies kaum jemanden. Ich frage meine Patienten in solchen Fällen, ob sie lieber abwarten und nichts tun oder eine Risikoanalyse und Prävention wollen. Die meisten wollen abwarten, bis der Schmerz kommt. Da das 10 bis 30 Jahre dauern kann, lässt es sich gut verdrängen. Und dann ist es zu spät. Das Problem ist deshalb nicht, die Diagnose Arthrose zu stellen, sondern sie frühzeitig zu stellen.

■ Wie wird sich die Krankheit in Zukunft entwickeln?

In Anbetracht der Tatsache, dass wir in Zukunft immer älter werden und dabei immer höhere Ansprüche an unsere Lebensqualität haben, wird Arthrose ein immer größeres Thema. Um die Probleme, die auf uns zukommen, lösen zu können, muss die Prävention frühzeitig beginnen. Da aber viele mögliche Ursachen zu berücksichtigen sind, ist dies schwierig. Ich kann jedem nur raten: Finden Sie Ihre Risiken heraus und tun Sie frühzeitig etwas, um dann im Alter ein schmerzfreies Leben genießen zu können. Sie haben es in der Hand.

ARTHROSE – NIEMAND MUSS UMSONST LEIDEN

Eine Arthrose – auch mit starken Schmerzen – ist kein Grund, sich aufzugeben. Denn viele Probleme lassen sich mit jahrtausendealten Heilmethoden oder neuesten Techniken schonend und weitgehend risikolos behandeln. Sie müssen es nur wollen und wissen, was heute möglich ist. Werden Sie Ihr eigener Experte!

Vor einigen Jahren habe ich es selbst erfahren, wie starke Schmerzen die Lebensqualität beeinträchtigen können. Mir tat es in der Lendenwirbelsäule unglaublich weh. Ein Kollege stellte die Diagnose: Bandscheibenvorfall. Auf Dauer wäre es unerträglich gewesen. Ich durchlief mehrere konservative Therapien, doch nichts half. Mein Kollege hatte sehr schnell nur noch einen Rat: „Du musst dich operieren lassen." Ich war überrascht, wie fix das ging. Nach ein paar Monaten war ich zermürbt und wehrte mich nicht länger. Der Operationstermin stand schon fest. Durch Zufall traf ich eine Kollegin, die sich auf Akupunktur spezialisiert hatte. Ich war damals nur in der klassischen Schulmedizin ausgebildet und hielt diese für das einzig Wahre. Aber ich ließ mich überreden, schaden konnte es ja nicht. Also ließ ich mich darauf ein. Schon kurze Zeit später staunte ich genauso, wie meine Patienten es heute immer wieder tun: Die Schmerzen ließen schon nach der ersten Behandlung nach und waren einige Zeit später völlig verschwunden. Ich brauchte keine Operation, mein Rücken blieb bis heute schmerzfrei. Von diesem Zeitpunkt an wollte ich mehr wissen.

Mein Weg zur alternativen Medizin

Ich war begeistert und beschloss, mich mit alternativen Heilmethoden zu beschäftigen. Als ich meinen damaligen Chef um Unterstützung bei zusätzlichen Ausbildungen bat, sah dieser mich entgeistert an: „Und morgen tanzen Sie ums Feuer?" Ich tanzte zwar nicht, doch ich bildete mich fort, allen verächtlichen Reaktionen der Schulmediziner zum Trotz. Ich beschäftigte mich in Studien und Weiterbildungen mit alternativen Therapien. Als Wissenschaftler analysierte ich Verfahren und Behandlungskombinationen, mit denen ich sehr vielen Patienten ohne Operation helfen konnte, die teilweise jahrelang vergeblich auf Hilfe gewartet hatten. Die sich Operationen unterzogen hatten, aber trotzdem nicht gesund wurden. Die unnötig Schmerzen ertrugen und nichts anderes mehr für sich taten, als Tabletten zu schlucken, deren Dosis sie ständig erhöhen mussten. Und das, obwohl sie durchaus wussten, dass regelmäßige Bewegung Ihre Situation verbessern würde, dass Rauchen gesundheitsschädlich ist und starkes Übergewicht die Gelenke unnötig belastet.

Nicht ohne Eigeninitiative

Leider ist eine Umstellung der Lebensgewohnheiten alles andere als einfach. Eine süße Lüge passt uns Menschen besser als die bittere Wahrheit. Wir neigen nun einmal dazu, die oftmals anstrengende Realität zu verdrängen und uns an Hoffnungen zu halten, die Lohn ohne Leistung versprechen. Wir möchten ewig jung, agil und schmerzfrei sein – aber bitte ohne etwas dafür zu tun. Natürlich würde ich dies jedem Menschen gönnen. Doch es geht nicht ohne Eigeninitiative. Wir empfinden es als ungerecht, wenn ein 40-Jähriger sich nur noch mit Mühe bewegen kann und ein 70-Jähriger schmerzfrei durchs Leben läuft, statt zu fragen, was der 70-Jährige anders gemacht hat. Es wird wohl noch ein paar Jahrzehnte dauern, bis wir dem Geheimnis der ewigen Jugend auf die Spur kommen – wenn überhaupt. Warten Sie deshalb nicht auf ultimative Verjüngungspillen, sondern werden Sie selbst aktiv. „Aber gegen Arthrose kann man doch nichts machen. Die kommt doch von allein", werden Sie jetzt vielleicht einwenden. Das stimmt, kein seriöser Arzt wird das bestreiten. Aber es heißt noch lange nicht, dass Sie sich Ihrem Schicksal ergeben müssen.

Verbessern Sie die Ausgangssituation
Ein Knorpelschaden ist nicht gleichzusetzen mit Arthrose. Allein wäre ein Schaden nicht einmal schmerzhaft. Die Arthrose hingegen tut weh – allerdings nicht immer. Das Ziel einer erfolgreichen Therapie sollte lauten: Halten Sie die schmerzfreie Phase so lange und die schmerzhafte so kurz wie möglich. Ich bin sicher, dass die Wahrscheinlichkeit gering ist, dass Sie später unter Arthrose und Schmerzen leiden, wenn Sie sich rechtzeitig mit diesem Thema auseinandersetzen und so die Bedingungen dafür schaffen, die die Gefahr der Entstehung reduzieren und Schmerzen verhindern. Das geht schon im Kindesalter los. Wenn ich meine Tochter vom Sport abhole, habe ich oft Gelegenheit, noch ein bisschen zuzuschauen. Dabei sehe ich, dass etwa 70 Prozent der Kinder Fehlstellungen an den unteren Extremitäten haben. Wenn sich das nicht herauswächst oder zeitig behandelt wird, ist eine Arthrose mit Schmerzen im späteren Leben beinahe vorprogrammiert. Mit gezieltem Training und anderen Hilfsmitteln ließe sich die Ausgangssituation verbessern, doch das interessiert junge Menschen wenig. Sie möchten sich nicht mit Problemen auseinandersetzen, die erst 30 Jahre später auftreten werden. Hier gilt, was der Dalai Lama sagte: „Der Mensch opfert erst seine Gesundheit, um Geld zu machen. Dann opfert er sein Geld, um seine Gesundheit wieder zu erlangen."

Wie ein Topf Hühnerbrühe
Im Gespräch mit Patienten versuche ich, ihnen ihre Situation bildlich vor Augen zu führen: Dazu sollen Sie sich Ihre Lebensenergie am Vorbild der chinesischen Medizin wie einen Topf mit Hühnerbrühe vorstellen, den jeder mit der Geburt erhält und der im Laufe der Jahrzehnte langsam zur Neige geht. Sie werden verstehen, dass Sie die Möglichkeit haben, exzessiv zu leben, die vorbestimmten Ressourcen nicht zu beachten und den Topf schnell zu leeren. Oder dass Sie sparsam damit umgehen, sich gesund ernähren und ausgewogen leben, um länger etwas davon zu haben. Leider sind wir erst dann bereit, in unsere Gesundheit zu investieren, wenn eine Krankheit bereits die Oberhand gewonnen hat.

DIE FÜNF SÄULEN MEINER THERAPIE

Damit meine Patienten eine Chance auf ein schmerzfreies oder zumindest schmerzreduziertes Leben haben, behandele ich sie so umfassend wie möglich nach meinem persönlichen System, das auf fünf Säulen beruht und von der Ursachensuche bis zur richtigen Ernährung reicht. Wenn Sie dies beachten, können Sie einen Großteil der Therapie selbst durchführen.

1

Woher kommt mein Schmerz?

Mein Behandlungsprogramm beginnt immer mit der Frage: Woher kommt der Schmerz? Ist es der Muskel oder der Sehnen-Schleimbeutel-Komplex? Kommt der Schmerz aus dem Gelenk durch Aktivierung einer Arthrose oder durch Knochenstress? Oder handelt es sich um ein Nervenproblem? Jeder Schmerz hat eine Ursache. Ein Gelenk ist umgeben von vielen Strukturen, die dabei eine Rolle spielen. Nur wenn Sie die Ursache herausfinden, können Sie die passende Therapie einsetzen. In diesem Buch stehen Ihnen einige Selbsttests zur Verfügung, mit denen Sie Ihr Risiko einschätzen und schnell herausfinden können, ob es sich wirklich um Arthrose handelt. Das sollte Ihnen – ergänzend zum Arztbesuch – weiterhelfen.

2

Was hilft mir persönlich?

Ob im Freundeskreis, im Beruf unter Kollegen, im Krankenhaus oder im Wartezimmer beim Arzt: Sie werden immer wieder auf Leute stoßen, die Ihnen unrealistische Heilsversprechen machen. Die auf ein angebliches Wundermittel setzen (oder jemanden kennen, der damit gute Erfahrungen gemacht hat) und jede Alternative schlechtreden, weil sie bei ihnen vielleicht nicht sofort den gewünschten Effekt gebracht hat. Glauben Sie nicht alles, was andere erzählen, sondern probieren Sie selbst, was Ihnen guttut. Jeder Mensch ist anders und reagiert anders. Stereotype Behandlungen helfen meist nur bedingt. Zur Ruhe kommen, sich entspannen, loslassen und Freude empfinden: Auch das ist ein wichtiger Teil der Schmerztherapie. Anregungen dazu finden Sie ab Seite 50.

3

Wie betrachte ich die Welt?

Stressvermeidung ist ein wichtiger Bestandteil der Schmerzfreiheit. Ob ein Glas halb voll oder halb leer ist, ob wir in einer guten oder in einer schlechten Welt leben, das hängt vom Blickwinkel des Betrachters ab. Wir können es uns selbst aussuchen. Jede negative Situation oder Information verändert uns nachhaltig. Wenn man stressfrei leben will, benötigt man einen guten Filter für die negativen Einflüsse. Sie können einen stressigen Job haben, aber wenn Ihr Privatleben stressiger ist als Ihr Berufsalltag, dann haben Sie ein Problem.

4

Wie ernähre ich mich?

Die Ernährungsmedizin hat gerade in den letzten Jahren enorme Fortschritte gemacht. Wir wissen immer mehr über den Zusammenhang zwischen unserer Gesundheit und dem, was wir essen. Sie können über Ihre Ernährung sehr viel bewirken. Daher rate ich zu einer gelenkfreundlichen Kost, bei der ausgewählte Lebensmittel gegen Entzündungen wirken, Schmerzen lindern, das Bindegewebe stärken und die Nieren anregen. Meine Anti-Schmerz-Diät erfordert eine Ernährungsumstellung, die vor allem darauf basiert, dass Sie eine Zeit lang kein Fleisch von Säugetieren und keine zuckerhaltigen Lebensmittel essen und auf eine frische, vitaminreiche Kost setzen. Wenn Sie Übergewicht abbauen müssen, empfehle ich Ihnen Teilzeitfasten. Rezeptvorschläge zu meinem Ernährungsprogramm finden Sie ab Seite 174.

5

Wie bewege ich mich?

Viele Leute erliegen einem großen Irrtum, nach dem Motto: Wenn die Gelenke im Laufe des Lebens verschleißen, ist es wohl das Beste, sie zeitig zu schonen. Auch Ärzte waren früher dieser Meinung und rieten im Zweifelsfall zur Bettruhe. Heute wissen wir, dass dies grundfalsch war und raten mittlerweile zum Gegenteil: Bewegen Sie sich, das ist die beste Medizin gegen Arthrose! Denn Bewegung ist gleichzeitig Ernährung für die Knorpel. Allerdings hat sich diese Erkenntnis noch lange nicht durchgesetzt. Die einen treiben zu viel, die anderen zu wenig Sport. Meine Bewegungstherapie setzt deshalb auf ein gesundes Mittelmaß an Bewegung im Alltag, moderatem Sport und gezielten Übungen für starke Gelenke. Das richtige Maß lässt sich leicht finden. Trainieren Sie nicht über den Schmerz hinaus. Konzentrieren Sie sich auf harmonische Bewegungsabläufe statt auf Sportarten mit ruckartigen Sprüngen und abruptem Abbremsen. Treiben Sie zwei- bis dreimal in der Woche eine Sportart, die ent- und nicht überlastet. Gönnen Sie sich Auszeiten, akzeptieren Sie Ihre Grenzen. Sie werden erleben, dass Sport auch Stressabbau und damit eine wichtige Entspannungsmethode ist. Für mich persönlich ist eine Mischung aus Meditation und Yoga oder Tai-Chi ideal. Ich zeige Ihnen ab Seite 76 Übungen, die Sie, jeweils passend zu Ihren Beschwerden, regelmäßig machen sollten.

WAS IST EIGENTLICH ARTHROSE?

Um die komplexe Entstehung der heimtückischen Volkskrankheit zu verstehen, sollten Sie wissen, wie ein Gelenk aufgebaut ist, wie es zur Arthrose kommt und warum jeder Knorpelschaden genau analysiert werden muss.

Solange unsere Gelenke prima funktionieren und sich nicht mit Schmerzen bemerkbar machen, nehmen wir sie kaum wahr. Das Zusammenspiel von Muskeln, Bändern, Sehnen, Knorpeln, Knochen und ausreichend „Schmieröl" dazwischen macht es möglich, dass wir laufen, rennen, hüpfen, gehen, uns beugen und uns strecken können, wie wir gerade Lust haben. Erst wenn all dies nicht mehr reibungslos klappt, rücken die Gelenke in den Fokus. Bewegungen, die vormals selbstverständlich waren, sind plötzlich mit starken Schmerzen verbunden. Der Arzt diagnostiziert: „Sie haben Arthrose."

„Was ist das eigentlich genau?", werden Sie sich fragen. Unter der weitverbreiteten Krankheit versteht man eine Verschleißerkrankung der Gelenke. Nach Angaben der Weltgesundheitsorganisation (WHO) ist es die häufigste Gelenkerkrankung überhaupt. Die Ursachen dafür sind vielfältig: Bewegungsmangel, Fehlhaltungen, langfristige Überlastungen, genetische Veranlagungen, Verletzungen, Übergewicht, altersbedingte Abnutzung und Fehlstellungen der Gelenke spielen dabei eine Rolle. Eine Arthrose beginnt mit Rissen in den Knorpeln, dadurch erhöht sich die Reibung im Gelenk. Die Knorpel zwischen den Knochen werden zunehmend abgerieben, bis die Knochenflächen direkt auf-

einanderreiben. Das kann lange dauern, denn der Knorpel nutzt sich nicht von einem Tag auf den anderen ab. Es ist ein langer, schleichender Prozess, an dessen Ende die komplette Abnutzung des Gelenkknorpels steht. In diesem Stadium ist das Gelenk zerstört, also irreversibel beschädigt. Wenn sie einmal da ist, kann die Arthrose nicht rückgängig gemacht werden.

Das gesunde Gelenk

Um die komplexe Entstehung und den Verlauf der Arthrose zu verstehen, muss man sich erst mal ein gesundes Gelenk ansehen. Ob Schulter-, Daumen-, Knie-, Hüft-, Ellenbogen- oder Zehengelenke: Auch wenn sie unterschiedlich aussehen, sind sie im Prinzip alle gleich aufgebaut. Ein Gelenk ist ein Verbindungsstück zwischen zwei oder mehreren Knochen oder knorpeligen Strukturen. Gelenke sorgen dafür, dass unser Körper beweglich ist. Das gesunde Gelenk liegt in der Regel zwischen zwei Knochen, deren Ende jeweils mit Gelenkknorpel überzogen ist. Zwischen den Gelenkknorpeln befindet sich die Gelenkscheibe. Die bekannteste Gelenkscheibe ist der Meniskus, wobei dieser eine Sonderform einnimmt, da er das Gelenk nur unvollständig aufteilt. Geschützt wird das Gelenk von der Gelenkkapsel, die es wie eine Hülle von der Umgebung trennt und zusammenhält. Auf der Innenseite der Gelenkkapsel befindet sich die Gelenkinnenhaut, die die Gelenkflüssigkeit erzeugt. Diese Flüssigkeit, die als Gelenkschmiere bezeichnet wird, versorgt das Gelenk und den Knorpel mit Nährstoffen. Da der Knorpel weder Blutgefäße noch Nerven hat, ist eine Selbstheilung kaum möglich und die Zerstörung des Knorpels allein bleibt erst einmal schmerzfrei.

Der Knorpelschaden

Ein Knorpelschaden bedeutet nicht immer, dass man eine Arthrose hat, allerdings ist die Arthrose immer mit einem Knorpelschaden verbunden. Nicht wenige Mediziner und Therapeuten setzen den Knorpelschaden mit der Arthrose gleich. Es ist wichtig, den Knorpelschaden ganz genau zu analysieren. Wenn man von einem Knorpelschaden spricht, bezieht sich das nur auf den Knorpel. Isolierte Knorpelschäden können bei Sportunfällen auftreten, die dann der Hauptauslöser für den Beginn der Arthrose-Erkrankung werden. Je nach Schwere unterteilt man die Knorpelschäden in Gradzahlen. Dabei orientieren Ärzte sich an der sogenannten Outerbridge-Klassifikation. Diese Einteilung klassifiziert den Knorpelschaden in fünf Gruppen: Der Knorpelschaden nullten Grades ist der gesunde Knorpel. Einen Knorpelschaden ersten bis dritten Grades kann man zusammenfassen, da er nur die Zunahme des Knorpelschadens beschreibt – das reicht von kleinen Einrissen über Knorpelläsionen bis zu Defekten in der Knochenschicht. Der Knorpelschaden vierten Grades beschreibt die komplette Zerstörung des Knorpels, sodass der darunterliegende

Knochen frei liegt. Im Röntgenbild ist der Gelenkspalt kaum noch zu erkennen. In diesem Fall spricht man auch von einer „Knorpelglatze".

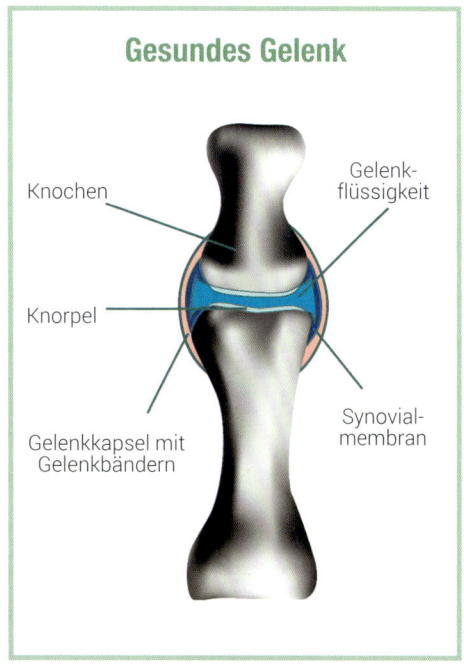

Gesundes Gelenk

Knochen

Gelenk-flüssigkeit

Knorpel

Gelenkkapsel mit Gelenkbändern

Synovial-membran

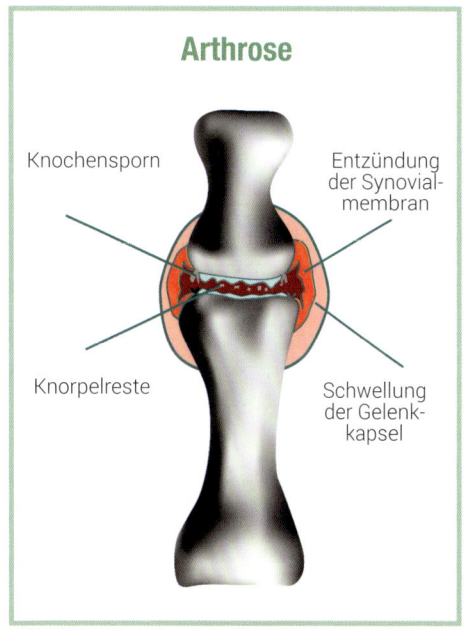

Arthrose

Knochensporn

Entzündung der Synovial-membran

Knorpelreste

Schwellung der Gelenk-kapsel

SCHMERZEN KOMMEN IN SCHÜBEN

Die Entstehung der Arthrose bleibt leider lange unentdeckt. Wenn der Schmerz sich bemerkbar macht, ist die Erkrankung schon da. Das kann gefährliche Folgen haben. Denn die Patienten wiegen sich oft jahrelang in falscher Sicherheit, statt rechtzeitig vorzubeugen.

Habe ich Arthrose? Mit dem Älterwerden steht wohl jeder irgendwann vor dieser Frage. Eine ehrliche Antwort ist ohne Arzt kaum möglich. Denn das größte Problem bei der Arthrose ist, dass sie sich langsam entwickelt und dabei sehr lange unbemerkt bleibt. Kommt es erstmalig zu Schmerzen, ist die Erkrankung bereits da. Die Betroffenen sind natürlich beunruhigt und machen einen Termin beim Arzt. Im Durchschnitt zwei Wochen später sitzen sie dann bei mir in der Praxis und sind überraschend gut gelaunt. Wenn ich nicht wüsste, woran das liegt, würde ich staunen. Aber ich kenne das schon und kann meine Patienten verstehen. Denn aus ihrer Sicht haben sie völlig recht, wenn sie sagen: „Ich bin eigentlich nur gekommen, weil ich einen Termin hatte und den nicht sausen lassen wollte. Meine Beschwerden sind inzwischen wieder verschwunden. Ich bin gesund."

Der Schmerz lässt nach, aber die Arthrose bleibt

Schön wäre es, aber das ist leider nicht richtig. Denn es ist nicht die Arthrose, die offenbar wieder verschwunden ist, sondern es ist der Schmerz, der – je nach Alter und Therapie – nach dem ersten Schub vorbeigeht. Von nun an wechselt sich die aktive und schmerzhafte Arthro-se-Phase mit einer inaktiven Phase ab, die nicht schmerzhaft ist. Die Patienten haben das Gefühl, dass alles wieder so ist wie früher. In dieser Zeit glauben sie es gern, wenn jemand von der „Arthrose-Lüge" spricht und ihnen versichert, dass ihr Problem eigentlich gar keines ist. Doch das ist leider nicht die Wahrheit.

Während die Patienten sich in falscher Sicherheit wiegen, schreitet die Arthrose langsam, aber sicher weiter voran. Unabhängig vom Schmerzempfinden steigt die Krankheitskurve steil nach oben, während der Schmerz wellenförmig verläuft. Nach der ersten aktiven und der ersten inaktiven Phase kommt der nächste Phasenwechsel. Diesmal werden die Schmerzen stärker, verschwinden danach aber genauso wie in der ersten inaktiven Phase wieder. Dies wiederholt sich noch ein paar Mal, bis die Schmerzen schließlich so stark sind, dass der Patient sie nur noch mit Medikamenten erträgt und sich ein neues Gelenk und die damit verbundene Operation wünscht. Zu diesem Zeitpunkt sind schon viele Monate und Jahre vergangen, in denen man das Fortschreiten der tückischen Erkrankung mit verschiedenen Maßnahmen hätte aufhalten können. Unser Körper besitzt nämlich enorme Selbstheilungskräfte, die allerdings aktiviert werden müssen.

Die Ursache der Schmerzen bestimmt über die Therapie

Hinzu kommt: Viele Patienten leiden nicht an den Schmerzen der direkten Arthrose, sondern an Sehnenreizungen oder Muskelschmerzen, die entstanden sind, weil sich die Biomechanik des Gelenks verändert hat. Deshalb geht es nicht darum, den Patienten, der keine akuten Schmerzen mehr hat, möglichst schnell wieder nach Hause zu schicken. Als Arzt muss ich die drei Hauptprobleme für Schmerzen auseinanderhalten können. Kommen die Beschwerden vom Gelenk, von den Muskeln oder von den Sehnen? Nur dann kann ich die richtige Therapie aussuchen.

Wer unter Schmerzen leidet, folgt einem natürlichen Reflex: Er versucht, die Beschwerden zu lindern, indem er das Gelenk so oft wie möglich in Ruhe lässt. Das funktioniert eine Zeit lang: Was nicht bewegt wird, tut auch nicht weh. Doch je länger die schmerzhafte Phase andauert, desto weniger wird das Gelenk bewegt. Diese Form von Schonung führt nicht zur Heilung, sondern bewirkt das Gegenteil! Ein Gelenk, das nicht benutzt wird, wird schlechter durchblutet und die Arthrose kann schneller voranschreiten. Daher sollten Arthrose-Patienten das betroffene Gelenk regelmäßig möglichst schonend bewegen, unabhängig davon, ob sie gerade akute Schmerzen haben oder nicht.

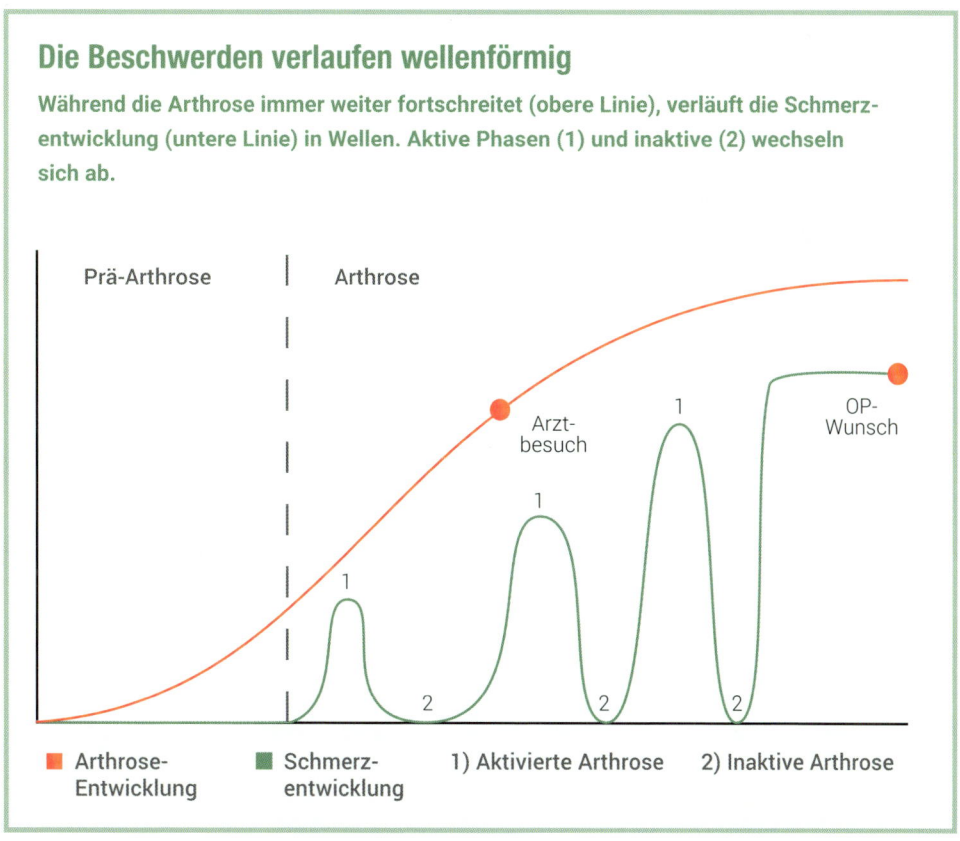

Die Beschwerden verlaufen wellenförmig

Während die Arthrose immer weiter fortschreitet (obere Linie), verläuft die Schmerzentwicklung (untere Linie) in Wellen. Aktive Phasen (1) und inaktive (2) wechseln sich ab.

Prä-Arthrose | Arthrose

Arztbesuch

OP-Wunsch

■ Arthrose-Entwicklung   ■ Schmerzentwicklung   1) Aktivierte Arthrose   2) Inaktive Arthrose

ARTHROSE: MYTHEN UND WISSENSWERTES

Ist es schlimm, wenn die Knochen knacken? Was haben Gummibärchen mit der Arthrose-Therapie zu tun? Wie komme ich an eine zweite Arztmeinung? Und unter welchen Bedingungen ist Kniearthrose eine Berufskrankheit? Hier gibt es Tipps und Informationen.

LEIDER FALSCH

Gummibärchen für die Gelenke?

„Gelatine ist gut für die Gelenke." Das wird immer wieder gesagt, ist aber leider kein Freibrief zum Gummibärchennaschen. Die Annahme basiert darauf, dass es tatsächlich Gelatinetabletten gibt, die gegen Gelenkschmerzen helfen sollen. Sie enthalten aber andere Stoffe als Lebensmittelgelatine. An der Gummibärchen-Theorie ist also nichts dran. Im Gegenteil: Die Naschereien gehören zu den ungesündesten Süßigkeiten, kleben in den Zahnzwischenräumen und enthalten viel Zucker. Zur Wirksamkeit von Gelatinetabletten gibt es übrigens Studien mit gegensätzlichen Ergebnissen: Die einen bestätigen die Wirkung, bei anderen zeigte sich hingegen kein Unterschied zwischen den Tabletten und Placebos.

HÄUFIG WAHR

Knochenknacken in der Schulter

„Bei mir knackt die Schulter. Habe ich Arthrose?" Diese Frage wird mir häufig gestellt. Das Knacken der Schulter kann mehrere Ursachen haben. Die häufigste ist tatsächlich die Arthrose beziehungsweise die beginnende Arthrose im Schultereckgelenk. Weil die Gelenke sich durch die Erkrankung verändern, kommen die Knochen näher aneinander. Es bilden sich knöcherne Zacken aus, die bei Bewegung gegeneinanderreiben können. Solange Sie beim Knacken keine Schmerzen spüren, würde man noch keine Therapie einleiten. Jedoch sollten Sie die Schulter nicht herausfordern, indem Sie zum Beispiel länger mit den Armen über dem Kopf arbeiten. Das könnte eine Arthrose aktivieren. Eine weitere Ursache für das Schulterknacken kann auch die „Kalkschulter" sein. Hier reibt die Kalksehne an benachbarten Strukturen. In beiden Fällen ist eine Abklärung beim Arzt sinnvoll.

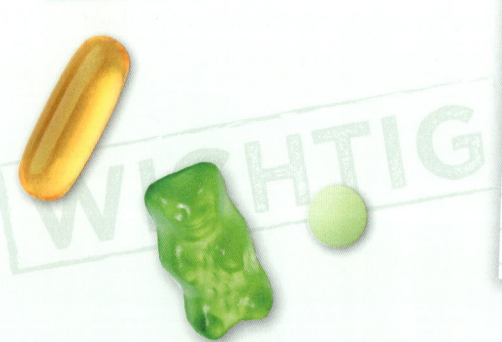

Zweite Meinung erwünscht

Wenn Sie Zweifel an der Diagnose und den Therapieempfehlungen Ihres Arztes haben, sollten Sie sich immer eine zweite Meinung einholen. Dafür muss Ihr Arzt Ihnen Kopien der Patientenakte aushändigen. Die gesetzlichen Krankenkassen unterstützen dies. Vor operativen Eingriffen an Rücken, Hüfte, Schulter oder Knie kann sich jeder Patient von einem zweiten Arzt beraten lassen. Die Kassen empfehlen in der Regel einen Spezialisten dafür. Erkundigen Sie sich bei Ihrer Krankenkasse danach.

So bekommen Sie einen Termin

Bis Sie einen Termin beim Orthopäden bekommen, dauert es in der Regel vier Wochen. Wenn Sie nicht so lange warten wollen, nehmen Sie die Terminstelle der Krankenkassen in Anspruch. Mich wundert es, wie viele Patienten mit ernsthaften Problemen sehr lange auf einen Termin warten, während andere sich über die Terminstellen innerhalb von wenigen Tagen bei mir vorstellen. Sie sollten keine Scheu davor haben, diesen Dienst in Anspruch zu nehmen. Sie werden nicht anders behandelt als die anderen Patienten. Auch wenn der Orthopäde nicht Ihre erste Wahl ist, sollten Sie ihn unbedingt konsultieren, damit die ersten Schritte eingeleitet werden können.

Berufskrankheit Kniearthrose

Wenn Sie in einem handwerklichen Beruf arbeiten, in dem Sie häufig knien, hocken, kriechen oder auf den Fersen sitzen müssen (zum Beispiel als Maurer, Fliesenleger, Installateur oder Dachdecker), kann Arthrose im Knie eine Berufskrankheit sein. Dafür steht Ihnen unter bestimmten Voraussetzungen eine Entschädigung in Form einer Erwerbsminderungsrente oder die Übernahme der Kosten für medizinische und Rehamaßnahmen zu.

WARUM HABE ICH ARTHROSE?

Auch wer gesund lebt, kann unter Knochen- und Gelenkerkrankungen leiden. Denn die Ursachen für Arthrose sind vielfältig. Frühere Unfälle, die genetische Disposition oder angeborene Fehlstellungen spielen ebenso eine Rolle wie der Lebensstil.

Ich kann mich sehr gut an eine Patientin erinnern, bei der ich die Diagnose Arthrose gestellt hatte. Sie war 47 Jahre alt und machte jede Woche vier- bis fünfmal Sport. Sie war nicht übergewichtig, rauchte nicht und war Vegetarierin. Sie hatte also sehr gute Voraussetzungen, um lange gesund zu bleiben. Als ich sie mit der Diagnose konfrontierte, reagierte sie ungehalten. „So ein Quatsch. Wie können Sie behaupten, dass ich Arthrose habe? Ich lebe gesund und treibe Sport. Das kann nicht sein." Ich versuchte, ihr die Diagnose anhand der Röntgenbilder zu erklären. Doch sie stand auf und ging zur Tür. „Ich werde mir eine zweite Meinung holen." Mit Mühe konnte ich sie beruhigen. Als sie erfuhr, dass Arthrose nicht nur die Folge eines ungesunden Lebensstils ist, sondern viele Ursachen haben kann, wurde sie langsam etwas freundlicher. Im Gespräch stellte sich dann heraus, dass sie sich mit 20 Jahren bei einem Unfall eine Verletzung im Kniegelenk zugezogen hatte. Sie litt seinerzeit etwa acht Wochen lang unter Schmerzen, die sie mit Salben und Schmerztabletten behandelte. Wahrscheinlich entstand damals ein Knorpelschaden und die Prä-Arthrose entwickelte sich. Zusätzlich hatte sie leichte X-Beine. Weiterhin berichtete sie, dass ihre Mutter eine Arthrose hatte, was aber auch kein Wunder gewesen sei, denn die Mutter war stark übergewichtig. Trotz ihres gesunden Lebensstils hatte die Patientin damit mehrere Risikofaktoren.

Mehrere Ursachen kommen zusammen

Die genetische Prädisposition, die Verletzung, die Fehlstellung im Kniegelenk und wahrscheinlich auch die übertriebene sportliche Aktivität – diese Faktoren zusamen führten in diesem Fall zu Arthrose. Hätte die Patientin etwas weniger und vor allem gelenkschonender Sport getrieben und sich frühzeitig um die Korrektur der Fehlstellung gekümmert, wären ihre Probleme wohl nicht in so vergleichsweise jungen Jahren aufgetreten. Das ist leider das Problem bei Arthrose. Es gibt nicht nur eine Ursache, es kommen immer mehrere zusammen.

Stellen Sie sich ein Kleinkind vor, das versucht, aus Holzklötzen in verschiedenen Größen einen Turm zu bauen. Zuerst geht das gut, das Kind setzt Stein auf Stein. Doch je höher der Turm wird, desto größer ist die Wahrscheinlichkeit, dass ein Stein ihn zum Fallen bringt. Der fallende Turm setzt dann eine Kettenreaktion in Gang, bei der ein Stein nach dem anderen stürzt. Mit der Entstehung der Arthrose verhält es sich so ähnlich: Von einem gewissen

Grad an verselbstständigt sich der Prozess und ist dann auch nur noch schwer aufzuhalten.

▶ Dysplasie – angeborene Fehlbildungen

Mit Dysplasie werden Fehlbildungen bezeichnet. In der Orthopädie gehen wir häufig von angeborenen Fehlbildungen der Knochen aus. Die gute Nachricht: Das ist kein unabänderliches Schicksal. Auch wenn man angeborene Dysplasien nicht verändern kann, lässt sich die weitere Entwicklung positiv beeinflussen, wenn man sie frühzeitig im Kindesalter erkennt und behandelt. Jeder kennt heute die Ultraschalluntersuchung von Säuglingshüften; dabei wird die Hüftdysplasie untersucht. Sie gilt als die häufigste angeborene Fehlbildung des Skeletts. Etwa vier Prozent der Babys sind betroffen, Mädchen sechsmal häufiger als Jungen. Da die Knochen noch wachsen, spricht man manchmal auch von einer Hüftreifestörung. Durch das kugelförmige Hüftgelenk werden die Beine mit dem Becken verbunden. Der Hüftkopf ist das obere Ende des Oberschenkelknochens und liegt in der Hüftpfanne, die zum Becken gehört. Bei der Hüftdysplasie wird der Hüftkopf nicht ausreichend von der Pfanne umschlossen. Nach einer simplen Ultraschalluntersuchung kann man den Grad der Fehlbildung erkennen und oftmals schon mit einfachen Spreizhosen helfen. Es lohnt sich, im Kindesalter jede Vorsorgeuntersuchung wahrzunehmen, da die Dysplasie der Hüftpfanne in mehreren Studien wiederholt als Risikofaktor für die Entwicklung einer Hüftgelenksarthrose identifiziert wurde. Die Hüftdysplasie ist ein von Alter, Geschlecht und Körpergewicht unabhängiger Risikofaktor und eine häufige Ursache für junge Arthrose-Patienten, die noch nicht einmal 30 Jahre alt sind.

Die Risikofaktoren auf einen Blick

Unfälle und Verletzungen sind häufig die Ursache. Auch wenn sie längst vergessen sind, machen sie sich durch Arthrose wieder bemerkbar.

Genetische Disposition: Das Arthrose-Risiko ist genetisch bedingt. Sind die eigenen Eltern daran erkrankt, ist dies für einen selbst ein Risikofaktor.

Übertriebener Sport lässt die Gelenke früher altern. Ehemalige Leistungssportler haben deshalb häufig schon mit 40 Jahren Probleme.

Angeborene Fehlstellungen sind oft die Ursache. Sie sollten – wenn möglich – schon im Kindesalter behandelt werden.

Übergewicht: Wer genetisch bedingt zu Übergewicht neigt, hat auch ein höheres Risiko. Viel Gewicht belastet die Gelenke stärker.

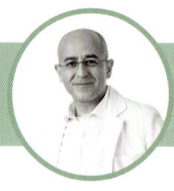

Aus meiner Praxis

Sport und Reha auf Rezept

Um Kraft aufzubauen und Schmerzen zu reduzieren, muss man sich nicht unbedingt im Fitnessstudio anmelden. Häufig reicht Krankengymnastik an Geräten aus, die unter der Anleitung von Physiotherapeuten durchgeführt wird. Auch Rehasport ist empfehlenswert. Beides können Sie auf Rezept bekommen. Erkundigen Sie sich am besten direkt bei Ihrer Krankenkasse, was in welchem Umfang übernommen wird.

▶ Höheres Risiko bei Übergewicht

Es gibt viele Menschen, die übergewichtig sind, jedoch keine wesentlichen Schmerzen beziehungsweise Arthrose haben. Allerdings zeigen Studien ein deutlich erhöhtes Risiko für eine Arthrose. Man sollte sich jedoch davor hüten, einen Zusammenhang zwischen der Arthrose und der Gewichtsbelastung herzustellen. In einer holländischen Studie aus dem Jahr 1988 konnte gezeigt werden, dass Übergewichtige auch an Gelenken Arthrose haben, die nicht vom Gewicht belastet werden. Spätere Studien konnten dies bestätigen. So haben Übergewichtige zum Beispiel auch ein erhöhtes Risiko für Arthrose in den kleinen Fingergelenken. Man geht davon aus, dass Menschen, die genetisch bedingt zu Übergewicht neigen, gleichzeitig auch eine stärkere Veranlagung für Arthrose haben.

▶ Vererbung wissenschaftlich bestätigt

Schon 1941 wurde die erste Studie veröffentlicht, die den genetischen Zusammenhang zwischen Finger-Polyarthrose und Vererbung untersuchte. Der genetische Hintergrund der Arthrose-Entstehung ist in letzter Zeit immer stärker in den Fokus der Forschung getreten. Für einige genetisch bedingte Arthrosen ist auch schon ein auslösendes Gen identifiziert worden: das Gen COL2A1. Es scheint unter anderem für die Kniegelenksarthrose verantwortlich zu sein. Man geht jedoch davon aus, dass die genetische Vererbung nicht nur auf einem Gen liegt, sondern auf mehreren Genen verteilt ist, sodass es noch etwas dauern wird, bis man den komplizierten Weg der Vererbung verstanden hat. Anhand von Studien mit Zwillingen konnten Wissenschaftler herausfinden, dass Arthrose im Hüftgelenk offenbar vererbbar ist. Wer Geschwister mit Hüftarthrose hat, dürfte demnach ein deutlich höheres Risiko haben, ebenfalls daran zu erkranken.

▶ Muskelkraft im richtigen Maß

Viele Studien zeigen, dass Menschen, die an Arthrose erkrankt sind, weniger Muskelkraft haben. Hier stellt sich natürlich die Frage nach Ursache und Wirkung: Ist die Arthrose durch zu wenig Muskulatur entstanden oder verhindert die Arthrose Bewegungen, mit denen man Muskeln aufbauen kann? Studien haben gezeigt, dass Patienten mit Kniegelenksarthrose durchschnittlich 20 Prozent weniger Kraft in den Kniestreckern haben. Werden diese Muskeln gestärkt, vermindert sich das Arthrose-Risiko. 60- bis 70-jährige Patienten mit Arthrose zeigten im Rahmen der Studie nur halb so viel Kraft wie gesunde Gleichaltrige, wenn sie die Streckung halten mussten. Auch beim Beugen waren sie deutlich schwächer. Allerdings bedeutet dies nicht, dass viel Krafttraining auch viel bewirkt. Patienten mit viel Kraft in den Kniestreckern bekommen mit einer höheren Wahrscheinlichkeit Arthrose als die mit weniger Kraft – das gilt vor allem für Patienten, die zusätzlich ein lockeres Kniegelenk haben. Die Tatsache, dass Männer meist mehr Kraft in den Händen haben, schützt sie nicht vor Arthrose. Im Gegenteil: Männer mit sehr starken Händen haben ein größeres Risiko, gleich an mehreren Gelenken der Hand Arthrose zu bekommen. Frauen mit großer Greifkraft hingegen haben nur ein erhöhtes Risiko in den Fingergrundgelenken. Wertet man diese Studie genau aus, wird deutlich, dass zu wenig Kraft ein ebenso großes Risiko ist wie zu viel Kraft. Wer es genau wissen will, kann seine Muskelkraft messen lassen und dabei Unterschiede zwischen rechts und links feststellen oder die eigene Kraft im Vergleich zum Altersdurchschnitt bestimmen lassen.

► Fehlstellungen mit Folgen

Die bekanntesten Fehlstellungen sind O-Beine (Varus-Fehlstellung) und X-Beine (Valgus-Fehlstellung), jedoch können Fehlstellungen prinzipiell in allen Gelenken vorkommen. In vielen Studien konnten Achsenfehlstellungen mit einer erhöhten Arthrose-Rate nachgewiesen werden. Diese Fehlstellungen führen – insbesondere im Kniegelenk – eher zu Arthrose an der Außenseite des Gelenks als an der Innenseite, wie eine Studie zeigte. Eine X-Bein-Fehlstellung führt öfter zur Arthrose als O-Bein-Fehlstellungen. Außerdem konnte festgestellt werden, dass Menschen mit einer isolierten Arthrose hinter der Kniescheibe eher eine X-Bein-Fehlstellung haben. Ein weiteres Problem der Fehlstellungen ist, dass die Bänder mit der Zeit immer schwächer werden und dadurch die Instabilität des Gelenks zunimmt. In einer Studie aus dem Jahr 2005 kam heraus, dass Menschen mit zu langen Unterschenkeln häufiger an Knieschmerzen und Kniearthrose leiden als solche mit durchschnittlicher Unterschenkellänge.

Prä-Arthrose als Vorstufe

Erinnern Sie sich noch an das Beispiel mit dem Turm aus Holzklötzen am Beginn des Kapitels? Die Entstehung der Arthrose ist damit vergleichbar: Wenn die Basis nicht perfekt ist, bekommt man im Laufe der Zeit Schwierigkeiten. Eine Verletzung kann diese Basis zerstören, auch wenn sie in der Gegenwart noch gar nicht so schlimm ist. Typische Verletzungen sind zum Beispiel Bänderrisse, Knorpelschäden, Fehlstellungen oder Knochenbrüche in der Nähe eines Gelenks. Wird der erste Klotz, aus dem ein Turm entstehen soll, ungünstig aufgestellt, fällt der gesamte Turm schneller zusammen. Eine Prä-Arthrose, etwa in Form einer Knorpelverletzung, ist wie ein schlecht aufgestellter erster Holzklotz: Hätte man den schlechten Klotz weggelassen (wäre der Unfall nicht passiert), stünde der Turm sicherer. Je mehr Risikofaktoren jemand hat, desto wahrscheinlicher und schneller bekommt er Arthrose.

SELBSTTEST: WIE HOCH IST MEIN ARTHROSE-RISIKO?

Werde ich später einmal Arthrose bekommen? Wie groß ist die Gefahr? Wer sein Risiko kennt, kann rechtzeitig vorbeugen. Machen Sie dafür diesen Test. Der kurze Check zeigt Ihnen schnell, ob Sie gefährdet sind.

1 Wie alt sind Sie?

Jünger als 30	0
Zwischen 31 und 45 Jahren	2
Zwischen 46 und 55 Jahren	3
Älter als 55 Jahre	4

2 Wie hoch ist Ihr Body-Mass-Index?

Den errechnen Sie, indem Sie Ihr Gewicht in Kilo (zum Beispiel 85 Kilo) durch Ihre Körpergröße in Metern (1,90 m) im Quadrat (1,90 x 1,90 = 3,61) teilen. Also rechnen Sie: 85 : 3,61 = 23,54.

Unter 23	0
Zwischen 24 und 28	1
Zwischen 29 und 31	2
Zwischen 31 und 35	3
Über 35	4

3 Welche Sportart treiben Sie regelmäßig?

Gehen, Rad fahren, Schwimmen	0
Keine	1
Kontaktsportarten (Fußball, Handball)	3
Sport mit abrupten Stoppbewegungen (Tennis, Squash, Badminton)	4

4 Leiden Sie an Gelenkschmerzen?

Nein	0
Selten, bis zu zweimal im Jahr bei Belastung	1
Ja, bei Belastungen	2
Ja, auch in Ruhepausen	4

5 Sind Sie schon einmal am Gelenk operiert worden (Meniskus, Bänder, Knorpel)?

Nein	0
Ja, einmal	2
Ja, mehr als einmal	4

6 Haben Sie schon mal eine Gelenkverletzung gehabt?

Nein	0
Ja	4

7 Bei welchen Belastungen spüren Sie häufig Gelenkschmerzen?

Nie	0
Beim Aufstehen nach langem Sitzen	1
Beim Treppensteigen	2
Beim Hinknien	3
Beim Gehen	4

8 **Knacken Ihre Gelenke bei Bewegung?**

Nie	0
Bei extremen Bewegungen	1
Selten	2
Häufig	3
Bei jeder Bewegung	4

9 **Leiden Familienmitglieder an Gelenkerkrankungen oder Fehlhaltungen?**

Nein	0
Ja	4

10 **Wie häufig waren Sie wegen Schmerzen beim Arzt?**

Noch gar nicht	0
Weniger als zweimal	1
Zwischen zwei- und viermal	3

11 **Schwillt Ihr Gelenk häufig an?**

Nein	0
Ja	4

12 **Wie ernähren Sie sich?**

Ich esse jeden Tag frisches Obst, Gemüse, Vollkornprodukte und kaum Fleisch.	0
Ich esse überwiegend Fertiggerichte, die ich mit Frischem ergänze.	1
Ich esse gesund, aber auch viel Süßes zwischendurch.	2
Ich esse viel Süßes, koche günstig, oft Nudeln mit viel Schweinefleisch.	3
Ich esse überwiegend Fast Food, Kuchen und Süßigkeiten.	4

Auswertung

Zählen Sie die angekreuzten Punkte zusammen. Die Summe gibt Hinweise auf Ihr persönliches Risiko.

Weniger als 5 Punkte
Ihre Gelenke scheinen bisher keine ernsthaften Probleme zu haben. Halten Sie sich jedoch weiter fit, indem Sie die Empfehlungen in diesem Buch befolgen.

Zwischen 5 und 10 Punkten
Ihr Arthrose-Risiko ist leicht erhöht. Bewegen Sie sich regelmäßig, ohne Ihre Gelenke zu überlasten. Wenn Sie bereits unter Schmerzen leiden, sollten Sie einen Arzt aufsuchen, um die Risikofaktoren zu analysieren.

Zwischen 11 und 20 Punkten
Ihr Arthrose-Risiko ist deutlich erhöht. Sie sollten einen Arzt aufsuchen, wenn Sie wieder Schmerzen haben. Sie müssen Ihre Risikofaktoren deutlich reduzieren.

Mehr als 20 Punkte
Sie haben sicherlich schon bemerkt, dass Sie Probleme haben. Falls Sie noch nicht beim Arzt waren, wird es höchste Zeit. Sie müssen schnell aus den Schmerzen heraus.

WIE KANN ICH DIE DIAGNOSE SELBST STELLEN?

Es gibt viele Hinweise, die auf Arthrose deuten. Damit Sie sich helfen lassen können, sollten Sie den Zustand Ihrer Gelenke selbst einschätzen können. Hier finden Sie die wichtigsten Symptome.

„Ein Indianer kennt keinen Schmerz." Diesen Satz haben wir als Kinder oft gehört. Offenbar sitzt er sehr tief, denn die meisten Menschen ertragen viel, bevor sie etwas gegen ihre Schmerzen tun. In meiner Praxis höre ich es sehr häufig, dass Patienten mehr als ein halbes Jahr Schmerzen haben, bevor sie zum Arzt gehen. Man möchte schließlich nicht „wegen jeder Kleinigkeit" einen Termin machen. Gleichgültig, wie tapfer Sie sein wollen, es bringt nichts! Wer Gelenkschmerzen hat, sollte wissen, dass immer ein Problem dahinter steckt. Hinzu kommt, dass es niemandem Spaß macht, sich unter Schmerzen zu bewegen. Also nimmt man eine Schonhaltung ein. Durch die reduzierte Bewegung werden die Gelenke schlechter versorgt und die Arthrose verschlimmert sich. Und nicht zuletzt ist auch die Unfallgefahr erhöht, wenn man sich mit Schmerzen bewegt. Sie geraten in einen Teufelskreis, aus dem Sie nicht mehr herauskommen, wenn Sie nichts dagegen tun. Jeder Schmerz sollte schnell eliminiert werden.

Anlauf- und Ruheschmerz

Der typische Arthrose-Schmerz ist der Anlaufschmerz oder die Morgensteifigkeit. Das bedeutet, dass die ersten Bewegungen nach einer Ruhephase oder nach der Nacht wehtun und die Schmerzen erst aufhören, wenn das Gelenk eingelaufen ist. Da die Arthrose in Schüben verläuft, sollte man spätestens beim zweiten Schub zum Arzt gehen. Nehmen Sie den Termin wahr, auch wenn die Schmerzen in der Wartezeit vielleicht schon wieder abgeklungen sind. Im weiteren Verlauf der Erkrankung kommen auch Ruheschmerzen hinzu. Das sind Schmerzen, die sich bemerkbar machen, wenn man nichts macht. Sie werden oftmals von Schlafstörungen begleitet und von vielen Patienten auch als Dauerschmerzen wahrgenommen.

Wenn Ihr Gelenk häufig anschwillt und schmerzt, ist dies ebenfalls ein Zeichen für die aktivierte Arthrose. Es handelt sich dann um eine nicht bakterielle Entzündung des Gelenks. Die Aktivierung entsteht dadurch, dass es durch abgeriebenen Knorpel und/oder Knochenmaterial zu ähnlichen Entzündungsreaktionen im Gelenk kommt wie bei einer bakteriellen Entzündung. Eine beginnende Arthrose kann man zum Beispiel auch daran erkennen, dass ungewohnte Tätigkeiten Schmerzen auslösen oder die Schmerzen sich bei kaltem und nassem Wetter verschlimmern.

Ich werde oft gefragt, ob Knacken oder Knirschen Anzeichen für Arthrose sind. Dazu kann ich sagen: Nicht jedes Knackgeräusch deutet auf Arthrose. Wenn es zum Beispiel nur beim Aufstehen oder Hinsetzen im Knie knackt, ist das noch kein Grund zur Sorge. Wenn das Gelenk aber beim Beugen und Strecken dauerhaft knirscht und auch noch wehtut, kann das ein Hinweis auf Arthrose sein. Auch wenn das Knacken zum Beispiel nach einem Sturz oder nach starken Belastungen auftritt, kann dahinter eine ernsthafte Erkrankung stecken. Das sollten Sie vom Arzt abklären lassen. Knackende Knie können bewegt werden, solange sie keine Schmerzen verursachen.

Typische Symptome

Da die Arthrose in den meisten Fällen schleichend beginnt, kann man sie in der Anfangsphase kaum bemerken. Je nachdem, welches Gelenk betroffen ist, können sich die Symptome stark unterscheiden. Typisch sind folgende Symptome:

- anhaltende Schonhaltung
- Muskelschwäche oder Abnahme des Muskelumfangs
- Instabilität des Gelenks
- Gelenkknirschen und -knacken mit Schmerzen
- immer wiederkehrende verspannte Muskeln und Sehnen
- anhaltende Bewegungseinschränkungen
- Morgensteifigkeit

Typische Schmerzen der Arthrose
- Belastungsschmerzen
- Anlaufschmerzen
- Ruheschmerzen im fortgeschrittenen Stadium

Typische Gelenkveränderungen bei Arthrose
- Gelenkentzündungen (aktivierte Arthrose, ohne Bakterien)
- Gelenkerguss (insbesondere bei Kniearthrose)
- Gelenkschwellungen
- Zunahme von Fehlstellungen

Schmerzen nicht ignorieren

Nehmen Sie Beschwerden in den Gelenken bitte niemals auf die leichte Schulter. Sie sollten wissen: Wenn Sie Schmerzen ignorieren, setzen Sie sich großen Gefahren aus. Jede Schwellung, Rötung und Überwärmung sollte vom Arzt abgeklärt werden. Fühlt man sich auch noch krank, eventuell mit Schüttelfrost oder Fieber, sollte man sich sofort im Krankenhaus vorstellen. Wer nicht vom Fach ist, kann den Unterschied zwischen einer aktivierten Arthrose und einer Gelenkentzündung nicht erkennen. Wenn Sie irgendwo lesen, dass man die Entzündung eines Gelenks ignorieren soll, weil der Körper angeblich Entzündungen braucht, glauben Sie das bitte auf keinen Fall. Solche Aussagen sind leichtsinnig und sogar gefährlich. Sie riskieren nämlich Ihre Gesundheit, wenn Sie Entzündungen und Schmerzen ignorieren und nicht ins Krankenhaus gehen, wenn der Arzt die Verdachtsdiagnose Gelenkempyem, also Entzündung des Kniegelenks, stellt.

SPRECHSTUNDE: ICH HABE DA MAL EINE FRAGE

Ob es um Tennis und Arthrose geht, ob Knieschmerzen im Urlaub für Unruhe sorgen oder der Nachbar Gesundheitsmythen verbreitet: Meine Patienten wollen vieles wissen, auch wenn sie nicht akut krank sind. Hier beantworte ich typische Fragen, wie sie in meiner Sprechstunde oft gestellt werden.

Joggen mit 60?

Ich (60) jogge schon seit vielen Jahren ohne Beschwerden. Jetzt hat mein Nachbar mir erzählt, dass ich das in meinem Alter besser lassen sollte, weil ich davon Arthrose bekommen könnte. Hat er recht?

Nein, lassen Sie sich bitte nicht verunsichern und freuen Sie sich über Ihre offenbar gute Gesundheit. Wenn Sie bis zum 60. Lebensjahr keine Beschwerden beim Joggen hatten, können Sie damit gerne weitermachen. Dass Sie noch keine Probleme haben, zeigt, dass Sie wahrscheinlich kaum Risikofaktoren für Arthrose haben. Sport ist bis ins Alter (und gerade da!) sehr wichtig und sollte in gesundem Maße so lange wie möglich fortgeführt werden.

Was tun nach einem Sturz?

Im Urlaub in Italien hatte ich (38) nach einem Sturz Knieschmerzen, fand aber keinen Arzt in der Nähe und musste mir selbst helfen. Wie verhalte ich mich in einem solchen Fall richtig?

Das kommt darauf an, wie stark die Schmerzen bei Belastung sind. Ein Knochenbruch im Kniegelenk ist normalerweise so schmerzhaft, dass Sie gar nicht mehr auftreten können und ins Krankenhaus müssen. Auch wenn es im Urlaub schwierig ist, müssen Sie herausfinden, wo der nächste Arzt oder das nächste Krankenhaus ist. Erkundigen Sie sich im Hotel oder an der Rezeption Ihrer Ferienanlage danach. Sind die Schmerzen einigermaßen erträglich, sollten Sie das Kniegelenk entlasten und es mit Quark oder Coolpacks kühlen. Das ist eine sehr gute Erste-Hilfe-Maßnahme. Die erste Nacht können Sie sich auch mit Schmerztabletten erleichtern. Wunden sollten schon innerhalb von wenigen Stunden chirurgisch versorgt werden, damit es nicht zu einer Infektion kommt. Verbinden Sie sie vorerst mit sauberen und sterilen Tüchern. Wenn es stark blutet, versuchen Sie auf keinen Fall den Superhelden zu spielen und die Blutzufuhr mit einem Gürtel um den Oberschenkel abzubinden. Das würde die Sache nämlich nur verschlimmern. Sobald Sie dazu in der Lage sind, sollten Sie einen Arzt aufsuchen. Denn nur durch MRT-Untersuchungen und Röntgendiagnostik können Verletzungen im Gelenk erkannt werden.

Muskelaufbau gegen Schmerzen?

Ich (83) habe manchmal arthrosebedingte Schmerzen im Knie. Beim Rehasport hat man mir Muskeltraining empfohlen. Kann das denn meine Knieschmerzen tatsächlich lindern?

Zuerst einmal beglückwünsche ich Sie, dass Sie mit 83 Jahren noch zum Sport gehen. Super! Häufig werden die Kniegelenke im Alter instabil, da die Bänder nicht mehr so stark sind und durch Fehlstellungen eventuell einseitig belastet werden. Kräftigungsübungen für die stabilisierende Knieführung sind immer ein sehr guter Weg, um langfristig Schmerzen zu reduzieren. Hier sollten Sie sich von einem Therapeuten exakt beraten lassen und darauf achten, dass Sie keine Übungen machen, welche die Arthrose aktivieren könnten.

Leistungssportler mit Arthrose?

Ich bin gerade 40 geworden und habe wiederkehrende Schmerzen in der Schulter. Meine Freundin meint, dass ich vielleicht Arthrose habe. Kann das sein? Ich bin sehr sportlich und war früher sogar Leistungssportler (Tennis).

Tennis ist eine wunderbare Sportart, die ich in meiner Kindheit auch sehr gern gespielt habe. Wer den Sport kennt, weiß, dass die Belastung für den Arm enorm ist. Prinzipiell kann man schon Schulterarthrose bekommen, wenn man längere Zeit intensiv Tennis spielt. Betreibt man Tennis sogar als Leistungssport, ist das Risiko entsprechend höher. Es betrifft dann nicht nur die Schultergelenke, auch andere Gelenke werden durch schnelles Anlaufen, Abstoppen und plötzliche Richtungsänderungen, wie sie beim Tennis erforderlich sind, übermäßig belastet. Das gilt natürlich auch für andere Ballsportarten. Suchen Sie sich einen Sport, bei dem die Gelenke mit möglichst wenig Gewicht belastet werden. Jedoch sollten bei Ihnen auch andere Ursachen in Betracht gezogen werden. In vielen Fällen sind nämlich muskuläre Probleme im Deltamuskel verantwortlich für die Schmerzen – diese lassen sich mit Triggerpunktmassagen sehr gut (auch selbst) behandeln. Das sollten Sie auf jeden Fall klären beziehungsweise ausprobieren.

Risiko in jungen Jahren?

Ich (23) bin nach einem Sportunfall am Knie operiert worden. Meine Mutter sagt, dass ich deshalb vermutlich früher Arthrose bekommen könnte. Stimmt das? Und wenn ja, gibt es eine Möglichkeit, wie ich das noch verhindern kann?

Ja, das stimmt leider. Eine Knieverletzung, die operiert werden musste, ist schon ein sehr hoher Risikofaktor für die Entstehung von Arthrose. Wenn Sie diszipliniert sind und bereits mit 23 Jahren an Ihre Zukunft denken, können Sie vorbeugen, indem Sie alle anderen Risikofaktoren, die man beeinflussen kann, analysieren und versuchen, die Gefahren zu reduzieren. Meiden Sie zum Beispiel Kontaktsportarten wie Fußball. Lassen Sie von einem Orthopäden analysieren, ob Sie Fehlstellungen in den Füßen oder in den Knien haben. Eventuell können Sie Einlagen tragen. Achten Sie auf eine gelenkfreundliche Ernährung und machen Sie vor allem regelmäßig Übungen zur Stabilisierung des Kniegelenks.

GELENKSCHMERZEN: WANN IST ES RHEUMA?

Arthrose-Schmerzen werden häufig mit rheumatischen Beschwerden verwechselt, denn die manifestieren sich teilweise ähnlich in den Gelenken. Fibromyalgie-Symptome sind ein Komplex von Beschwerden mit starken Muskelschmerzen im ganzen Körper.

Nicht immer ist Arthrose die Ursache für Schmerzen – es kann auch Rheuma dahinterstecken. Das ist der umgangssprachliche Begriff für eine ganze Reihe von rheumatischen Erkrankungen, die manchmal leicht verlaufen, manchmal aber auch lebensbedrohliche Ausmaße annehmen. Im Vergleich zur Arthrose ist Rheuma aber relativ selten, Frauen erkranken eher daran als Männer. Es gibt mehr als 100 Erkrankungen im rheumatischen Formenkreis – so die medizinische Bezeichnung –, die eine Gemeinsamkeit haben: Sie werden von Entzündungen hervorgerufen. Dazu gehören auch entzündlich-rheumatische Erkrankungen wie Arthritis, der sogenannte Weichteilrheumatismus (Fibromyalgie) und Stoffwechselerkrankungen mit rheumatischen Beschwerden wie zum Beispiel Osteoporose.

Schmerzhafte Entzündungen

Bei der rheumatoiden Arthritis leiden die Betroffenen unter schmerzhaften Entzündungen und Schwellungen der Gelenke, die zu Gelenkschäden führen. Bei dieser Rheuma-Form ist die körpereigene Abwehr fehlgesteuert und greift die eigene Gelenkstruktur an, sodass es bis zur Ver-

formungen der Gelenke kommt. Die Ursachen dafür sind sehr vielfältig und noch nicht vollständig geklärt. Die Erkrankung läuft meistens in Schüben und wird vom Rheumatologen behandelt. Auch Stoffwechselerkrankungen (wie zum Beispiel Gicht) oder Infektionen können die Gelenke angreifen (beispielsweisel nach Zeckenbissen). Diese spezielle Form der Arthritis wird dann häufig mit Antibiotika behandelt. Die größte Gruppe unter den Rheuma-Erkrankungen sind die weichteilrheumatischen Beschwerden. In der milden Form kennt sie fast jeder: Nach Muskelüberlastung oder Reizungen der Sehnen sprechen wir vom „verdrehten Arm" oder „steifen Nacken". Zum Glück erledigen sich diese Probleme meist von allein.

Schlimmer ist das Fibromyalgie-Syndrom, das einen Komplex von Beschwerden bezeichnet, bei dem starke Muskelschmerzen im ganzen Körper im Vordergrund stehen. Wörtlich übersetzt bedeutet Fibromyalgie Faser-Muskel-Schmerz. Häufig beginnen die Probleme am Rücken, breiten sich dann über die Arme und Beine aus und gehen auch mit anderen Beschwerden wie Schlafstörungen, Müdigkeit, Angstzuständen, Kopfschmerzen oder Zittern einher. Die Schmerzen werden verstärkt, wenn es draußen kalt oder nass ist oder wenn die Betroffenen unter Stress stehen. Die Fibromyalgie ist eine sehr große Herausforderung für den Therapeuten und unser Gesundheitssystem. Spezialisten auf diesem Gebiet sind rar.

Die Knochen werden brüchig

Bie Osteoporose ist eine Erkrankung des Skelettsystems, an der etwa sechs Millionen Menschen in Deutschland leiden. Wörtlich übersetzt heißt Osteoporose „poröser Knochen". Davon spricht man, wenn das Verhältnis von Knochenabbau und -aufbau aus dem Gleichgewicht gerät und der Körper mehr ab- als aufbaut. Dabei verringert sich die Knochenmasse und die Knochen verlieren ihre Festigkeit. Ist die Krankheit weit fortgeschritten, kann ein Knochen schon brechen, wenn man nur einen schweren Eimer hebt.

Osteoporose tritt vor allem im höheren Lebensalter und bei Frauen in und nach den Wechseljahren auf. Je älter wir werden, desto schlechter funktioniert der körpereigene Reparaturmechanismus. Während Verletzungen in jungen Jahren schnell heilen, verlangsamt sich dieser Prozess mit dem Älterwerden. Bei konkreten Hinweisen auf Knochenschwund kann eine Messung der Knochendichte sinnvoll sein (siehe Kasten). Außer dem Alter gibt es noch andere Risikofaktoren. Hat die Menstruation bei Frauen einmal mehr als ein Jahr lang ausgesetzt? Hatten die eigenen Eltern einen Oberschenkelhalsbruch? Wurde längere Zeit Kortison eingenommen? Ist jemand untergewichtig oder Raucher? Dann ist das Osteoporose-Risiko erhöht. Wichtig zu wissen: Osteoporose und Arthrose sind unterschiedliche Erkrankungen.

Rheuma ist (noch) nicht heilbar

Rheumatische Erkrankungen werden am besten mit einer multimodalen Schmerztherapie behandelt, also mit einer Mischung aus wirksamen Medikamenten der Schulmedizin und verschiedenen naturheilkundlichen Verfahren. Beginnt die Therapie rechtzeitig, lassen sich schwere Verläufe aufhalten, auch wenn Rheuma an sich (noch) nicht heilbar ist. Hier gilt ebenso wie bei Arthrose: Unterstützen Sie Ihren Körper bei seinen Reparaturarbeiten, indem Sie sich genug bewegen, die Muskeln und die Koordinationsfähigkeit stärken, sich ausgewogen mit vielen Vitaminen, Ballast- und Mineralstoffen ernähren und negativen Stress vermeiden.

Knochendichtemessung bei Osteoporose

Die Knochendichtemessung ist eine schnelle Methode, um festzustellen, ob eine Osteoporose schon begonnen hat. Dabei wird der Gehalt des Knochens an Mineralsalzen bestimmt. Das Verfahren ist die einzige Möglichkeit, frühzeitig eine Diagnose zu stellen. In der Regel zahlen die Patienten die Kosten dafür selbst, da es sich bei der Knochendichtemessung um eine sogenannte IGeL-Leistung (Individuelle Gesundheitsleistung) handelt. Bei einem Verdacht auf Osteoporose wird die Messung unter bestimmten Umständen aber doch von der Krankenkasse bezahlt. Liegen keine Risiken vor, wird die Messung Frauen ab 70, Männern ab 80 Jahren empfohlen.

KAPITEL 2

SANFTE HILFE GEGEN SCHMERZEN

Ob Tinkturen aus Heilpflanzen, Kohlwickel, Triggerpunktmassagen oder Akupressur – alternative Heilmethoden bieten wunderbare Möglichkeiten zur Selbsthilfe. Das Gute daran: Diese Maßnahmen haben so gut wie keine Risiken oder unerwünschte Nebenwirkungen, wenn Sie sie richtig anwenden und in Absprache mit Ihrem Arzt durchführen.

GESUNDHEIT AUS DER NATUR – HEILKRÄUTER GEGEN ARTHROSE

Natürliche Stoffe aus Pflanzen haben häufig erstaunliche Wirkungen. Sie lindern Schmerzen und stoppen entzündliche Prozesse. Immer mehr Patienten fragen danach. Hier die Heilkräuter, die ich besonders empfehle.

Arnika

Die kleine Pflanze mit den gelben Blüten wächst vor allem in den Hochgebirgen Europas und steht unter Naturschutz. Sie wirkt entzündungshemmend, abschwellend und schmerzlindernd. Dafür sind unter anderem Pflanzenstoffe wie ätherische Öle, Flavonoide und der Entzündungshemmer Helenalin verantwortlich. Diese Stoffe bekämpfen Schwellungen und Entzündungen direkt im Gelenk, sodass weniger Schmerzen auftreten. Viele nehmen die Pflanze in homöopathischer Form als Globuli ein, sie ist aber auch als Tinktur oder Gel gut anzuwenden.

▶ **Anwendung**

Für einen Arnikawickel verdünnen Sie 1 EL Arnikatinktur (aus der Apotheke) mit ca. 100 ml Wasser. Bitte beachten Sie unbedingt die Packungsbeilage und prüfen Sie, dass die Verdünnung ausreichend ist, da Arnika die Haut und die Schleimhäute reizen kann. Befeuchten Sie ein Tuch (oder eine Kompresse) mit der Arnikamischung. Legen Sie es auf die schmerzende Stelle und fixieren Sie es mit einem weiteren Tuch oder einer elastischen Binde (siehe Seite 41). Sie können diesen Wickel ruhig mehrmals täglich auflegen und bis zu 1 Stunde einwirken lassen. In der Apotheke können Sie auch Arnikagel zum Auftragen kaufen.

Beinwell

Beinwell gehört zu den Borretschgewächsen und wurde schon von Paracelsus als Heilpflanze sehr geschätzt. In der Naturheilkunde werden nicht die Blätter, sondern die Wurzeln verwendet. Ihnen werden schmerzlindernde, abschwellende und entzündungshemmende Effekte zugeschrieben. Wichtig: Sie dürfen Beinwell nicht auf offene Wunden auftragen, da die

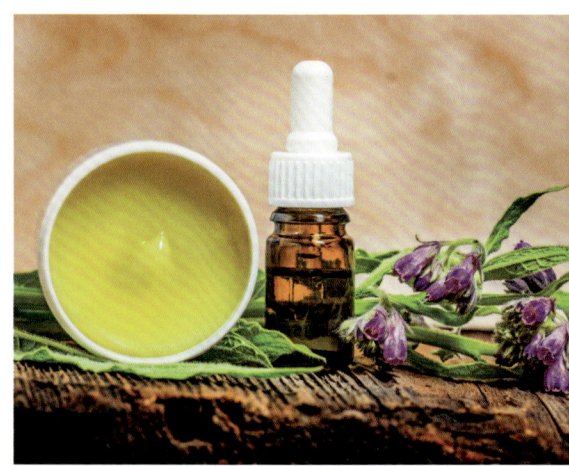

Die Heilpflanze Beinwell ist vor allem für die äußerliche Anwendung geeignet.

Wurzeln Alkaloide enthalten, denen in Tierversuchen eine leberschädigende Wirkung nachgewiesen werden konnte. Beim Auftragen auf intakte Haut werden diese giftigen Stoffe nicht vom Körper aufgenommen. Während der Schwangerschaft und bei Leberproblemen sollten Sie auf Beinwell verzichten.

► Anwendung

Beinwell sollte nur in Form von fertigen Salben und Tinkturen aufgetragen werden. Für Beinwellumschläge ist es ratsam, auf Fertigmischungen zurückzugreifen, da die Mengen dann genau richtig dosiert sind. Kaufen Sie solche Fertigmischungen in der Apotheke und halten Sie sich bei der Zubereitung an die Anleitung in der Packungsbeilage.

Rosmarin

Die Heilwirkung von Rosmarin ist bereits seit der Antike bekannt. Die Einsatzmöglichkeiten sind sehr vielfältig, im Mittelalter wurde er vor allem wegen seiner verdauungsfördernden Wirkung geschätzt. Rosmarin besitzt antioxidative Eigenschaften, wirkt entzündungshemmend und antiseptisch. Er lässt sich frisch, getrocknet oder als ätherisches Öl verwenden. Ätherische Rosmarinöle können Sie in Apotheken, Naturkostläden oder Onlineshops kaufen. Sie werden äußerlich angewendet. Bitte beachten Sie, dass sie stark verdünnt werden müssen, da sie die Haut reizen können (halten Sie sich an die Herstellerangaben in der Packungsbeilage).

► Anwendung

Getrockneter und frischer Rosmarin kann als Würzzutat in der Küche seine Heilwirkung entfalten. Mit ätherischen Ölen und Rosmarintinkturen werden schmerzende

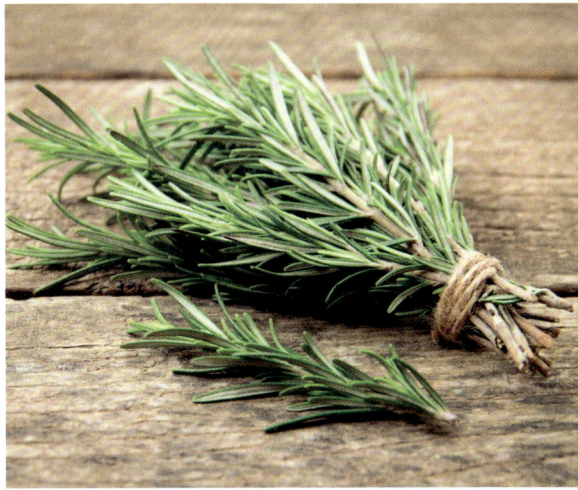

Rosmarin empfiehlt sich wegen seiner entzündungshemmenden Wirkung.

Gelenke massiert. Um eine Tinktur selbst herzustellen, füllen Sie ca. 20 g getrockneten Rosmarin mit 500 ml hochprozentigem Alkohol (aus der Apotheke) oder der entsprechenden Menge Doppelkorn in ein gut verschließbares Gefäß (zum Beispiel ein Marmeladenglas). Lassen Sie das Ganze etwa 3 Wochen an einem dunklen Ort ziehen. Anschließend die Mischung abseihen und die Tinktur für eine Gelenkmassage verwenden. Die Rosmarintinktur sollte lichtgeschützt aufbewahrt werden.

Kampfer

Der immergrüne Kampferbaum zählt zu den Lorbeergewächsen und ist in China heimisch. Als Heilpflanze wird er in der traditionellen chinesischen Medizin (TCM) seit Jahrhunderten sehr geschätzt. Dem ätherischen Öl aus Kampferblättern wird eine beruhigende, entzündungshemmende und durchblutungsfördernde Wirkung nachgesagt, die gerade bei Beschwerden des Gelenk- und Bewegungsapparats von Vorteil ist. Gern wird Kampfer bei Durch-

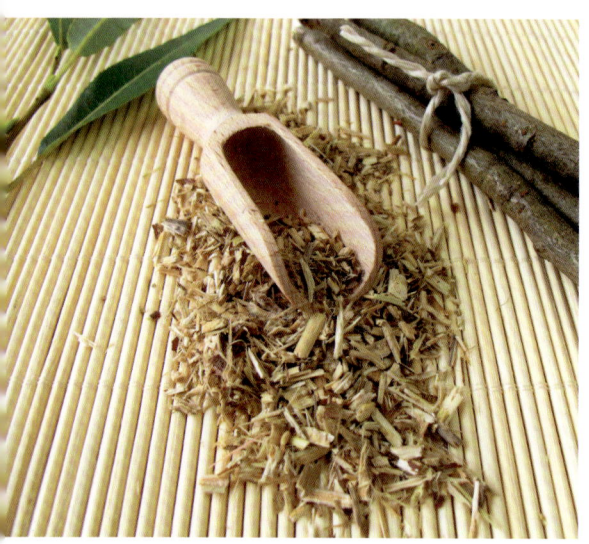

Weidenrinde hat sich als Heilmittel in der Arthrose-Behandlung bewährt.

blutungsstörungen, Entzündungen der Sehnen und Schleimbeutel oder bei Arthritis, Rückenschmerzen, Muskelkrämpfen und Verspannungen eingesetzt.

► Anwendung

Kampfer ist ausschließlich für äußere Anwendungen geeignet. Am besten kaufen Sie ihn als Creme, Salbe oder Öl und reiben die schmerzenden Gelenke damit ein. Kampferhaltige Produkte dürfen Sie nicht essen. Achten Sie auch darauf, dass sie nicht an die Lippen, in die Augen oder in offene Haut- oder Körperstellen gelangen.

Weidenrinde

Weidenrinde ist in Europa, Asien und Nordamerika weitverbreitet. In der Naturheilkunde wird sie schon lange als Mittel gegen Entzündungen, Fieber und Schmerzen eingesetzt. In der Rinde finden sich verschiedene Wirkstoffe aus der Gruppe der Salicylalkohole. Je nach Weidenart beträgt die Konzentration

dieser Substanzen zwischen 1,5 und 11 Prozent. In der Schmerzbehandlung spielt besonders das Salicin eine große Rolle, da es in der Leber zu Salicylsäure umgewandelt wird. Bereits Hippokrates wusste vor knapp 2400 Jahren die Weidenrinde als Naturheilmittel zu schätzen. Inzwischen konnten ihre schmerzstillenden Eigenschaften bei Arthrose-Patienten in wissenschaftlichen Studien nachgewiesen werden.

► Anwendung

Weidenrinde gibt es als Tee, Kapseln, Pulver oder Tabletten in Apotheken und Drogerien. Für äußerliche Anwendungen eignen sich fertige Tinkturen; die richtige Dosierung finden Sie in den Packungsangaben der Hersteller. Getrocknete Weidenrinde können Sie in Kräuter- oder Naturkostläden kaufen und daraus einen Tee zubereiten. Dafür erhitzen Sie 2 bis 3 g geschnittene oder pulverisierte Weidenrinde mit etwa 200 ml Wasser. Den Tee zugedeckt 15 Minuten ziehen lassen und dann abseihen.

Ingwer

Ingwer ist schon seit über 3000 Jahren als Heilpflanze bekannt und wird auch von der Schulmedizin intensiv erforscht. Die vielfältigen Anwendungsgebiete reichen von Erkältung und Übelkeit bis zu Gelenkschmerzen. Ingwer enthält mehr als 160 verschiedene Inhaltsstoffe, wie zum Beispiel Eisen, zahlreiche Vitamine, Kalzium, Kalium, Natrium, Phosphor, ätherische Öle und Scharfstoffe. In Studien konnte die schmerzlindernde und entzündungshemmende Wirkung nachgewiesen werden. Man kann Ingwer roh oder gekocht zu sich nehmen. Gut untersucht ist der darin enthaltene Scharfstoff Gingerol, der die gleichen Enzyme hemmt wie Aspirin. Wie viele Naturheilmittel hat Ingwer, wenn überhaupt, nur geringe Nebenwirkungen. Man sollte allerdings nicht zu viel davon zu sich nehmen, denn Ingwer kann blähend wirken oder Sodbrennen und Durchfall verursachen. Deshalb sollten Schwangere besser auf die tropische Wurzel verzichten.

▶ Anwendung

Mit Ingwertropfen (aus der Apotheke) kann man kaltes oder warmes Wasser aromatisieren oder aus der frischen Wurzel einen Tee zubereiten. Dafür 1 Stück Ingwer in Scheiben schneiden oder reiben, in 1 Tasse heißes Wasser geben, zugedeckt etwa 10 Minuten ziehen lassen und dann durch ein Sieb abgießen. Für eine Ingwersudauflage schneiden oder raspeln Sie Ingwer in kleine Stücke (etwa 5 EL) und kochen ihn einige Minuten in 1 l Wasser. Den Sud etwa 10 Minuten ziehen lassen und abseihen. Tränken Sie dann ein Leinentuch in dem Sud. Die Auflage sollte

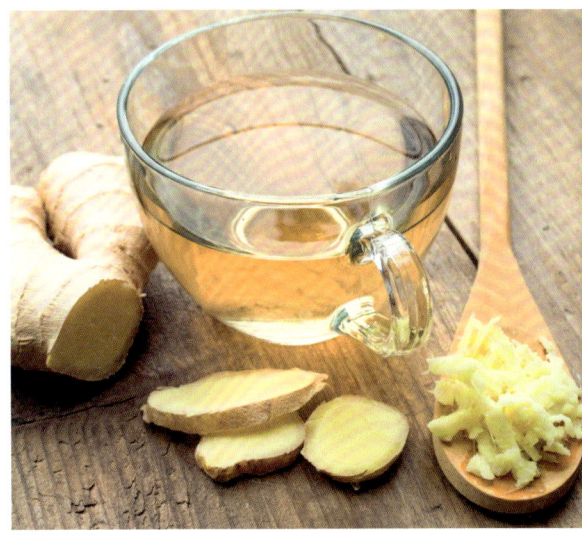

Dank des Inhaltsstoffs Gingerol wirkt Ingwer wie ein natürliches Schmerzmittel.

angenehm warm, aber nicht zu heiß sein. Legen Sie das Tuch 30 Minuten auf das schmerzende Gelenk. Erwärmen Sie es erneut, wenn es auskühlt. Falls es schnell gehen soll, können Sie die Ingwerscheiben auch direkt auf die Haut legen.

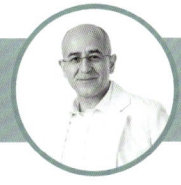

Aus meiner Praxis

Bitte immer nach Absprache

Man kann Mittel aus Heilpflanzen gut mit herkömmlichen Medikamenten kombinieren, um die Dosis der Medikamente mit stärkeren Nebenwirkungen zu reduzieren. Um Wechselwirkungen auszuschließen, sollten Sie Ihren Arzt immer darüber informieren, was Sie einnehmen oder äußerlich anwenden. Nicht vergessen: Jeder Mensch reagiert anders. Am besten finden Sie selbst heraus, welches Mittel Ihnen guttut. Besprechen Sie dies mit Ihrem Arzt und fangen Sie, wenn von seiner Seite nichts dagegen spricht, mit dem günstigsten Präparat an. Zeigt dies keine Wirkung, probieren Sie es mit einem anderen.

Naturheilmittel mit Tradition

Retterspitz, Pferdesalbe, Tigerbalsam: Das sind altbewährte Mittel
aus verschiedenen Heilkräutern, die eine besondere Geschichte haben
und Namen tragen, die man so schnell nicht vergisst.
Lesen Sie hier, was dahintersteckt.

Retterspitz

Retterspitz – bei diesem Namen denken die meisten an eine Pflanze.
Doch er erinnert an die „Erfinderin" dieses Produkts: Margarete Retterspitz.
Diese meldete Anfang des 20. Jahrhunderts eine Tinktur aus verschiedenen
Heilpflanzen unter ihrem Nachnamen als Patent an. Der Pflanzenmix
besteht unter anderem aus Arnika, Thymian, Rosmarin und Bergamotteöl.
Retterspitz war ursprünglich als Schönheitsmittel gedacht, wurde dann
aber als Heilwasser gehandelt. Heute ist Retterspitz ein umfangreiches
Produktsortiment. „Retterspitz äußerlich" eignet sich vor allem für Wickel-
anwendungen bei entzündlichen Beschwerden.

Pferdesalbe

Der Name bleibt im Gedächtnis. Meine Patienten sagen immer wieder,
dass sie ihre schmerzenden Gelenke gerne mit Pferdesalbe einreiben –
vielleicht, weil ihnen der Gedanke gefällt, wie ein wertvolles Turnierpferd
behandelt zu werden. Der Apotheker und Reiter Dr. Ulf Jacoby erfand die
Salbe 1982, um die Regeneration der empfindlichen Sehnen seiner Renn-
pferde zu fördern. Dafür mischte er Arnika, Rosmarin, Kampfer und Menthol.
Bald stellten die Reiter fest, dass auch ihnen die Salbe guttat. Das
Patent wurde 1984 erteilt, ist aber inzwischen ausgelaufen. So entstand
eine Vielzahl dieser Pferdesalben. Man kann die runden Dosen mit Pferde-
motiv in Apotheken und Drogerien kaufen.

Tigerbalsam

Auch dieses Mittel mit klangvollem Namen hat nichts mit Tieren zu tun.
Tiger Balm (so der internationale Name) ist rein pflanzlich und basiert
auf den Erkenntnissen der asiatischen Heilkunst. Das Grundrezept soll mehr
als 100 Jahre alt sein. Es wurde von einem chinesischen Pflanzengelehrten
zur Creme entwickelt. Dessen Söhne, die das Geschäft mit dem Balsam
von ihrem Vater übernahmen, hießen übersetzt mit Vornamen „Tiger".
Für den Balsam wird die Wirkung von verschiedenen Heilpflanzen wie Kampfer,
Menthol, Pfefferminze, Eukalyptus, Zimt und Gewürznelke kombiniert.
Tigerbalsam fördert die Durchblutung bei Muskel- und Gelenkbeschwerden.

SANFTE HILFE MIT ALTERNATIVEN HEILMETHODEN

Zu den traditionellen Heilverfahren, die sich jahrhundertelang bewährt haben, kommen heute dank moderner Techniken auch noch ganz neue Möglichkeiten hinzu. Haben Sie zum Beispiel schon mal etwas von Flossing oder Taping gehört? Schöpfen Sie ruhig das ganze Repertoire an alten und neuen Therapien aus.

Wickel

Wadenwickel bei Fieber kennen die meisten noch aus ihrer Kindheit. Dass wir mit Wickeln auch unseren Gelenken etwas Gutes tun können, ist jedoch weniger bekannt. Wickel sind bewährte Hausmittel: Sie fördern die Durchblutung und Reparaturprozesse im Körper und wirken gleichzeitig schmerzlindernd. Ob mit Heilerde oder Senföl – das Prinzip ist immer ähnlich. Für einen Wickel benötigen Sie ein Leinentuch für innen, ein Baumwolltuch als Zwischenschicht und ein Wolltuch für außen. Bei Arthrose sind Wickel aus Heilerde oder Senföl besonders wirksam. Sie können fertige Wickelsets in der Apotheke kaufen oder Geschirr-, Bett- und Wolltücher für Wickel nutzen.

So geht's: Bei akuten Entzündungen mischen Sie 3 bis 4 EL Heilerde mit Wasser, sodass eine Paste entsteht. Diese tragen Sie direkt auf das schmerzende Gelenk auf. Anschließend umwickeln Sie das Gelenk mit einem feuchten Leinentuch. Darüber kommt erst das Baumwoll-, dann das Wolltuch. Binden Sie die Tücher weder zu locker noch zu fest, sie müssen sich darin wohlfühlen. Der Wickel sollte

etwa 2 Stunden wirken. Sind die Schmerzen chronisch, ist ein Senfmehlwickel die bessere Wahl. Senfmehl darf allerdings nicht direkt auf die Haut. Deshalb verrührt man 3 bis 4 EL Senfmehl mit warmem Wasser zu einer Paste und gibt diese zunächst auf ein feuchtes Leinentuch. Das Tuch kommt auf das schmerzende Gelenk und wird mit einem Baumwoll- und einem Wolltuch umwickelt. Der wärmende Wickel kann 15 bis 20 Minuten einwirken.

Tipps: Bei Kniearthrose empfehle ich meinen Patienten gern Kohlwickel. Dafür nehmen Sie einen Weißkohl oder Wirsing, entfernen den Strunk und walzen die Blätter mit einer Flasche oder einem Nudelholz, bis Saft austritt. Die Blätter werden dann direkt aufs Kniegelenk gelegt, mit einem Tuch umwickelt und mit einer elastischen Binde befestigt. Sie können mehrere Stunden lang einwirken. Es konnte übrigens nachgewiesen werden, dass Krautwickel genauso gut bei Arthrose helfen wie Schmerzgel. Auch Quarkwickel haben sich bei Arthrose und rheumatischen Beschwerden bewährt. Sie wirken kühlend und abschwellend. Dafür streichen Sie Magerquark (nicht zu kalt, also nicht direkt aus dem Kühlschrank) auf die Haut und umwickeln ihn mit einem Verband, einem Tuch oder Küchenfolie. Wenn der Quark nach etwa 30 Minuten bröckelig wird, nehmen Sie den Wickel einfach wieder ab.

Schröpfen

Das sogenannte Schröpfen ist eine uralte Therapieform, die heute vor allem in der traditionellen chinesischen Medizin (TCM) angewendet wird. Besonders hilfreich ist dieses ausleitende Verfahren bei Kniegelenksarthrose und bei chronischen Schmerzen im Rücken und Nacken. Um die Methode selbst anzuwenden, kaufen Sie in der Apotheke oder übers Internet Schröpfköpfe – kleine Glas- oder Kunststoffgläser mit einer Saugglocke. Mithilfe dieser Saugglocke wird ein Unterdruck erzeugt, der die Haut anhebt und damit die Durchblutung des Bindegewebes anregt. Es gibt auch Schröpfgläser, bei denen der Unterdruck durch Erwärmen entsteht. Das sollten Sie wegen der Verbrennungsgefahr aber nur von einem Experten machen lassen. Ansonsten hat Schröpfen aber so gut wie keine Nebenwirkungen. Wundern Sie sich nicht, wenn Sie nach der Behandlung blaue Flecken haben; diese verschwinden nach ein paar Tagen von allein.

So geht's: Identifizieren Sie Ihre Schmerzpunkte, indem Sie mit der Hand über die Haut an den schmerzenden Stellen streichen, bis Sie genau die Stelle finden, an der es wehtut. Setzen Sie ein Schröpfglas darauf und lassen Sie es bis zu 20 Minuten wirken. Im Anschluss können Sie den Schmerzpunkt zusätzlich noch mit einer Triggerpunktmassage (siehe unten) behandeln.

Tipp: Falls Sie unsicher sind, lassen Sie sich das Schröpfen einmal von einem Experten zeigen. Wenn Sie sich mit dem Thema beschäftigen, werden Sie auch auf das sogenannte blutige Schröpfen stoßen. Dabei wird die Haut vor dem Schröpfen leicht eingeritzt, sodass der Unterdruck Blut aus den kleinen Wunden herauszieht. Dies sollten Sie nicht selbst versuchen, sondern es unbedingt einem ausgebildeten Therapeuten überlassen!

Triggerpunktmassage

Triggerpunkte sind Verhärtungen im Gewebe, die entstehen, wenn die Funktion der Muskeln durch Fehlbelastungen, Überlastung oder Unterforderung gestört wird. Sie verursachen Schmerzen nicht nur an der Stelle, an der sie sich befinden, sondern auch in anderen Regionen.

Bei der Triggerpunktmassage wird Druck gegen Schmerzen eingesetzt.

Schnelle Hilfe: Wärme oder Kälte gegen Beschwerden

▶ Wärme für die Durchblutung

Wärme begleitet viele Heilungsprozesse, denn sie sorgt unter anderem dafür, dass Blutgefäße sich erweitern und mehr Nährstoffe in die erwärmten Bereiche gelangen. Außerdem trägt sie dazu bei, dass sich die Muskeln entspannen, die Sehnen entlastet werden und sich die betroffenen Gelenke lockern. Bewegungen werden unter diesen Bedingungen wieder leichter oder überhaupt erst möglich. Achtung: Wärmebehandlungen ist nur bei Gelenken angebracht, die nicht entzündet und geschwollen sind.

So geht's: Zum Wärmen eignen sich Wärmflaschen, Wärmelampen und Heizkissen ebenso wie Wärmepflaster, Wickel, Auflagen oder Salben. Auch heiße Bäder und Saunabesuche sind sehr empfehlenswert, sofern man keine Herzprobleme hat. Der Wechsel zwischen kalt und warm beim Saunieren macht im Körper antientzündliche und schmerzlindernde Stoffe mobil, was hilft, Gelenkschmerzen zu mildern. Wichtig zu wissen: Wärmen Sie das Gelenk nie direkt, sondern immer nur die Muskulatur darüber oder darunter.

▶ Kälte gegen den Schmerz

Ist ein Gelenk geschwollen oder entzündet, dann ist Kühlen als Erste-Hilfe-Maßnahme zu empfehlen. Kälte wirkt abschwellend, fährt den Stoffwechsel herunter und verringert die Durchblutung, was sich positiv auf die Entzündung auswirkt. So gut diese Methode wirkt, so genau muss man dabei aber auch aufpassen: Der Kältereiz blockiert nämlich die Schmerzrezeptoren und macht uns für Schmerzen weniger empfindlich. Es kommt daher nicht selten vor, dass sich Patienten leichte Erfrierungen zuziehen, weil sie zu tief und zu lange gekühlt haben. Kühlkompressen sollte man nicht direkt auf die Haut legen, sondern immer in ein Tuch einschlagen.

So geht's: Gut wirksam sind kühlende Gels, Cremes oder Coolpacks, wie Sie sie vielleicht vom Sport kennen. Das eisige Gegenstück zur Sauna sind Kältekammern, in denen die Patienten ihre Schmerzen quasi „einfrieren" sollen (nicht geeignet bei Bluthochdruck und Herzkrankheiten). Durch mehrere Kammern geht es dabei in zunehmend niedrigere Temperaturen, bis hin zu minus 110 Grad. Die Kälte beschleunigt den Stoffwechsel, die Durchblutung wird angeregt und Schmerzen werden gelindert. Für den Besuch einer Kältekammer im Krankenhaus benötigen Sie eine ärztliche Verordnung. In privaten Kammern kostet ein Besuch im „Ice Room" etwa 30 Euro.

Für die meisten Schmerzen in Muskeln und Faszien sind Triggerpunkte verantwortlich. Wichtig ist, dass Sie selbst oder Ihr Arzt oder Therapeut die Triggerpunkte als Auslöser der Schmerzen erkennen. Danach können Sie die hartnäckigen Verspannungen selbst behandeln.

So geht's: Streichen Sie mit etwas Massageöl über den schmerzenden Muskel. Sobald Sie an die Stelle kommen, an der es wehtut und die Schmerzen eventuell auch in anderen Regionen auftreten, haben Sie den richtigen Punkt gefunden. Unter Umständen tasten Sie auch Muskelgeschwulste, die sich verschieben lassen. Drücken Sie 30 bis 120 Sekunden mit dem Daumen oder einem Finger auf den Triggerpunkt, bis der Schmerz nachlässt. Dies wiederholen Sie drei- oder viermal. Durch kräftiges Drücken entspannt sich der verhärtete Muskel. Blut, Sauerstoff und Nährstoffe gelangen wieder hinein; der Schmerzpunkt löst sich auf. Wenn Ihnen die Kraft in den Händen fehlt, können Sie auch mit einem Gegenstand nachhelfen, beispielsweise mit dem abgerundeten unteren Ende einer alten Zahnbürste. Auch ein Nassrasierer mit Vibrationsfunktion eignet sich zur Selbstmassage. Wenn Sie an bestimmte Schmerzpunkte nicht selbst herankommen, können Sie spezielle Massagegeräte (zum Beispiel sogenannte Massagehaken) zu Hilfe nehmen oder jemand anderen bitten, Sie zu unterstützen. Es gibt auch Geräte für die Triggerpunktmassage auf dem Rücken.

Faszientraining

Faszien sind seit einigen Jahren als Ursache für Schmerzen in den Blickpunkt geraten. Dabei handelt es sich um Bindegewebe, das sich wie ein reißfestes Netz überall am Körper befindet. Faszien umgeben Muskeln, einzelne Muskelfasern, Organe, Sehnen und Knochen. Kurzum: Sie halten den Körper zusammen. Wenn sie fehlbelastet oder zu wenig bewegt werden, können sie verkleben, sie verlieren ihre Elastizität und sind nicht mehr geschmeidig. Es kommt zu kleinen Rissen im Gewebe und Nervenzellen werden gequetscht – das kann zu schmerzhaften Verhärtungen führen. Dagegen hilft vor allem Bewegung. Mithilfe von Faszienrollen oder -bällen aus festem Schaumstoff werden Muskelgruppen massiert und gedehnt. Das wirkt entspannend und sorgt dafür, dass das Fasziengewebe mit neuer Flüssigkeit versorgt wird. Faszienrollen lösen Verklebungen der Muskeln und der Faszien. Dabei wird Druck auf die schmerzenden Stellen ausgeübt und der Muskel gleichzeitig durch Dehnübungen vorgespannt. Anders als bei Druckmassagen mit der Hand können Sie Ihr ganzes Körpergewicht einsetzen und dadurch den Druck erhöhen. Die Faszienrolle sollte möglichst täglich zum Einsatz kommen, mindestens aber einmal in der Woche. Wenn Ihnen die Zeit dafür fehlt, können Sie zum Beispiel auch während des Fernsehschauens „rollen". Und nicht wundern, wenn sich die Schmerzen am Anfang verstärken. Das ist ganz normal.

So geht's: Rollen Sie mit der Fazienrolle oder dem Faszienball langsam und fest über die schmerzende Stelle, bis der Schmerz nachlässt. Haben Sie zum Beispiel Schmerzen in den Oberschenkeln, legen Sie sich seitlich mit einem Bein auf die Rolle und rollen von der Hülfte bis zum Knie langsam hin und her. An besonders schmerzhaften Stellen machen Sie kleine Bewegungen und verweilen dort drei bis vier Atemzüge. Verlassen Sie den

Schmerzpunkt sehr langsam. Rollen Sie dann pro Atemzug nur wenige Zentimeter weiter. Lassen Sie sich Zeit. Häufig wird zu schnell gerollt, mit der Folge, dass die Übung kaum Wirkung zeigt.

Tipp: Sie können sich die Einsatzmöglichkeiten und Übungen für die Faszienrolle und für Faszienbälle auch erst einmal von einem Therapeuten zeigen lassen. Im großen Übungsteil ab Seite 76 finden Sie ebenfalls einige sinnvolle Einsatzmöglichkeiten.

Flossing

Diese Methode ist relativ neu in der Physiotherapie. Flossbänder sind eine Art Gummiwickel, die Muskeln und Gelenke eine Zeit lang abschnüren, um sie wieder beweglich zu machen und gleichzeitig Schmerzen zu lindern. Flossing lässt sich grundsätzlich bei fast jeder Behandlung durchführen, die darauf abzielt, dass der Patient sich besser fühlt und weniger Beschwerden hat. Man kann diese Methode gut mit Faszienrollen- und Dehnübungen kombinieren. Das Prinzip dabei: Die elastischen Bänder werden so fest gebunden, dass sie den Blutfluss reduzieren. Wird das Band dann abgenommen, hat das Blut wieder freie Bahn, durchspült das Gewebe und versorgt es besser. Neues Blut bringt mehr Nähr- und Baustoffe, die die Regeneration fördern. Die Gefäße werden auf „weit" gestellt, entzündungsfördernde Stoffe schneller abtransportiert. Man kann ein Flossband einfach so tragen. Effektiver ist es aber, wenn Sie damit Übungen machen.

So geht's: Es empfiehlt sich, nicht gleich ein Band mit der stärksten Zugkraft zu kaufen. Beginnen Sie am besten mit einer Dicke von 0,8 bis 1,2 Millimetern. Binden Sie das Band von „körperfern" nach „körpernah" (also zum Beispiel zur Behandlung des Ellenbogengelenks vom Unterarm über das Gelenk hoch zum Oberarm). Das Band darf nicht zu fest sein. Häufig ist es hilfreich, sich das richtige Anlegen einmal von einem Therapeuten zeigen zu lassen. Wenn Sie ein Kribbeln oder Taubheit spüren, sollten Sie das Flossband sofort wieder abnehmen. Wichtig: Tragen Sie das Band nicht länger als 2 Minuten! Wie Sie es bei bestimmten Übungen anwenden, zeige ich Ihnen ab Seite 76.

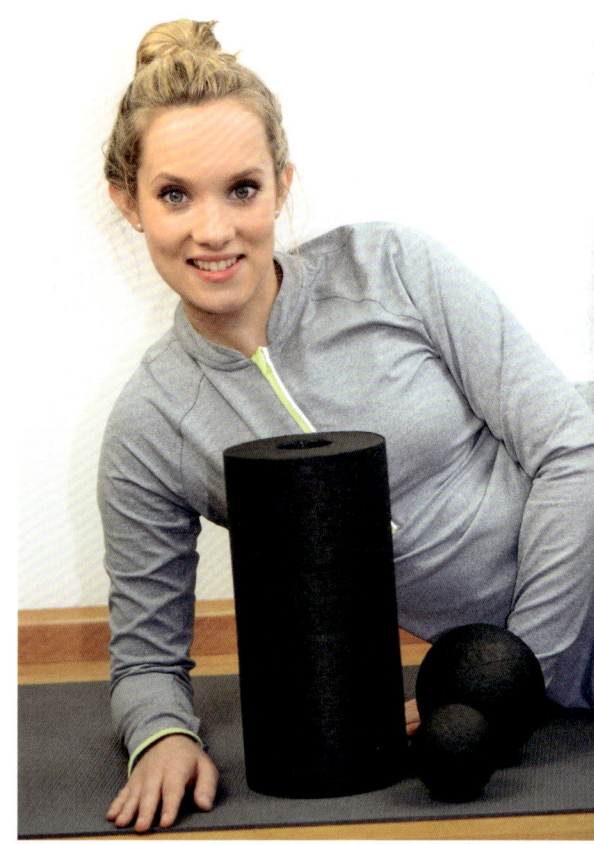

Mithilfe von Faszienrollen und -bällen lassen sich Verklebungen in den Muskeln lösen.

Taping

Ob bei Schmerzen, Verletzungen oder Entzündungen von Gelenken, Muskeln und Bändern – das selbstklebende elastische Band stabilisiert, mobilisiert, verbessert den Blutfluss und lässt Reize entstehen, die wie eine Massage wirken. Bei Sportlern sind die bunten Tapes häufig zu sehen. Meine Patienten wenden sie ebenfalls gerne an. Ich habe die besten Erfahrungen mit der sogenannten Convolutions-Methode gemacht. Dabei werden Muskeln, Faszien und Gelenk angespannt, bevor das Tape auf die Haut kommt. Sobald die beklebte Region sich entspannt, hebt das Tape die Haut etwas an, sodass Freiräume entstehen, in denen Rezeptoren von Nerven, Blut- und Lymphgefäßen liegen, die die schmerzenden Stellen besser versorgen und schmerzstillende Systeme aktivieren. Der Schmerz lässt nach, die Patienten können sich wieder besser bewegen. Die Wirksamkeit dieser Methode ist noch nicht wissenschaftlich belegt. Es gibt zwar Studien darüber, doch diese sind widersprüchlich. Der Wirkmechanismus gilt trotzdem als plausibel und es gibt immer mehr positive Erfahrungsberichte von Patienten. Daher gilt auch hier: Wer heilt, hat recht.

So geht's: Bevor Sie ein Tape aufkleben, sollte die Haut sauber, enthaart und trocken sein (keine Lotionen oder Cremes anwenden). Runden Sie die Ecken mit einer Schere ab, damit das Tape sich nicht so leicht löst. Kleben Sie das Tape erst einmal nur mit zwei Zentimetern fest, dann schrittweise mehr, damit keine Luftblasen entstehen. Streichen Sie nach dem Aufkleben mehrmals darüber, damit die Körperwärme den Klebstoff aktiviert. Wenn es unangenehm zieht, haben Sie zu fest geklebt – dann setzen Sie neu an. Juckt die Haut, reagieren Sie eventuell allergisch und tapen besser nicht. Ansonsten können Sie die Tapes mehrere Tage tragen (auch beim Duschen). Lässt sich das Tape am Ende nur schwer lösen, hilft Baby- oder Speiseöl. Ab Seite 76 zeige ich Ihnen spezielle Stellen, an denen es sich lohnt, ein Kinesiotape einzusetzen, um Gelenk- oder Muskelschmerzen zu lindern.

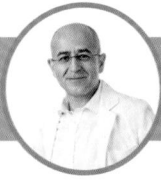

Aus meiner Praxis

Bleiben Sie flexibel
Lassen Sie sich von der Vielzahl der Möglichkeiten, die Sie in diesem Kapitel finden, nicht verwirren. Sie müssen keineswegs alles „abarbeiten". Nicht jede Methode hat bei jedem den gleichen Effekt. Probieren Sie einzelne Maßnahmen einfach aus.

Verlassen Sie sich auf Ihr Gefühl. Wenn Ihnen etwas gefällt und Sie eine positive Wirkung spüren, machen Sie es regelmäßig. Am besten setzen Sie sich dafür einen festen Zeitpunkt. Sie können auch verschiedene Maßnahmen kombinieren, um den Effekt zu verbessern.

Akupressur

Akupressur ist nicht nur bei Triggerpunkten sinnvoll. Sie ist eine gute Alternative für alle, die bei Schmerzen nicht sofort zur Tablette greifen wollen, sondern sich erst einmal selbst helfen möchten. Häufig machen wir es instinktiv richtig. Wir spüren Schmerzen, fassen an die Stelle, die wehtut, und massieren sie, bis der Schmerz nachlässt. Bei Gelenkschmerzen können Sie sich spezielle Eigenschaften der Ohren und Hände zunutze machen.

Ohren

Unsere Hörorgane sind über zahlreiche Nerven mit dem Rest des Körpers verbunden. Registrieren sie einen Reiz an einem bestimmten Punkt, wird an einer anderen Stelle des Körpers ebenfalls ein Reiz simuliert. Sechs verschiedene Punkte führen vom Ohr über die Nerven in unterschiedliche Regionen, auf die sie einen positiven Einfluss haben. Bei Schmerzen in Nacken, Rücken und Gelenken befestigen Sie eine Wäscheklammer am oberen Rand (Nacken und Rücken) oder etwa in der Mitte des Ohres (Gelenke). Im großen Übungsteil (ab Seite 76) zeige ich Ihnen genau, welche Punkte Sie bei welchen Schmerzen mit einer Wäscheklammer aktivieren können.

So geht's: Klemmen Sie einfach eine Wäscheklammer etwa 1 Minute ans Ohr. Welches Ohr Sie nehmen, ist gleichgültig. Stimulieren Sie immer nur einen Punkt, nicht mehrere gleichzeitig. Die Ohr-Akupressur können Sie im Laufe eines Tages ruhig mehrmals wiederholen.

Tipp: Wenn die Wäscheklammer Ihnen unangenehm ist, massieren Sie den Punkt am Ohr einfach mit den Fingern.

Dauernadeln und Ohrsamen

In manchen Fällen setzen Therapeuten bei der Ohrakupunktur auch eine Dauernadel. Diese ist winzig klein und fällt kaum auf. Sie ist allerdings nicht jedermanns Sache. Wer keine Nadeln mag, kann die Punkte auch mit Ohrsamen behandeln. Das sind Samen des Kuhkrauts (Vaccaria). Diese werden mit kleinen Pflastern oder selbstklebenden Bändern am Ohr befestigt, verursachen keine Schmerzen und sind zum Beispiel für Kinder gut geeignet.

Hände

Akupressurpunkte an der Hand spielen in der traditionellen chinesischen Medizin eine große Rolle. Diese speziellen Punkte sind durch Meridiane direkt mit Organen verbunden und können dort Schmerzen lindern, ohne dass die betroffenen Stellen selbst berührt werden.

So geht's: Je nach Schmerzregion massieren Sie einen Punkt an der Hand mit den Fingern und dem Daumen mehrmals am Tag 2 bis 3 Minuten lang. Welche Punkte bei welchen Schmerzen gedrückt werden sollten, das zeige ich Ihnen im Übungsteil (ab Seite 76).

Akupunktur

Akupunktur ist eine Therapieform aus der traditionellen chinesischen Medizin. Dabei setzt der Arzt sehr feine sterilisierte Nadeln an bestimmte Stellen des Körpers,

Nah- und Fernpunkte in der Akupressur

In der Akupressur und in der Akupunktur gibt es sogenannte Nah- und Fernpunkte. Die Nahpunkte liegen da, wo der Schmerz auftritt. Durch Drücken (oder Nadeln) wird die Durchblutung an dieser Stelle verbessert und die Muskulatur entspannt sich. Fernpunkte werden – auf den ersten Blick unabhängig von den Beschwerden – an anderen Stellen stimuliert. So kann zum Beispiel eine Akupressur am Ohr Schmerzen im Fuß lindern.

die 20 bis 40 Minuten dort bleiben. Nach der Theorie der TCM sind Schmerzen Zeichen für eine Energieblockade. Das bedeutet, dass Energie, die sich auf sogenannten Meridianen durch den Körper bewegt, von Störungen befreit wird und wieder ungehindert fließen kann, damit der Körper seine Selbstheilungskräfte aktiviert. Die Stiche an ganz bestimmten, besonders empfindlichen Punkten entlang der Meridiane sollen den Energiefluss wieder ins Gleichgewicht bringen. Insgesamt gibt es mehr als 1000 Akupunkturpunkte am Körper, in die die Nadeln schräg oder gerade gestochen werden.

Möglicherweise hat die Wirkung aber auch weitere Ursachen. Da, wo die Nadeln eingestochen werden (das ist nicht unbedingt dort, wo die Schmerzen sitzen), und im Gehirn werden Mechanismen aktiviert, die dazu beitragen, dass weniger Beschwerden auftreten. Vor allem bei Knie-

und Hüftarthrose lassen sich damit gute Ergebnisse erzielen. An der Berliner Charité wurde eine Gruppe von Patienten mit Hüftgelenksarthrose im Rahmen einer Studie zusätzlich zur schulmedizinischen Versorgung mit Akupunktur behandelt, während eine Vergleichsgruppe nur die „normale" Behandlung bekam. Die Mitglieder der Akupunktur-Gruppe hatten nach drei Monaten weniger Schmerzen als diejenigen, die nicht „genadelt" wurden.

So geht's: Akupunktur können Sie nicht selbst machen. Suchen Sie sich dafür einen Experten. Achten Sie bei Ärzten oder anderen Therapeuten wie zum Beispiel Heilpraktikern auf die Qualifikation. Ärzte, die mit Akupunktur behandeln, müssen eine spezielle Ausbildung vorweisen können. Dann zahlen die gesetzlichen Krankenkassen unter bestimmten Bedingungen die Therapie.

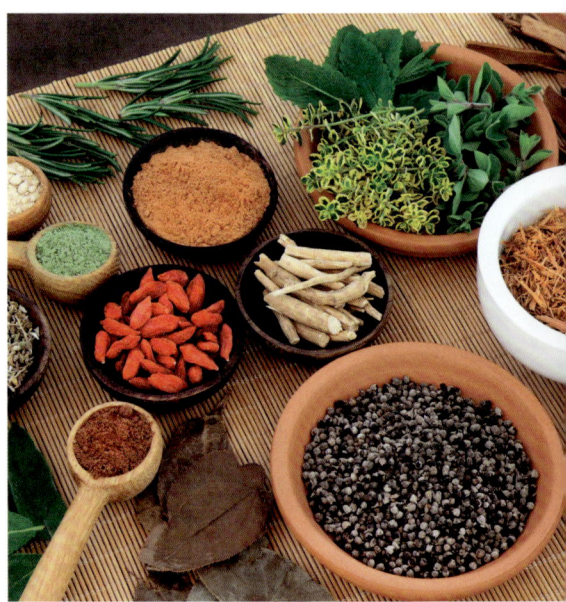

Eine gesunde pflanzliche Ernährung gehört bei Ayurveda-Behandlungen dazu.

Ayurveda

Meist denken wir bei dem Wort „Ayurveda" an Wellnesshotels, die mit Wohlfühl-Wochenenden werben: sich bei Kerzenschein entspannen, mit duftendem Öl massieren lassen – und dann gut erholt in den Alltag zurückkehren. Doch hinter Ayurveda steckt die traditionelle indische Heilkunst, die mehr ist als ein Weekend-Trip mit Anwendungen. Im Mittelpunkt steht nicht ein bestimmtes Körperteil, das Schmerzen bereitet, sondern der ganze Mensch. Es geht darum, den gesamten Gesundheitszustand eines Menschen nachhaltig zu verbessern, auch wenn es sehr lange dauert und keine schnellen Ergebnisse zu erwarten sind. Körper und Seele werden als Einheit betrachtet. Ernährung, Lebensweise und medizinische Behandlungen, die den gesamten Organismus betreffen, stehen im Mittelpunkt. Zum Programm gehören Massagen, Dampfbäder, Entspannung und Bewegung. Über die Ernährung wird entgiftet, dabei wird hochwertig gekocht und möglichst langsam gegessen. Jeder sollte drei- bis vierstündige Esspausen einhalten und zwischendurch auf Snacks verzichten.

Das Berliner Immanuel Krankenhaus hat im Rahmen einer Studie mit Patienten mit Kniegelenksarthrose die Wirksamkeit einer Ayurveda-Behandlung mit der einer konventionellen medizinischen Behandlung verglichen. Das Ergebnis: Die Gruppe, die mit einer individuell zugeschnittenen Ayurveda-Therapie behandelt wurde, konnte ihre Schmerzen doppelt so gut lindern wie die schulmedizinisch behandelte Vergleichsgruppe. Die schmerzlindernde Wirkung hielt auch zwölf Monate nach dem Ende der Therapie noch an.

Nicht bei jeder Erkrankung ist es sinnvoll, sich selbst zu behandeln. Fragen Sie immer Ihren Arzt, ob eine bestimmte Methode zu Ihrer Erkrankung, persönlichen Situation oder zu den Medikamenten passt, die Sie regelmäßig nehmen. Vorsicht ist beispielsweise geboten, wenn Sie eine der folgenden Krankheiten haben/hatten:

- Osteoporose
- Krebserkrankung
- Thrombosen und Embolien
- Blutgerinnungsstörungen
- offene Wunden, die länger bestehen oder frisch sind
- Hauterkrankungen wie Neurodermitis
- Verletzungen von Muskeln, Sehnen und Bändern
- Operationen (auch wenn sie schon längere Zeit zurückliegen)
- Herzschwäche oder Herzoperationen
- Stoffwechselerkrankungen
- bakterielle Infektionen
- Schwangerschaft

So geht's: Ayurveda-Kuren kann man an einem Wochenende kennenlernen oder auch drei Wochen lang machen. Manche Praxen oder Krankenhäuser bieten ambulante Behandlungen an oder nur Mahlzeiten nach den Regeln des Ayurveda. Zur Behandlung chronischer Schmerzen ist eine mehrwöchige Kur ratsam.

WIE ENTSPANNUNG GEGEN SCHMERZEN HILFT

Wussten Sie, dass Stress und Schmerz zusammenhängen? Unter Druck verspannt sich der Körper und das tut weh. Deshalb gehören Entspannungstherapien zum Anti-Schmerz-Programm. Auf den nächsten Seiten finden Sie die besten Methoden im Überblick.

Die meisten Menschen haben heute das Gefühl, dass ihr Leben mit zu viel Stress verbunden ist. Im multimedialen Zeitalter kommen wir kaum noch zur Ruhe. Wer ständig unter Druck steht, gerät in einen dauerhaft verspannten Zustand. Kommen dann noch Schmerzen hinzu, verstärkt sich der Stress von ganz allein, was wiederum Krankheiten wie Arthrose fördert. Denn es sind die Schmerzen, die die Arthrose erst zur Krankheit machen. Halten diese über einen längeren Zeitraum an, befindet sich unser Körper in einem Alarmzustand. Das schwächt die Widerstandskraft und beeinträchtigt die Organfunktionen. Der Schmerzkreislauf setzt sich in Gang und ist kaum noch aufzuhalten. Alles dreht sich nur noch um den Schmerz. Unter Schmerzen leidet die Stimmung, die Angst vor dem Schmerz verändert das Empfinden. Im Alltag sind immer wieder neue Hürden zu nehmen und vieles geht nicht mehr so wie in schmerzfreien Zeiten.

Sich mit Musik zu entspannen, hilft, die Gedanken an den Schmerz zu verdrängen.

Neue Wege in die Gelassenheit

Die Motivation, sich trotzdem aufzuraffen, lässt nach. Die Betroffenen sind von sich selbst enttäuscht, fühlen sich als Opfer ihrer Schmerzen und empfinden plötzlich Gefühle wie „Ist doch sowieso alles egal". Wer aus diesem Kreislauf allein nicht mehr herauskommt, braucht Hilfe, um einen Weg zu mehr Gelassenheit zu finden. Deshalb gehört zur wirkungsvollen Therapie alles, was den Druck aus dem Alltag nimmt und entspannt. Denn Schmerzen lähmen und lenken den Blick aufs Negative. Ich stelle Ihnen im Folgenden Maßnahmen vor, die das Schmerzempfinden positiv beeinflussen und sich in der Praxis als äußerst wirksam erwiesen haben.

Hilfreich ist alles, was Freude macht

Wie hängt Entspannung mit Schmerzen zusammen? Unsere Gedanken und Gefühle können einen Krankheitsverlauf und Schmerzen positiv beeinflussen. Das Prinzip dabei: Sobald Sie sich mit etwas Angenehmem, Schönem und Erfreulichem beschäftigen, schränken die Gehirnregionen, die für den Schmerz zuständig sind, ihre Aktivität ein. Es ist also möglich, den Schmerz in den Hintergrund zu schieben, ihn nicht mehr so wichtig zu nehmen und stattdessen die Konzentration auf Positives zu verstärken. Suchen Sie sich etwas Besseres als den Schmerz, etwas, an das Sie gerne denken. Hier gilt die Redewendung: „In einem Meer von Schmerz ertrinken die einen, die anderen lernen, darin zu schwimmen." Um zu schwimmen, müssen Sie nicht unbedingt Yoga oder Meditieren lernen. Sie können sich auch verlieben (wenn Sie so schnell jemanden dafür finden), sich sanft bewegen, Sport treiben, sich mit Kunst, Malerei, einem Handwerk oder Singen beschäftigen, sich gute Gerüche gönnen oder Musik hören, die Sie beglückt. Kurzum: Alles, was Freude bereitet, hilft auch gegen Schmerzen! Das Gehirn produziert dabei Substanzen, die dämpfend und beruhigen wirken – in ähnlicher Weise wie Schmerzmittel, nur ganz ohne Chemie!

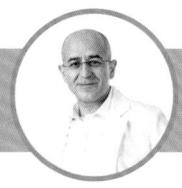

Aus meiner Praxis

Der Teufelskreis des Schmerzes

Wenn Schmerzen chronisch werden, spielt die Seele eine entscheidende Rolle. Ein akuter Schmerz hat eine warnende Funktion und ist zeitlich begrenzt. Bleibt der Schmerz aber länger als drei Monate, verliert er seine Warnfunktion. Er wird chronisch – und das verändert einen Menschen: Man vermeidet Bewegungen, zieht sich zurück, fühlt sich hilflos und einsam. Aus dem chronischen Schmerz entsteht zusätzlich chronischer Stress: Das erhöht den Muskeltonus. Fühlen wir uns bedroht, ist der Körper auf Kampf oder Flucht eingestellt. So kann der Organismus schneller reagieren, wenn es brenzlig wird. Dieser Reflex steckt in uns. In der Steinzeit war er lebenswichtig, für Dauerstress ist er jedoch nicht gedacht. Ein gesunder Wechsel zwischen An- und Entspannung findet dann nicht mehr statt. Kaum jemand gibt jedoch zu, unter Stress zu leiden. Doch gerade die, die dies vehement bestreiten, stehen häufig unter dem größten Druck. Gestehen Sie es sich ruhig ein und vor allem: Tun Sie etwas dagegen. In diesem Kapitel finden Sie zahlreiche Anregungen, aus denen Sie die für Sie am besten geeignete auswählen können.

Für wirksame Entspannung reicht es leider nicht aus, sich abends in den Fernsehsessel plumpsen zu lassen und bis zum Schlafengehen nicht mehr aufzustehen. Das verschafft uns zwar ein Gefühl von Pause, doch echte Erholung findet dabei nicht statt. Wir brauchen einen Zustand, in dem sich Körper und Geist aktiv erholen – wie im Schlaf. Studien haben gezeigt, dass Schmerzpatienten, die sich bewusst entspannen können, mit weniger Medikamenten auskommen – vorausgesetzt, sie haben die richtige Technik gelernt. Wie kommt man also raus aus dem Dauerstress? Suchen Sie sich erst einmal einfache Entspannungstechniken, die Sie in Ihren Tagesablauf integrieren können. Sie sollten schnell wirken, für Anfänger geeignet und nicht zu kompliziert sein.

Meditation: innere Ruhe finden

Auch wenn es nicht auf den ersten Blick zu erkennen ist: Meditationen sind enorm wirksam gegen Schmerzen. Sie können das Schmerzempfinden um bis zu 50 Prozent reduzieren und wirken damit nicht anders als Medikamente, die wir sonst zum Einschlafen nehmen. Wer jetzt denkt: „Prima, da muss ich mich ja nur ein bisschen hinsetzen und nichts tun", täuscht sich. Denn auch wenn es nach außen nicht so aussieht, passiert beim Meditieren im Inneren viel. Während beim Nichtstun die Gedanken abschweifen, sich im Kreis drehen und bald wieder beim Thema Schmerzen landen würden, geht es beim Meditieren darum, die eigene Energie und Achtsamkeit auf etwas anderes zu lenken und dort zu halten. Man darf dabei Gedanken nicht bewusst verdrängen (allein der Gedanke, etwas zu vermeiden, erfordert ja schon wieder Gedanken daran). Es geht darum, innere Ruhe zu finden. Probieren Sie es einfach mal aus. Am Anfang schaffen Sie es wahrscheinlich nicht besonders gut. Sie werden merken, dass Sie sich sehr schnell wieder mit Problemen aus dem Alltag beschäftigen, und sich deshalb immer wieder bei abschweifenden Gedanken ertappen – doch Übung macht den Meister.

Meditation kann stärker wirken als Morphium

Wie gut Meditieren gegen Schmerzen hilft, zeigt eine Studie des Wake Forest Baptist Medical Centers im US-Bundesstaat North Carolina. Dafür wurden Probanden mit einem heißen Gegenstand so berührt, dass es wehtat, während die Schmerzwahrnehmung im Gehirn mithilfe der Kernspintomografie gemessen wurde. Anschließend lernten die Teilnehmer in wenigen Sitzungen, mit bewusster Atmung zu meditieren. Vier Tage später wurden sie erneut den gleichen Schmerzen ausgesetzt. Das Resultat: Durch die Meditation fanden sie die Schmerzen nicht mal mehr halb so schlimm wie zuvor. Die Messungen im Gehirn bestätigten dies. Nicht einmal Morphium hätte unter ähnlichen Versuchsbedingungen so stark gewirkt!

▶ Übung: den Atem fließen lassen

Für Einsteiger eignen sich erfahrungsgemäß Atemübungen besonders gut. Schon eine kurze Auszeit zum Durchatmen im anstrengenden Alltag kann wirkungsvoll entstressen und neue Energie bringen.

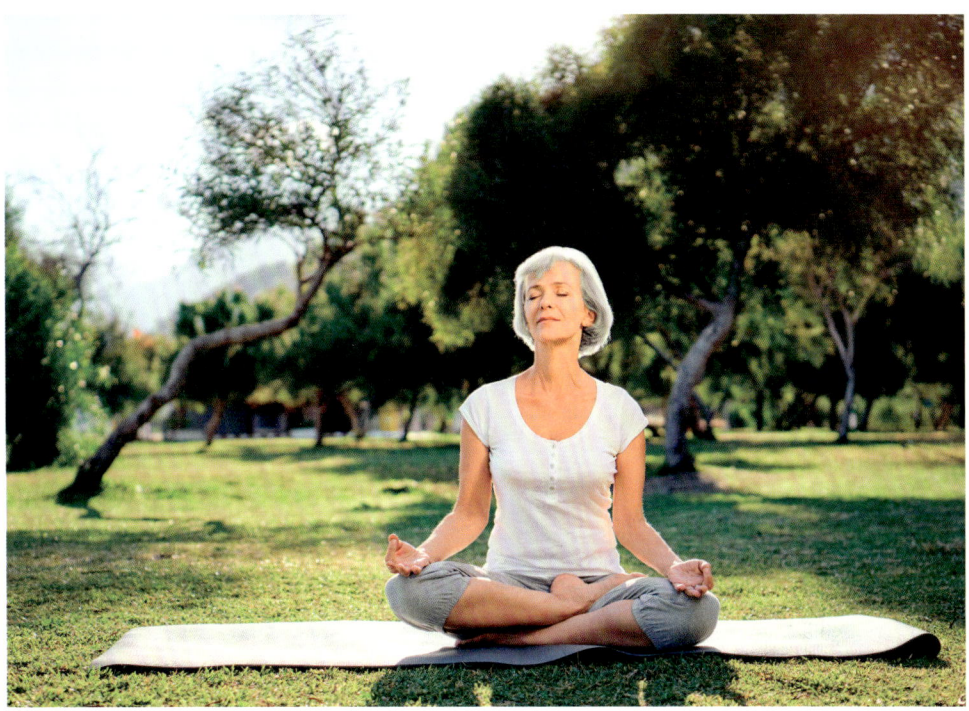
Meditieren entspannt nicht nur, es wirkt auch gegen Schmerzen.

Dabei kommt es nicht auf einen vermeintlich richtigen Weg an, sondern darauf, es einfach zu probieren und dabei herauszufinden, was für einen persönlich das Wirksamste ist.

So geht's: Man kann im Sitzen, Liegen, Stehen und sogar im Gehen meditieren. Anfangs ist es aber im Sitzen oder Liegen einfacher. Nehmen Sie eine bequeme und stabile Haltung ein. Richten Sie Ihre Aufmerksamkeit auf Ihren Atem. Holen Sie tief Luft und lassen Sie sie langsam wieder heraus. Spüren Sie der eingeatmeten Luft nach. Verfolgen Sie, wie der Atem durch den Körper strömt. Wenn sich Alltagsgedanken an Unangenehmes, an Schmerzen, Ängste oder Sorgen in die Meditation hineindrängen, lassen Sie sie vorbeiziehen und kehren Sie gedanklich zur Atmung zurück. Nach einiger Zeit werden Sie feststellen, dass es Ihnen immer besser und länger gelingt, die störenden Gedanken loszuwerden. Gleichzeitig wird die Anspannung gelockert und der Schmerz gelindert. Damit das Meditieren zu einem festen Ritual wird und Sie es nicht nach ein paar Tagen vergessen, ist es ratsam, den Tag gleich morgens mit einer Meditation zu beginnen.

Tipp: Falls Atemübungen nicht so recht Ihr Ding sind, versuchen Sie es einfach mal mit Zählen. Ob Sie in Gedanken Zahlenreihen aufsagen oder die guten alten Schäfchen zählen, das spielt keine Rolle. Natürlich können Sie das Meditieren auch unter professioneller Anleitung lernen, zum Beispiel in Yogastudios, in Meditationszentren oder Volkshochschulen. Hier gilt: Probieren geht über Studieren. Testen Sie einfach, was Ihnen hilft.

Bei Tai-Chi und Qigong handelt sich um meditative Bewegungsformen aus der traditionellen chinesischen Medizin, die gleichzeitig entspannen und stärken. Beide Übungssysteme beruhen auf ähnlichen, teilweise auf gleichen Prinzipien. Im Mittelpunkt steht die Vorstellung, dass unsere Lebensenergie (Chi) ungehindert durch den Körper fließen muss und nicht von Blockaden unterbrochen werden darf. Qigong (wörtlich übersetzt: „Energiearbeit") und Tai-Chi („höchste Faust", im Sinne von Kampfkunst) lösen diese Blockaden. Während Sie zielgerichtete Bewegungen machen, konzentrieren Sie sich auf die Atmung und bestimmte Bereiche des Körpers. Bei den Übungen gehen Atem-, Konzentrations-, Bewegungs- und Meditationsübungen ineinander über. Es gibt auch Dehn- und Kräftigungsübungen. Am besten lernen Sie Tai-Chi und Qigong in einem Kurs unter Anleitung.

Autogenes Training: mit der Kraft der Gedanken

Autogenes Training ist der Klassiker unter den Entspannungsübungen. Die Methode ist leicht zu lernen und überall anwendbar, erfordert jedoch ein bisschen Zeit und Übung, bis sie funktioniert. Sie können sie unter fachkundiger Anleitung eines Therapeuten in Einzel- oder Gruppensitzungen lernen oder selbst probieren. Autogenes Training basiert auf den Erkenntnissen des Psychiaters Dr. Johannes Heinrich Schultz, der das Konzept aus der Hypnose heraus entwickelte und 1932 erstmals in einem Buch vorstellte. Die Wirksamkeit wurde in zahlreichen Studien nachgewiesen. Dabei geht es darum, das Unterbewusste durch prägnante, sich wiederholende Sätze zu beeinflussen, so wie beim Prinzip der Autosuggestion. Die Kraft der Gedanken hat eine beruhigende Wirkung auf den Körper. In der Regel besteht ein autogenes Training aus mehreren Übungen und zwei verschiedenen Tiefengraden. Wer es noch nie gemacht hat, sollte nicht gleich mit dem ganzen Programm starten. Die Grundstufe eignet sich für den Alltag und wirkt auf das vegetative Nervensystem. In der Oberstufe kommen Sie noch weiter und gelangen in eine Tiefenentspannung wie bei einer Meditation.

▶ **Übung: autogenes Training**
Die Übung sollte 5 bis 15 Minuten dauern; Sie können sie nach Belieben aber auch auf 30 Minuten oder gar 1 ganze Stunde ausdehnen.

So geht's: Setzen, legen oder stellen Sie sich in ungestörter Atmosphäre so hin, dass Sie alle Muskeln völlig entspannen können. Kommen Sie zur Ruhe, indem Sie die Augen schließen und tief in sich hineinspüren. Dann sagen Sie sich mehrmals hintereinander: „Ich bin ganz ruhig." Die Anzahl der Wiederholungen dieses Satzes hängt davon ab, wie lange Sie Zeit haben oder sich Zeit nehmen wollen. Ist Ruhe eingekehrt, folgen Sätze zum Thema Schwere und Wärme. Gehen Sie einzelne Teile des Körpers nacheinander durch:
„Meine Arme sind ganz schwer."
„Meine Beine sind ganz schwer."
„Mein Körper ist ganz schwer."

Sie können sich auch auf den Atem konzentrieren: „Mein Atem ist ganz ruhig und gleichmäßig."

Danach steht die Wärme im Mittelpunkt Ihrer Gedanken:
„Mein linker Arm wird ganz warm."
„Mein rechter Arm wird ganz warm."
„Meine Beine werden ganz warm."

Wenn Sie Ihr autogenes Training beendet haben, strecken und recken Sie sich kräftig. Atmen Sie tief durch und versuchen Sie, das Gefühl der Ruhe und Gelassenheit möglichst lange zu erhalten. Wenn Sie das Training 10 Minuten gemacht haben, entspricht dies von der Wirkung her etwa 1 Stunde Schlaf. Übrigens: Autogenes Training kann auch beim Einschlafen eine wirksame Hilfe sein. Probieren Sie es einfach aus.

Für Aktive: progressive Muskelentspannung

Wer lieber körperlich aktiv ist, wird mit der progressiven Muskelentspannung nach Jacobson besser zurechtkommen als mit rein mentalen Übungen. Dabei handelt es sich um eine Entspannungsmethode, die auf dem wohltuenden Wechsel von An- und Entspannung beruht, der die Aktivität des Nervensystems mindert und den Körper dadurch in einen gelassenen Zustand versetzt. Das ist notwendig, weil wir unter Stress die Muskeln häufig völlig unnötig anspannen, ohne sie anschließend wieder locker zu lassen. Die progressive Muskelentspannung lässt sich leicht mit Learning by Doing erlernen. Benannt ist das Programm nach seinem Erfinder, dem amerikanischen Physiologen Edmund Jacobson, der es in den 30er-Jahren des

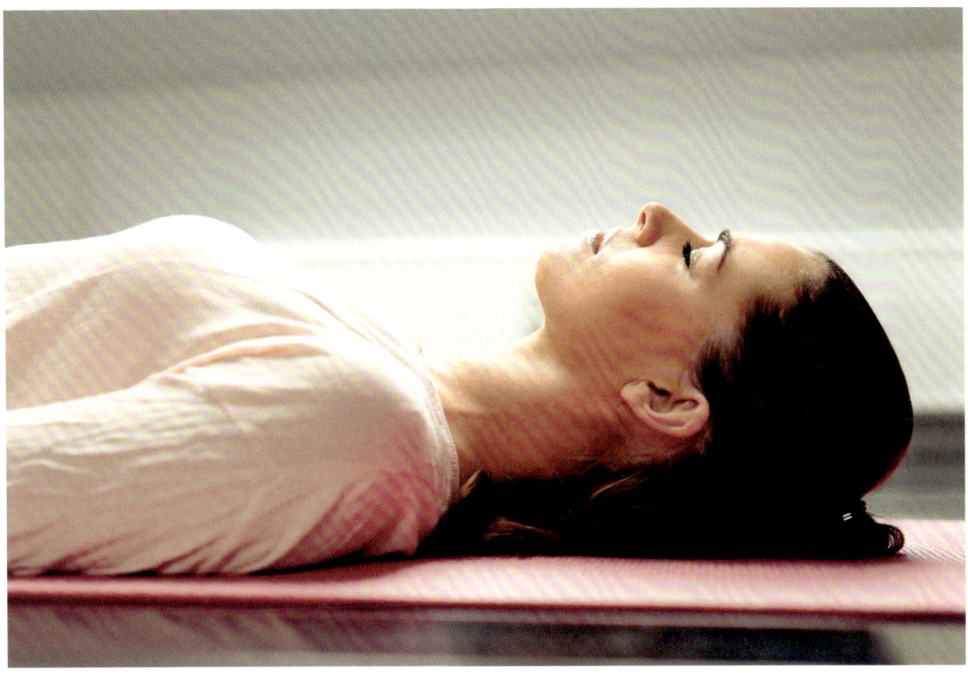

Die Kraft der Gedanken hat eine beruhigende Wirkung auf den Körper.

vorigen Jahrhunderts entwickelte. Mithilfe der Übungen lässt der Muskeltonus nach, die Herzfrequenz und der Blutdruck sinken. Auf diese Weise entsteht eine Ruhe im Körper, die gegen Schlaflosigkeit und Schmerzen wirkt.

▶ **Übung: an- und entspannen**
Wenn Sie die progressive Muskelentspannung beherrschen, haben Sie eine Entspannungsmethode griffbereit, die Sie überall anwenden können.

So geht's: Für diese Übung brauchen Sie ein ruhiges Plätzchen, an dem Sie sich hinlegen oder hinsetzen können. Beginnen Sie mit den Händen. Spannen Sie diese gezielt an (so kräftig, dass Sie es als angenehm empfinden), halten Sie die Spannung einige Sekunden (dabei darauf achten, dass Sie ruhig und gleichmäßig weiteratmen) und lockern Sie sie wieder. Danach sind die Arme dran, anschließend der Kopf mit leichtem „Anheben" der Stirn, dann Nacken, Rücken, Beine und Füße. Richten Sie Ihre Aufmerksamkeit dabei ganz auf Ihren Körper. Was empfinden Sie? Wie fühlt es sich an? Merken Sie, wie sich die Durchblutung verbessert? Wie es angenehm warm wird, wenn die Entspannung beginnt? Je kräftiger Sie anspannen, desto besser können Sie danach den Entspannungseffekt fühlen.

Die Übung sollte 10 bis 20 Minuten dauern. In dieser Zeit „arbeiten" Sie sich einmal durch den ganzen Körper hindurch. Wenn Sie etwas Erfahrung gesammelt haben, können Sie Ihren gesamten Organismus in wenigen Minuten entspannen. Das kann im Alltag sehr nützlich sein, vor allem, wenn die Zeit knapp ist. Wenn Sie nicht allein zu Hause trainieren wollen, holen Sie sich „Unterstützung", beispiels-weise mit einer Anleitung auf CD oder zum Download aus dem Internet. Oder besuchen Sie spezielle Kurse.

Yoga für Körper und Seele

Für viele Menschen ist Yoga kein Sport. Doch wer so denkt, irrt sich. Denn die aus Indien stammende philosophische Lehre ist eine Mischung aus geistigen und körperlichen Übungen. Dabei können Sie Atemtherapie und Ausdauer mit Muskelaufbau und Beweglichkeitstraining verbinden. Jeder kann Yoga in unterschiedlichen Schwierigkeitsgraden machen, ob Kind oder 100-Jähriger. Körperliche Übungen beruhigen dabei den Geist, die inneren Organe und jedes einzelne Körperteil werden bewegt.

„Aber ich habe doch jetzt schon bei jeder Bewegung Schmerzen. Wie soll ich denn da noch herumturnen?", fragen Sie jetzt vielleicht. Klar, es ist schwer, sich unter Schmerzen aufzuraffen. Doch es lohnt sich. Eine Studie der Johns-Hopkins-Universität im amerikanischen Baltimore konnte belegen, dass Yoga bei Gelenkschmerzen sogar besonders wirksam ist. Die Wissenschaftler verglichen 75 Patienten mit Rheuma und Arthrose. Die eine Hälfte machte acht Wochen lang dreimal pro Woche Yoga; die andere Hälfte tat nichts. Bereits nach zwei Monaten konnten die Teilnehmer der Yogagruppe vor allem Schmerzen im Knie deutlich lindern. Bei ihnen stellten die Wissenschaftler eine Verbesserung der Schmerzen um durchschnittlich 20 Prozent fest. Zusätzlich gaben die Teilnehmer an, dass sich zum Beispiel die Fähigkeit, den eigenen Haushalt zu führen oder im Alltag schneller zu gehen, deutlich verbessert hatte. Dieser Effekt hielt bis zu neun Monate lang an.

Übrigens: Sie müssen nicht warten, bis Sie Gelenkschmerzen haben, um mit Yoga anzufangen. Yogaübungen helfen auch vorbeugend, um Gelenke beweglich zu halten und die Muskulatur zu stärken. Je kraftvoller die Muskeln, desto besser ist es für die Gelenke. Auch darüber hinaus bewirkt Yoga sehr viel für die Fitness: Es hilft zum Beispiel beim Abnehmen, stärkt die Ausdauer und verbessert nicht zuletzt die Haltung.

Tipp: Besprechen Sie mit einem Physiotherapeuten, ob und in welchem Maß Yoga für Sie geeignet ist. Lassen Sie sich passende Übungen zeigen und lernen Sie sie so, dass Sie sie auch zu Hause allein durchführen können. Weil es gemeinsam besser geht, ist es auch sinnvoll, einen Yogakurs zu besuchen. Oder Sie wagen den Einstieg mit Videofilmen für Anfänger aus dem Internet. Übrigens: Viele Krankenkassen bezuschussen Yogakurse.

Was Sie sonst noch zur Entspannung tun können

In der Natur spazieren gehen
Leichte Bewegung zwischen Bäumen senkt den Blutdruck, die Herzfrequenz, die Adrenalinausschüttung und damit den Stresspegel.

Enspannungsmusik hören
Das ist Balsam für Körper und Seele. Wohltuende Melodien und Klänge kurbeln die Produktion von Endorphinen an, erzeugen also Glücksgefühle.

Mandalas malen
Vorgegebene Muster mit Farbe zu füllen, das macht nicht nur Kindern Spaß. Auch viele Erwachsene mögen das Ausmalen nach einer bestimmten Ordnung, denn es wirkt beruhigend auf die Nerven.

Bewusst nichts tun
Wann haben Sie das zum letzten Mal gemacht? Einfach mal faulenzen, einen halben Tag nur tun, wozu Sie Lust haben – und das ganz ohne schlechtes Gewissen.

Tee trinken
Ob Kamillen-, Kräuter- oder Melissentee – viele Teesorten haben eine entspannende Wirkung und vermitteln ein wohlig warmes Gefühl.

Neues kennenlernen
Tun Sie doch einfach mal Dinge, die Sie noch nie gemacht haben. Je stärker der Kontrast zu dem ist, was Sie sonst immer tun, desto intensiver werden Sie dies als Erholung erleben.

Entspannungs-Apps
Sie lieben Ihr Handy und können keine halbe Stunde ohne sein? Dann machen Sie sich das zunutze, indem Sie zum Herunterkommen Entspanungs-Apps hören.

ENDLICH ERHOLSAM SCHLAFEN

Guter Schlaf gehört zu einem gesunden Lebensstil. Leider wird es bei Arthrose zunehmend schwieriger, nachts zur Ruhe zu kommen. Die Schmerzen verstärken das Problem. Für erholsame Nächte gibt es ein paar Tricks.

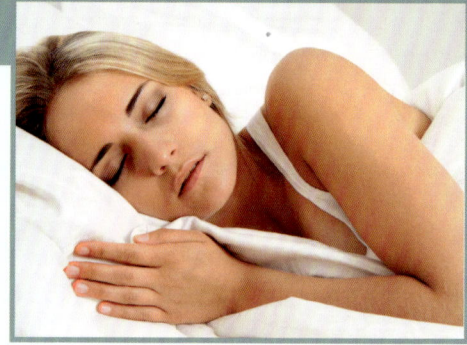

Es steht nicht gut um die Qualität unseres Schlafs. In Deutschland haben 80 Prozent der Berufstätigen Schlafstörungen. Die Zahl der Menschen, die nachts Probleme haben, ist in den letzten Jahren um mehr als 66 Prozent gestiegen, ergab eine Umfrage der DAK. Schmerzen verschlimmern die Situation noch weiter. Eine Studie der Johns-Hopkins-Universität in Baltimore (USA) zeigte, dass die Schlafqualität unter dem Leidensdruck von Arthrose besonders schlecht ist. Wer unter Schlaflosigkeit und Kniearthrose leidet, reagiert äußerst schmerzempfindlich, steht unter hohem Leidensdruck und gerät in einen Teufelskreis. Je schlechter die Nächte, desto mehr leiden die Betroffenen nicht nur nachts, sondern auch tagsüber unter ihren Beschwerden.

Reparatur in der Nachtschicht

Während wir schlafen, ist im Körper viel los: Dann finden unzählige Erneuerungs-, Verarbeitungs- und Entgiftungsprozesse statt. Auch die Muskeln, Gelenke und Gewebe werden entlastet und mit wichtigen Nährstoffen versorgt. Um uns wohlzufühlen, müssen wir ausreichend schlafen, das ist ein Grundbedürfnis wie Essen und Trinken. Die Liste der möglichen Gründe für Schlafstörungen ist lang. Sie reicht von der Qualität der Matratze über Alkohol-

konsum und falsche Ernährung bis zu seelischen Ursachen. Bevor Sie zu Schlafmitteln greifen, sollten Sie ein paar Regeln für einen guten Schlaf beachten:

1 Halten Sie sich möglichst an einen festen Schlaf-wach-Rhythmus. Gehen Sie immer zur gleichen Uhrzeit ins Bett. Das gilt nicht nur für den Alltag, sondern auch fürs Wochenende.

2 Verzichten Sie abends auf schwer verdauliche Mahlzeiten. Und essen Sie 2 bis 3 Stunden vor dem Einschlafen.

3 Meiden Sie Kaffee und Nikotin nach 20 Uhr. Auch Alkohol ist – anders als mancher denkt – kein guter Schlummertrunk. Er macht zwar zunächst müde, stört aber im Laufe der Nacht den Schlaf.

4 Schlafen Sie in einem Raum ohne elektronische Begleiter. Ob Smartphone, Tablet oder Computer: Das blaue Licht der Geräte stört die Produktion des Schlafhormons Melatonin.

5 Achten Sie auf eine gute Matratze, auf der der Körper möglichst ohne Hohlräume aufliegt, und ein Kopfkissen, das nicht zu dick ist. Wichtig: Sie sollten auf dem Kissen so liegen können, dass die Halswirbelsäule nicht abknickt.

6 Das Schlafzimmer sollte gut durchlüftet und nicht zu warm oder zu kalt sein. Die optimale Schlaftemperatur liegt bei 16 bis 18 Grad.

7 Achten Sie darauf, dass Sie beim Schlafen nicht frieren. Ein Heizkissen, eine Wärmflasche, Wäsche aus Angorawolle oder eine Heizdecke können nächtliche Schmerzen lindern.

8 Bewegen Sie sich tagsüber, auch wenn es schwerfällt. Müdigkeit und körperliche Erschöpfung sind die besten Einschlafmittel.

9 Wechseln Sie die Liegeposition zwischen Rücken- und Seitenlage immer mal wieder. Die Bauchlage ist für den Rücken nicht optimal.

10 Ein warmes Bad oder Fußbad hilft, zur Ruhe zu kommen. Besonders entspannend wirken Lavendel, Melisse, Baldrian oder Hopfen als Badezusätze. Wenn Sie ein kaltes Fußbad als Einschlafhilfe machen möchten, ist es wichtig, dass Sie sofort danach ins Bett gehen.

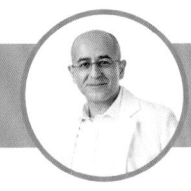

Aus meiner Praxis

Die richtige Lagerung
Es gibt Schlafpositionen, die gegen nächtliche Schmerzen helfen. Achten Sie beim Schlafen deshalb auf die richtige Lagerung. Decken, Handtücher und Kissen unterstützen dies.

→ bei Knieschmerzen
Bei Schmerzen im Knie legen Sie in der Seitenlage ein Kissen wie einen Stoßdämpfer zwischen die Beine. Wenn Sie auf dem Rücken schlafen, kommt ein gerolltes Handtuch unters Knie. In der Bauchlage wird das Kniegelenk entlastet, indem Sie ein gerolltes Handtuch unter die Füße legen.

→ bei Hüftschmerzen
Wenn es nachts in der Hüfte wehtut, dann positionieren Sie in der Seitenlage eine zusammengefaltete Decke zwischen den Beinen. Liegen die Beine nicht parallel, kommt die „Deckenstütze" unter das vorgezogene Bein.

→ bei Schulterschmerzen
Legen Sie sich möglichst nicht auf die Seite, die wehtut. Um das schmerzende Schultergelenk zu entlasten, platzieren Sie den oberen Arm in seitlicher Lage auf einem dicken Kissen oder einer zusammengefalteten Decke, sodass er nicht nach unten gezogen wird.

BEUGEN SIE MIT BEWEGUNG GEGEN ARTHROSE VOR

Der Mensch ist weder für Extremsport noch für ein Leben auf dem Sofa gemacht. Finden Sie das richtige Mittelmaß und überwinden Sie Ihren inneren Schweinehund. Bewegung ist die beste Vorbeugung gegen Arthrose und das A und O bei der Behandlung: Auch wenig hilft schon viel.

Im Gespräch mit meinen Patienten stelle ich immer wieder fest, dass es in Sachen Sport zwei große Gruppen gibt: Die einen bewegen sich sehr wenig und betreiben keinerlei Sport. Die anderen sind geradezu besessen davon. An sieben Tagen in der Woche sind sie körperlich im Einsatz; manche trainieren sogar mehrere Stunden täglich. Recht selten treffe ich auf ein gesundes Mittelmaß, was schade ist, denn Nichtstun ist für den Körper ebenso schädlich wie Übertreibung. Der menschliche Organismus ist dauerhaft weder für Extremsport noch für Bewegungslosigkeit gemacht. Kein Steinzeitmensch lief aus aus Spaß 42 Kilometer, um sich danach am Erfolgsgefühl zu erfreuen – und eventuell in völlig erschöpftem Zustand von einem Säbelzahntiger gefressen zu werden. Er blieb aber auch nicht einfach nur in seiner Höhle liegen, denn dort wäre er bald verhungert.

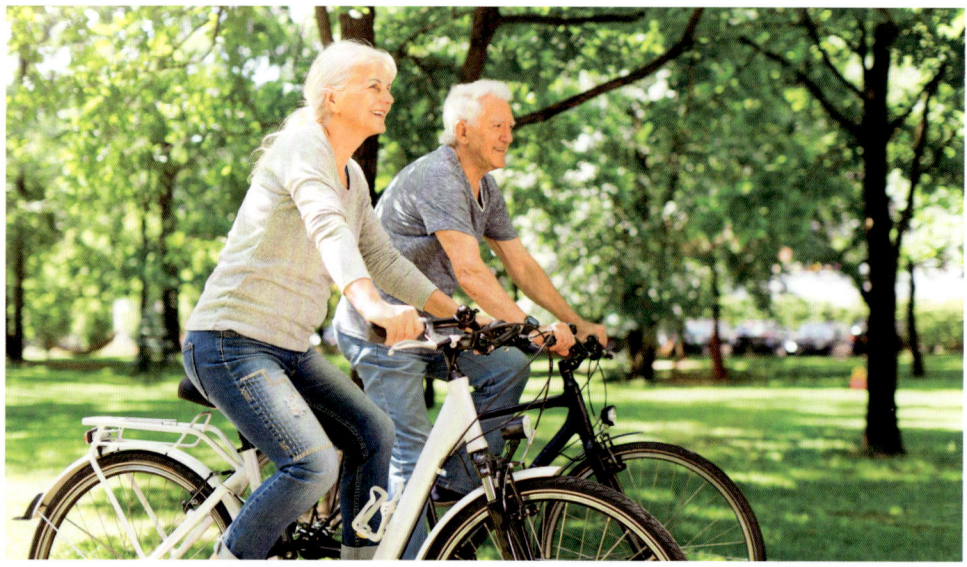

Rad fahren macht Spaß und hält fit, ohne die Gelenke übermäßig zu belasten.

👎 nicht geeignet	👍 gut geeignet
Gewichtheben	Wassergymnastik und Schwimmen
Fußball	Radfahren
Tennis, Squash, Tischtennis	Tanzen
Handball, Volleyball	Nordic Walking
Laufen (Marathon oder Triathlon)	Wandern
Abfahrtski	Skilanglauf
Leichtathletik	Pilates
Kampfsportarten mit Vollkontakt	Tai-Chi oder Qigong
American Football, Rugby	Yoga
Hockey, Eishockey	Muskelaufbau durch gezieltes Krafttraining

Das Risiko ist bei vielen Sportarten stark erhöht

In jungen Jahren war ich selbst Leistungssportler, habe freiwillig an fünf Tagen in der Woche Taekwondo trainiert, am Wochenende Wettkämpfe absolviert – und habe das geliebt. Leider macht Liebe ja manchmal blind, was wir dummerweise meist zu spät merken. Aus Leidenschaft verlangen wir zu viel von unserem Körper. In den meisten Fällen führt Extremsport in der Jugend später vorzeitig zu Arthrose. Wenn ich mir die Sportstars aus meiner Jugendzeit ansehe, kann ich nur staunen.

Viele leiden unter Arthrose, haben zahlreiche Operationen hinter sich und schon künstliche Gelenke, obwohl sie noch nicht einmal 50 Jahre alt sind. Forscher konnten bestätigen, dass manche Sportarten das Arthrose-Risiko erhöhen, sobald man sie etwas intensiver ausübt. Fußballspieler haben demnach ein fast fünfmal höheres Risiko für eine Kniearthrose. Langstreckenläufer, die mehr als 30 Kilometer pro Woche laufen, haben ein 2,4-mal höheres Risiko. Je jünger man intensiv Sport treibt, desto größer wird die Gefahr, dass sich die Knochen in den Gelenken später vorzeitig abnutzen.

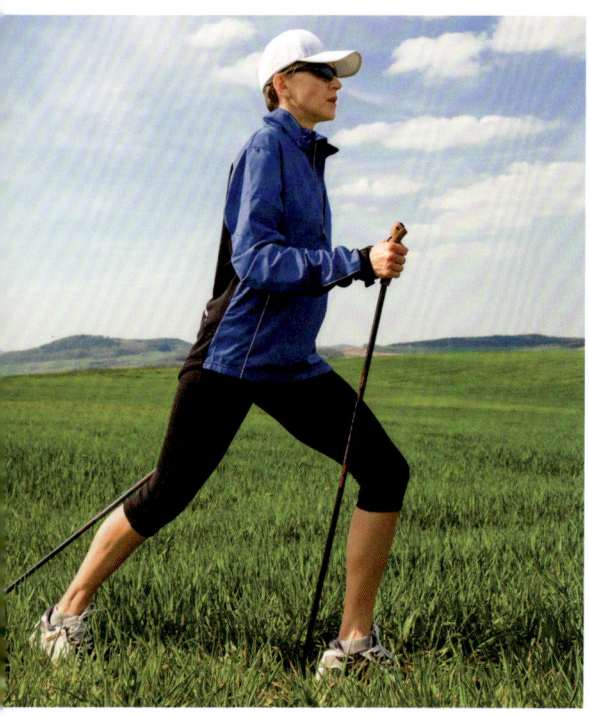
Nordic Walking ist der ideale Gelenkesport.

Alltagsbewegungen und Sport in Maßen reichen aus

In einer anderen Studie wurden ehemalige Spitzensportler im Alter zwischen 45 und 68 Jahren befragt. Bei den Schützen hatten drei Prozent, bei Läufern 14, bei Fußballspielern fast 30 und bei Gewichthebern knapp über 30 Prozent Arthrose. Vor allem Sportarten mit Sprüngen, Schlägen und hohen Brems- und Beschleunigungskräften sind sehr ungünstig für die Gelenke. Auf Seite 61 finden Sie eine Tabelle mit Sportarten, die Sie vermeiden oder nur hin und wieder (zum Beispiel einmal in der Woche) ausüben sollten. Wenn Sie jetzt sagen: „Gut, dass ich keinen Sport treibe", liegen Sie aber auch falsch. Es ist kein Geheimnis, dass die Gelenke Bewegung brauchen, um ausreichend Nährstoffe zu bekommen. Unter Belastung

wird der Knorpel wie ein Schwamm ausgepresst, bei Entlastung nimmt er nährstoffreiche Flüssigkeit auf. Das heißt: Je mehr Bewegung, desto besser wird der Knorpel ernährt. Jedoch reichen in der Regel normale Alltagsbewegungen und Sport in Maßen aus, um seinen Gelenken etwas Gutes zu tun. Wichtig ist dabei, dass Sie monotone, einseitige Belastungen vermeiden. Wir leben in einer Zeit und einem Land, in dem man überleben kann, fast ohne sich zu bewegen. Man muss nur selten körperlich schwer arbeiten, Lebensmittel werden nach Hause geliefert und wir fahren mit dem Auto bis vor die Haustür. Mehr Schritte als bis zum Kühlschrank sind häufig nicht mehr nötig. Das macht bequem und deshalb ist der innere Schweinehund unser größtes Problem.

Wer rastet, der rostet

Wenn Sie den Entschluss fassen, sich mehr zu bewegen, werden Sie Ihren inneren Schweinehund anfangs jeden Tag bekämpfen müssen (siehe Seite 64). Fangen Sie deshalb in kleinen Schritten an. Suchen Sie sich eine Sportart, bei der alle Gelenke ausreichend und vor allem regelmäßig bewegt werden. Achten Sie darauf, dass es eine Sportart ist, die Ihnen Spaß macht. Ohne Freude an der Bewegung werden Sie Ihre guten Vorsätze nicht lange durchhalten. Suchen Sie sich Gleichgesinnte, denn gemeinsam kann man sich besser motivieren. Auch ein Personal Trainer kann vor allem am Anfang hilfreich sein. Wichtig ist, dass Sie Ihre Gelenke nicht sofort überlasten – steigern Sie das Tempo schrittweise. Sie müssen niemandem etwas beweisen, und erst recht nicht Ihren Gelenken. Wenn Sie Schmerzen haben, sollten Sie nicht trainieren,

Sport bei Arthrose: Das sollten Sie beachten

Ob es um den richtigen Untergrund oder falschen Ehrgeiz geht – damit Sie sich gelenkschonend bewegen können, müssen ein paar Voraussetzungen gegeben sein. Hier die fünf wichtigsten Punkte:

Der Untergrund darf beim Sport nicht hart sein, also kein Asphalt oder Beton. Laufen oder gehen Sie möglichst auf Wander-, Park- oder Waldwegen, auf denen der Untergrund weich ist. Wenn Sie Asphalt nicht vermeiden können, sollten Sie sich auf jeden Fall gut dämpfende und gelenkschonende Schuhe kaufen beziehungsweise sich Einlagen mit stoßabsorbierenden Sohlen verschreiben lassen.

•

Nach einer Verletzung und längerer Ruhigstellung eines Gelenks sollten Sie die Belastung unbedingt langsam und kontrolliert aufbauen. Als Faustregel gilt: Bis Sie das Gelenk wieder belasten können wie vorher, müssen Sie dreimal so lange nur leicht trainieren, wie Sie das Gelenk geschont haben. Ich habe mir als Kind den rechten Arm gebrochen. Der wurde sechs Wochen in Gips geschont und dann sofort wieder belastet. Das war ein großer Fehler: Er konnte nicht richtig heilen und ich habe bis heute das Gefühl, dass mein linker Arm seit dem Bruch stärker ist als der rechte.

•

Vermeiden Sie sportliche Aktivitäten bei Ermüdung oder Gelenkschmerzen, denn dann sind die Gelenke verletzungsanfälliger. Sie bewegen sich gehemmt und belasten eventuell falsch.

•

Trainieren Sie nicht mit übertriebenem Ehrgeiz über den Schmerz hinaus. Schmerzen im Gelenk zeigen die aktuelle Belastungsgrenze auf. Hier gilt die Devise, die Sie immer beachten sollten: Lieber einen Knorpelschaden vermeiden als einen behandeln.

•

Meiden Sie Sportarten mit Sprüngen, Schlägen und hohen Beschleunigungs- und Bremskräften. Machen Sie stattdessen lieber Übungen mit harmonischen und rhythmischen Bewegungsformen, zum Beispiel die, die ich Ihnen in diesem Buch vorstelle (ab Seite 76). Wichtig ist, dass Sie diese Übungen regelmäßig absolvieren. Am besten machen Sie feste Rituale daraus.

So besiegen Sie Ihren inneren Schweinehund

Wer kennt das nicht? Man kommt mit den besten Vorsätze vom Arzt und beschließt: Ich muss etwas tun. Mich mehr bewegen, gesünder essen, wieder Sport treiben und mich endlich besser um meine Gesundheit kümmern. Doch kaum ist man im alten Trott, fällt sogar sehr willensstarken Menschen jede kleine Veränderung schwer. Kommen dann noch Schmerzen und steife Gelenke hinzu, sind vermeintlich gute Ausreden schnell da. Machen Sie Schluss damit, indem Sie diese vier Schritte einhalten:

✓ Schritt 1: Ziele setzen

In diesem Buch finden Sie viele Anregungen, wie Sie Ihren Lebensstil ändern können. Überlegen Sie, was Sie davon gut schaffen können. Setzen Sie sich dann konkrete Ziele. Also nicht „Ich will gesünder leben", sondern „Ich gehe jeden Tag eine halbe Stunde zu Fuß". Statt „Ich ernähre mich besser" lieber „Ich esse einen Tag lang kein Fleisch und keine Süßigkeiten" oder „Ich mache jeden Morgen vor dem Frühstück drei Übungen für mein Knie".

✓ Schritt 2: Plan aufschreiben

Schreiben Sie diese Maßnahmen auf, und zwar zunächst einmal für 14 Tage. Setzen Sie jeden Tag einen Haken, wenn Sie etwas geschafft haben. Machen Sie weiter, auch wenn Sie mal vom Plan abweichen. Dafür können Sie Joker-Tage festlegen – zum Beispiel: Einmal in der Woche lebe ich nach meinen alten Gewohnheiten.

✓ Schritt 3: Disziplin zeigen

Bleiben Sie standhaft, wenn Ihr innerer Schweinehund Fragen stellt, die Sie ins Wanken bringen: Ist es nicht besser, den Verschleiß zu stoppen, indem du deine Gelenke schonst? Ist Bewegung wirklich gut bei deinem Gewicht? Warum anstrengen, wenn Arthrose doch nicht heilbar ist? Wir können auch später anfangen, wenn du älter bist. Schon fünf Tage etwas getan und kein Erfolg sichtbar? Dann lass es doch besser, bringt ja ohnehin nichts. Ignorieren Sie es, wenn Ihr innerer Schweinehund Ihnen so etwas einflüstern. Machen Sie einfach diszipliniert weiter. Nach ein paar Wochen werden Sie erste Verbesserungen spüren – und spätestens dann schrumpft der Schweinehund von ganz allein.

✓ Schritt 4: Sich selbst belohnen

Die schönste Belohnung ist ein Leben ohne Schmerzen. Doch das wird ein bisschen dauern. Bis es so weit ist, brauchen Sie neben Disziplin auch eine gute Portion Geduld. Motivieren Sie sich, indem Sie sich Meilensteine setzen, an denen Sie sich selbst belohnen: zum Beispiel mit einem Ausflug am Wochenende, mit etwas, das Sie gerne tun, oder auch mal mit einem kleinen Geschenk.

denn in dieser Phase bewegt man sich nicht frei und ist vor allem darum bemüht, schmerzhafte Bewegungen zu vermeiden, was oft zu Unfällen führt.

Bewegung ist und bleibt das A und O bei der Arthrose-Behandlung. Sie kann die Erkrankung verlangsamen, denn nur wer rastet, der rostet auch. Wer auf gesunde Weise aktiv ist, stärkt Muskeln und Knochen. Bewegung kann viel effektiver sein als die Einnahme von Medikamenten. Die Zeiten, in denen Schmerzpatienten Schonung verordnet wurde, sind zum Glück vorbei. Um langsam wieder in Schwung zu kommen, können Sie mit einfachen Maßnahmen anfangen. Gehen Sie öfter mal zu Fuß oder fahren Sie mit dem Rad. Machen Sie regelmäßig Übungen aus diesem Buch (ab Seite 76). Fangen Sie mit den Aufgaben an, die Ihnen leichtfallen. Das motiviert. Sie können auch erst einmal nebenbei loslegen, indem Sie zum Beispiel Dehnübungen für die Hände beim Fernsehschauen machen. Für die Dehnübungen in diesem Buch müssen Sie kein Profisportler sein; jeder kann diese Übungen seinen Fähigkeiten entsprechend durchführen. Sie dienen dazu, die Multifunktionalität der Gelenke zu erhalten. Was Sie aber auf jeden Fall beachten sollten: Dehnen Sie niemals über den Schmerz hinaus, sondern immer nur bis an die Schmerzgrenze!

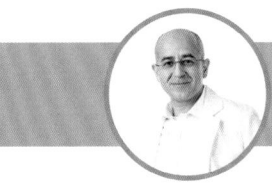

Aus meiner Praxis

Eltern in der Verantwortung
Viele Kinder, Jugendliche und ihre Eltern träumen von einer Karriere als großartige Sportler. Das ist berechtigt und kann in jungen Jahren sehr glücklich machen. Doch man setzt dabei immer voraus, dass der Körper kerngesund ist und alles mitmacht. Ich hatte mal einen jugendlichen Patienten, der ein sehr guter Leichtathlet war. Als die erwarteten Siege mit 14 Jahren ausblieben, weil er Knieschmerzen hatte, kam seine Mutter mit ihm in meine Praxis. Bei der Untersuchung zeigte sich ein enormer Knorpelschaden. In acht Jahren Leistungssport war das Knie des Jungen ungefähr um 50 Jahre gealtert.

Die Mutter war entsetzt. Ihr Argument: Andere Kinder trainieren doch ähnlich intensiv und haben keine Probleme. Damit hatte sie recht, doch war bei ihrem Sohn niemals berücksichtigt worden, dass er X-Beine hat, die die enormen Belastungen auf Dauer nicht kompensieren konnten. Natürlich ist es gut, wenn Kinder Sport treiben und sich bewegen, statt nur am Handy oder am Computer zu spielen. Wer jedoch in den Leistungssport will, sollte sich vorher unbedingt von Sportärzten beraten lassen, ob intensives Training langfristig überhaupt möglich ist. Hier sind die Eltern gefragt – sie stehen in der Verantwortung.

ESSEN FÜR DIE GESUNDHEIT: SO STÄRKEN SIE IHRE GELENKE

Was Sie täglich zu sich nehmen, hat großen Einfluss auf den Zustand Ihrer Gelenke. Es gibt Lebensmittel, die Entzündungen bekämpfen und gegen Schmerzen wirken. Wichtig ist dabei nicht nur, was Sie essen, sondern auch, wann Sie Ihre Mahlzeiten einnehmen.

Zum Thema gesunde Ernährung fällt mir folgende Geschichte ein: Ich wartete im Restaurant auf einen Freund. Am Nachbartisch saß ein älteres Ehepaar, dessen Anblick mich rührte. Der Mann griff in seine Tasche und zog zwei Ampullen mit Vitaminpräparaten hervor. Welch ein Gesundheitsbewusstsein! Er versorgte seine Frau und sich selbst mit dem „Elixier des Lebens". Ich war gespannt, was die beiden essen würden. Sicher wussten sie genau, was gesund ist. Doch dann kam die Kellnerin mit zwei Riesentellern. Es gab für jeden eine extragroße Portion Schweinshaxe mit Pommes frites und viel Ketchup. Dazu bestellten sie mehrfach Bier: gegen den Durst vor dem Essen, als Begleitung beim Essen und als vermeintliche Verdauungshilfe danach. Ernährungsphysiologisch betrachtet, kam dies einem Gift gleich, das sich die beiden offenbar guten Gewissens gönnten. Denn sie hatten sich das Gegengift ja bereits prophylaktisch verabreicht.

Ein Leben lang gesund essen? Das schafft heute kaum jemand

Leider glauben viele, dass man mit einem Vitamincocktail wieder gutmachen kann, was man beim Essen vermasselt. Also dass sich ungesundes Essen mit Nahrungsergänzungsmitteln neutralisieren lässt. Vergessen Sie das besser. Selbst noch so viele Vitamine bringen nichts, wenn Sie sich gleichzeitig durch schlechte Ernährung kontinuierlich vergiften. Am besten wäre es natürlich, wenn Sie sich Ihr Leben lang gesund und ausgewogen ernähren. Aber das schafft kaum jemand. Wenn der Arzt mit lebenslanger Diät droht, bekommen die Patienten in der Regel Angst. Sie sind zwar voller guter Vorsätze und versprechen, sich an die Regeln einer gesunden und gelenkfreundlichen Ernährung zu halten, tun es dann aber im Alltag in den meisten Fällen doch nicht.

Die Anti-Schmerz-Diät

Anders ist das, wenn ich meinen Patienten bei schmerzhafter Arthrose eine sogenannte Anti-Schmerz-Diät empfehle. Das heißt, dass sie sich in der akuten Schmerzphase, also etwa zwei bis vier Wochen lang, nach ein paar festen Regeln ernähren sollten. In dieser Zeit haben die Betroffenen die Gelegenheit, ihre Ernährung umzustellen. Wenn sie die Zusammenhänge verstanden haben und erleben konnten, wie gut es ihnen mit besserem Essen geht, fällt es den meisten leichter, die Ernährung auch langfristig zu ändern.

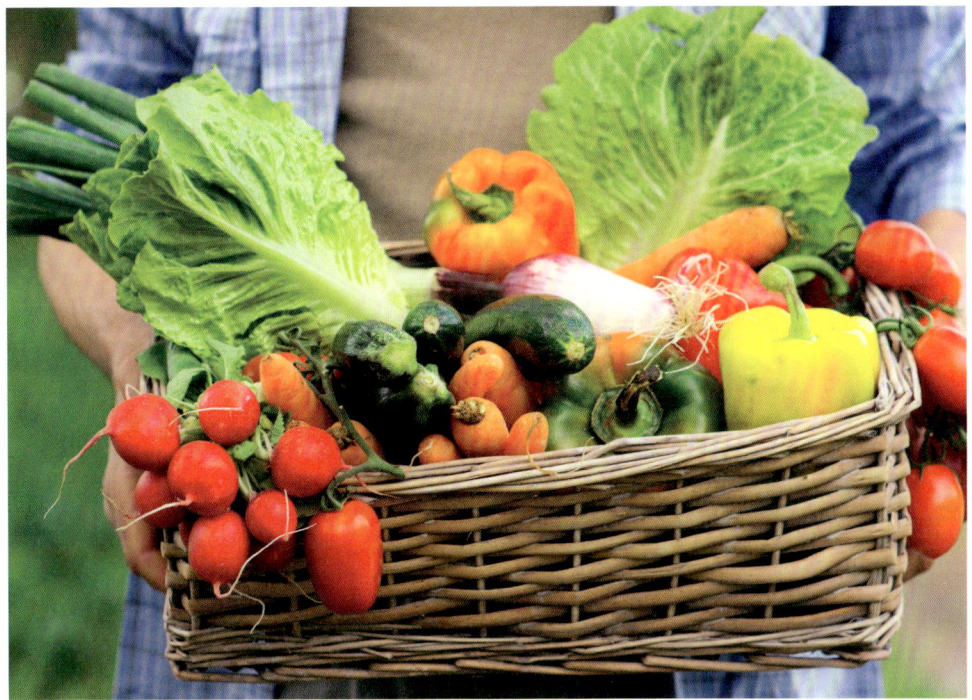
Frische natürliche Lebensmittel halten unsere Gelenke lange gesund.

Alles, was auf den Tisch kommt, hat Einfluss auf die Gelenke

Wie hängen Arthrose und Ernährung zusammen? Bei der Beantwortung dieser Frage hat die Wissenschaft in letzter Zeit große Fortschritte gemacht. Vieles, was man früher lediglich vermuten konnte, ist mittlerweile wissenschaftlich bewiesen. Eine angemessene Ernährung gehört zu den einfachsten Mitteln, mit denen jeder etwas für seine Gesundheit tun kann, und zwar nicht nur hin und wieder, sondern regelmäßig und mit nachhaltigen Folgen. Jeder kann dafür sorgen, dass seine Gelenke so lange wie möglich schmerzfrei bleiben. Da helfen nicht nur zielgerichteter Sport und entzündungshemmende Therapien, sondern auch alles, was bei Ihnen auf den Tisch kommt. Die Ernährung ist ein wichtiger Bestandteil, wenn

es um die Gesundheit der Gelenke, der Knochen und der Muskulatur geht. Die Qualität der Gelenkflüssigkeit verbessert sich durch die Ernährung. Dies kommt auch dem Gelenk zugute.

Wichtig: der Verzicht auf Zucker und auf Fleisch von Säugetieren

Ich persönlich ernähre mich nach einem sehr einfachen Prinzip: kein Fleisch von Säugetieren und kein Zucker. Das klingt recht simpel, hat aber weitreichende Folgen für die gesamte Ernährung. Die meisten verarbeiteten Lebensmittel fallen damit weg – und vieles, was Entzündungen fördert, kommt ebenfalls nicht mehr auf den Teller. Wenn Fleisch von Schweinen, Rindern und Co., Wurst und Fertiggerichte aus der Küche verbannt sind, bessern sich Gicht, Arteriosklerose und Bluthochdruck in den meisten Fällen von allein.

Lebensmittel, die von Tieren stammen, enthalten besonders viel schädliche Arachidonsäure. Diese Säure gehört zu den Omega-6-Fettsäuren, steckt vor allem in Schweinefleisch und wird im Körper in Prostaglandine umgewandelt, die Entzündungen in den Gelenken fördern. Je mehr Arachidonsäure Sie aufnehmen, desto schlechter ist es für Ihren Körper.

Diese Lebensmittel sollten Sie unbedingt meiden

- Fleisch (in den ersten Wochen Ihrer Ernährungsumstellung sollten Sie es gar nicht mehr essen, danach nur noch in geringen Mengen)
- Wurstwaren
- Fertiggerichte
- Fast Food
- Süßigkeiten, Zucker
- Alkohol, Softdrinks
- Chips und Co.
- Weißmehlprodukte

Frisches Gemüse, Kräuter und Salat sind das beste „Knorpelfutter"

Auch andere verarbeitete Lebensmittel haben verhängnisvolle Folgen: Fertiggerichte und Fast Food hemmen die Mineralisation der Knochen. Sie enthalten leere Kalorien ohne Nährstoffe, obwohl gerade Arthrose-Patienten einen hohen Bedarf an wertvollen Nährstoffen haben. Die Konsequenz daraus lautet: Eine vegetarische (oder überwiegend vegetarische) und basenreiche, also überwiegend pflanzliche Ernährung ist optimal. Am effektivsten wirken Lebensmittel gegen Arthrose, die die Knorpel mit Nährstoffen versorgen und eine entzündungshemmende Wirkung haben. Ganz oben auf der Hitliste des „Knorpelfutters" stehen frisches Gemüse, Obstsorten wie Bananen, Birnen, Äpfel, Weintrauben oder Beeren, Salat, Kräuter, Pflanzenöle (vor allem Olivenöl, aber auch Raps-, Lein- und Walnussöl), Nüsse und Samen.

Wer ein Kilo Gewicht verliert, entlastet die Gelenke um drei Kilo

Beim Thema Ernährung spielt natürlich auch das Körpergewicht eine große Rolle. Wenn ich als Arzt meinen Patienten empfehle abzunehmen, hören diese das nicht zum ersten Mal. Sie haben oft schon zahlreiche Abnehmversuche hinter sich und dabei nur selten dauerhaft Gewicht verloren. Bei dem Wort „Diät" freuen sie sich keineswegs auf gesunde Ernährung, sondern haben vor allem Angst vor Hunger. Es ist unbestritten, dass jedes Kilo zu viel die Gelenke belastet. Stark übergewichtige Menschen haben etwa viermal so oft Probleme mit Verschleißerscheinungen am Knie. Wenn jemand ein Kilo verliert, haben die Gelenke gleich drei Kilo weniger zu tragen. Wer vier Kilo los wird, verschont seine Gelenke von einer Zwölf-Kilo-Last. Es lohnt sich also, die Waage oder ein gutes Gefühl für das eigene Gewicht im Blick zu behalten. Wer seine Ernährungsgewohnheiten ändern will, sollte mit einer ehrlichen Bilanz beginnen. Dafür hat es sich bewährt, ein Ernährungsprotokoll zu führen. Sie können entweder ein paar Tage lang aufschreiben, was Sie zu sich nehmen, oder alles mit dem Handy fotografieren. In der Regel merken Sie dann sehr schnell, wann Sie zu viel beziehungsweise das Falsche essen.

Das 12-Stunden-Prinzip: lange Esspausen, ohne zu hungern

Um Gewicht zu verlieren (oder auch nur, weil es eine sehr gesunde Form der Ernährung ist), rate ich meinen Patienten zum sogenannten 12-Stunden-Prinzip. Das ist eine Methode, nach der ich auch selbst lebe und die gut zu meinem Alltag passt. Entdeckt habe ich sie zufällig, als ich als junger Arzt im Krankenhaus angestellt war. Unser Oberarzt sagte damals immer, ein Chirurg müsse zwölf Stunden ohne Essen und Trinken auskommen. Da wir oft lange Schichten hatten, musste ich tatsächlich bis zu zehn Stunden ohne größere Mahlzeiten durchhalten. Zuerst fand ich das ungewöhnlich, doch nach kurzer Zeit hatte ich mich daran gewöhnt. Es war normal für mich. Ich kam gar nicht mehr auf die Idee, heimlich nebenbei etwas zu naschen oder mir Snacks einzupacken, um mich über Wasser zu halten. Erstaunlicherweise verspürte ich zwischendurch keinen Hunger. Ich hatte weder Kreislaufprobleme noch Magenknurren und musste mir – angenehmer Nebeneffekt – keine Gedanken um mein Gewicht machen. Das hielt ich von ganz allein.

Intervall- oder Teilzeitfasten erlebt einen regelrechten Boom

Inzwischen erlebt diese Form der Ernährung als sogenanntes Teilzeit- oder Intervallfasten einen regelrechten Boom, denn sie bringt dem Körper viele gesundheitliche Vorteile und hilft gleichzeitig dabei, überflüssiges Gewicht abzubauen oder das Erreichte zu halten. Man muss keine mehrtägige oder -wöchige Fastenkur machen, um von den vielen positiven Auswirkungen zu profitieren. Es reicht aus, wenn Sie die Anzahl Ihrer Mahlzeiten reduzieren und diese nur zu bestimmten Zeiten zu

sich nehmen. Der Erfolg dieser Methode basiert auf der Erkenntnis, dass wir weniger ansetzen und leichter abnehmen, wenn wir nicht rund um die Uhr regelmäßig essen, sondern die Nahrungsaufnahme auf einen bestimmten Zeitraum begrenzen. Im Rahmen eines Experiments mit Mäusen stellten Wissenschaftler fest, wie wichtig der Zeitpunkt der Nahrungsaufnahme ist: Sie fütterten einen Teil der Mäuse nur in einem Zeitfenster von neun bis zwölf Stunden und gaben ihnen in den folgenden zwölf Stunden nichts zu fressen. Der andere Teil der Tiere bekam die

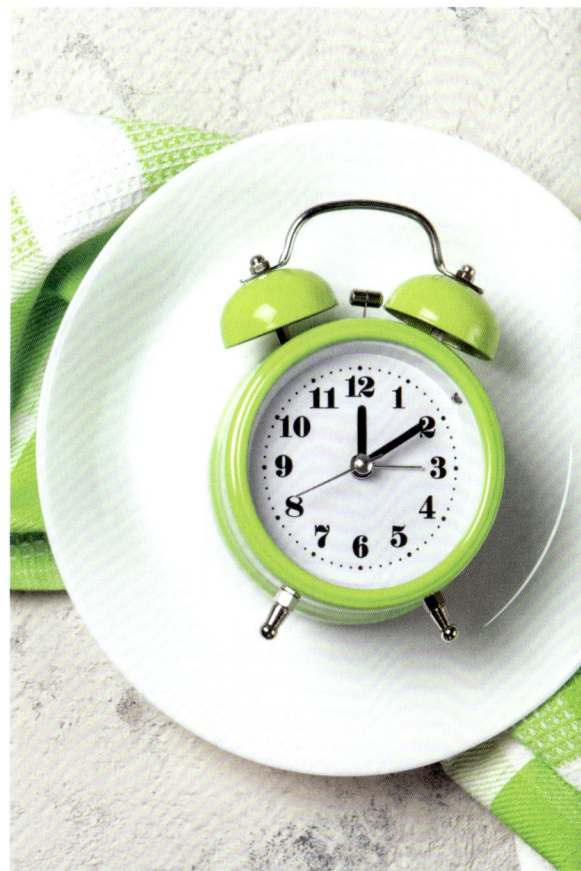

Beim Essen gilt erwiesenermaßen: Machen Sie ruhig mal eine längere Pause.

gleiche Futtermenge und -zusammensetzung so, dass die Mäuse nach Belieben 24 Stunden lang futtern konnten. Die Tiere, die lange Esspausen machten, blieben schlanker als die Dauerfresser. Übergewichtige Mäuse nahmen ab. Der Effekt zeigte sich auch, wenn die 12-Stunden-Regel am Wochenende unterbrochen wurde.

Nahrungsverzicht auf Zeit hilft bei vielen Zivilisationskrankheiten

Die Erkenntnisse aus Untersuchungen mit Mäusen lassen sich zwar nicht unbedingt auf den Menschen übertragen, doch sie legen die Vermutung nahe, dass die zeitliche Verteilung der Nahrungsaufnahme den Stoffwechsel günstig beeinflusst. Studien mit Diabetes-Patienten zeigten ähnliche Effekte wie das Mäuse-Experiment: Dabei aß eine Gruppe zwei große Mahlzeiten am Tag, die andere sechs kleine. Nach drei Monaten hatten die Mitglieder der Gruppe mit den beiden großen Mahlzeiten bessere Blutwerte, die Häufigesser schlechtere. Auch andere Forscher konnten belegen, dass ein Nahrungsverzicht auf Zeit viele Zivilisationskrankheiten günstig beeinflussen kann. Dazu zählen neben Rheuma und Arthrose zum Beispiel auch Bluthochdruck, Typ-2-Diabetes, Hautkrankheiten oder Allergien. Ein Grund für den Erfolg des Teilzeitfastens könnte darin liegen, dass es der Natur des Menschen entspricht, nicht ständig Nahrung zur Verfügung zu haben. Unsere Vorfahren mussten ihr Essen jagen und sammeln und häufig längere Hungerperioden überstehen, bis es wieder etwas gab. Unser Körper ist also dafür angelegt, unfreiwillige Fastenzeiten gehörten zum Leben. Sie entlasteten den Organismus und machten ihn widerstandsfähiger.

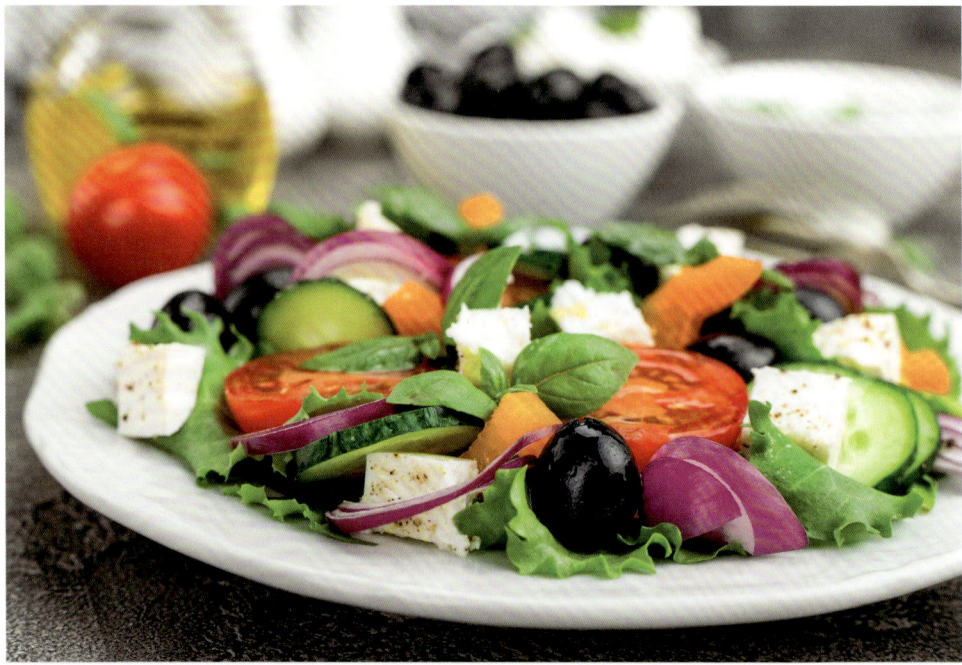

Ein frisch zubereiteter Salat liefert reichlich Vitamine und Mineralstoffe.

Zwei Mahlzeiten ohne Snacks innerhalb von zwölf Stunden

Im Alltag funktioniert die Umsetzung der 12-Stunden-Regel recht einfach: Legen Sie einen Zeitpunkt fest, der zu Ihrem Lebensrhythmus passt, und planen Sie danach möglichst zwei Mahlzeiten innerhalb von etwa zwölf Stunden ein (es können auch neun, zehn oder elf Stunden sein). Sie können zum Beispiel das Frühstück auslassen und sich mittags und abends gesund satt essen. Oder Sie frühstücken spät und nehmen abends (etwa drei Stunden vor dem Schlafengehen) eine zweite Mahlzeit zu sich. Snacks zwischendurch brauchen Sie dabei nicht. Und nicht vergessen: Natürlich sind hin und wieder Ausnahmen erlaubt. Wenn Sie sich erst einmal an den Rhythmus gewöhnt haben, dürfen Sie auch mal davon abweichen. Aber Achtung, verstehen Sie mich bitte nicht falsch: Das 12-Stunden-Prinzip ist kein Freibrief dafür, dass Sie während der Essphasen nur Pommes, Pasta und Süßes verschlingen. Auch hier gelten die Regeln einer gesunden, ausgewogenen und gelenkfreundlichen Ernährung.

Hinter Heißhunger kann ein Nährstoffmangel stecken

Sie würden gerne Ihre Ernährung umstellen, leiden aber häufig unter Heißhunger? Und zwar so stark, dass das Ihre guten Vorsätze zunichtemacht? Dann kann ein Nährstoffmangel dahinterstecken, der dazu führt, dass man auch ohne zu hungern zu regelrechten Fressattacken neigt. Es gibt Schätzungen, denen zufolge jeder Zweite von solchen Heißhungerattacken heimgesucht wird. Wir essen dann nicht etwa nur aus Frust, Langeweile oder auch aus übermäßiger Lust, sondern weil es Schwachpunkte in der Ernährung gibt.

Omega-3 und Kalzium

Während tierische Fette mit der schädlichen Arachidonsäure alles andere als gelenkfreundlich sind, können Sie Ihren Knorpeln mit gesunden Fettsäuren durchaus Gutes tun. Dabei spielen vor allem Omega-3-Fettsäuren eine Rolle, die als Gegenspieler zu ungesättigten Fettsäuren ins Spiel kommen. Omega-3 wirkt entzündungshemmend; es ist vor allem in Nüssen, Samen, Ölen und in fetten Fischen enthalten. Deshalb stehen diese wertvollen Omega-3-Lieferanten auch auf meiner Liste mit den Top-Lebensmitteln für gesunde Gelenke (siehe Seite 73). Für starke Knochen und um Osteoporose vorzubeugen, ist es wichtig, dass Sie genug Kalzium zu sich nehmen. Dieser Mineralstoff steckt in dunkelgrünem Gemüse (Spinat, Rucola oder Brokkoli) und in fettarmen Milchprodukten wie beispielsweise Quark, Naturjoghurt oder möglichst harten Käsesorten.

Dazu gehört zum Beispiel ein Mangel an Mineralstoffen und Vitaminen. Wie Sie den Unterschied zwischen „normalem" Hunger und Heißhunger erkennen? Das ist recht einfach. Wenn der Magen knurrt und Sie mit dem zufrieden sind, was gerade erreichbar ist, handelt es sich um normalen Hunger. Gieren Sie jedoch regelrecht nach etwas Bestimmtem, vor allem nach Kombinationen aus Fett und Zucker, und muss das Bedürfnis sofort gestillt werden, können Sie sicher sein, dass es eine Heißhungerattacke ist. Der Körper macht damit darauf aufmerksam, dass ihm etwas fehlt. Sehnen Sie sich übermäßig nach etwas Frischem? Einem knackigen Salat oder leckeren Himbeeren? Haben Sie abends vor dem Schlafengehen Lust auf eine Banane? Kein Problem, diesen Bedürfnissen sollten Sie ruhig nachgeben. Bei Frischem könnte ein Vitamin-C-Mangel dahinterstecken; mit der Banane am Abend holen Sie sich das fürs Einschlafen wichtige Melatonin. Nüsse und Vollkornprodukte helfen bei Stress.

Nüsse und Kerne wirken entzündungshemmend und stärken das Immunsystem.

Starkes Verlangen nach Fleisch kann auf einen Eisenmangel hindeuten. Dagegen helfen auch Hülsenfrüchte und Haferflocken. Setzen Sie auf Meeresfrüchte oder Eier statt auf fettige und kalorienreiche Fleisch- und Wurstwaren.

Trockenobst statt Süßigkeiten

Leider ist es nicht so häufig das Verlangen nach Gesundem, sondern die übermäßige Lust auf Süßes oder Fettiges, die Heißhungerattacken verursacht. Das liegt daran, dass der Blutzuckerspiegel niedrig ist und sofort wieder ansteigt, wenn etwas Süßes in den Körper kommt. Wir empfinden das als angenehm, übersehen dabei aber, dass es nur kurzfristig hilft. Der Zinkmangel, der eventuell dahintersteckt, lässt sich besser beseitigen: Kerne und Nüsse, insbesondere Cashewkerne, liefern Zink, wirken entzündungshemmend und stärken das Immunsystem. Eine andere empfehlenswerte Alternative zu Süßigkeiten ist Trockenobst. Ob Aprikosen oder Datteln – getrocknete Früchte sind eine gute Ballaststoffquelle und treiben den Blutzuckerspiegel nicht unnötig in die Höhe.

In der Liste meiner Top- Lebensmittel für gesunde Gelenke und bei den „Heilsamen Kräutern und Gewürzen" (siehe Seite 74) finden Sie Anregungen, was Sie möglichst oft zu sich nehmen sollten. Ob Zwiebeln, Paprika oder Fisch, ob Ingwer, Kurkuma oder Koriander: Vermutlich kennen Sie all diese Lebensmittel und Gewürze und wissen, dass sie optimal für eine gesunde Ernährung sind. Doch wie kocht man damit, sodass es auch schmeckt und schnell und unkompliziert auf dem Tisch steht? Ab Seite 174 stelle ich Ihnen Rezepte für eine Anti-Schmerz-Ernährung vor, mit denen Sie Ihren Gelenken genussvoll etwas Gutes tun können.

Die Top-Lebensmittel für gesunde Gelenke

Knoblauch enthält Schwefelverbindungen, die von innen reinigen und gefäß- und knorpelschützend wirken. Die Wunderknolle verlangsamt den Entzündungsprozess bei Arthrose.

Rote Zwiebeln gelten zu Recht als pflanzliches Antibiotikum.

Kohl (vor allem Brokkoli, dunkler Kohl, Rotkohl) liefert reichlich Vitamine und sekundäre Pflanzenstoffe.

Rote Paprika enthalten wichtige Nährstoffe und viel Vitamin C, das zur Kollagenbildung beiträgt und gut für Knorpel und Knochen ist.

Tomaten liefern das entzündungshemmende Carotinoid Lycopin.

Walnüsse enthalten hochwertige Omega-3-Fettsäuren. Auch andere Nusssorten oder Samen (Lein- und Chiasamen) eignen sich als Ernährung bei Arthrose.

Pflanzenöle wie natives Oliven-, Raps-, Lein-, Hanf- und Walnussöl sind reich an wertvollen Omega-3-Fettsäuren mit antientzündlicher Wirkung. Distel- und Sonnenblumenöl sollten Sie hingegen meiden.

Avocado lindert dank ihrer gesunden Fette Arthritis und entzündliche Veränderungen an den Gelenken.

Pilze wie zum Beispiel Champignons sind reich an knorpelschützendem Vitamin D.

Birnen haben einen hohen Gehalt an Mineralstoffen, die Knochenschwund vorbeugen.

Kaltwasserfische wie Lachs, Hering, Makrele, Kabeljau, Thunfisch, Forelle oder Heilbutt liefern hochwertige Omega-3-Fettsäuren mit entzündungshemmender Wirkung.

Heidelbeeren, rote Weintrauben und Kirschen liefern gesunde Pflanzenfarbstoffe, die Entzündungen hemmen und gegen Schmerzen helfen.

Salat enthält vor allem bei den dunkelgrünen Sorten (Rucola, Feldsalat, Spinatblätter, Portulak) besonders viel Betacarotin.

Milchprodukte und Milch sollten Sie immer in den fettarmen Varianten bevorzugen, denn der Fettanteil enthält die entzündungsfördernde Arachidonsäure.

Kakao (keine Schokomischung) enthält entzündungshemmende Antioxidantien. Außerdem hat Kakao eine Gute-Laune-Wirkung und belebt den Organismus. Das gilt auch für Schokolade mit einem Kakaoanteil von mindestens 70 Prozent.

HEILSAME KRÄUTER UND GEWÜRZE

Heilpflanzen und Kräuter, die zur Arthrose-Behandlung eingesetzt werden, erfüllen verschiedene Funktionen: Sie fördern die Durchblutung, wirken gegen Entzündungen, lindern Schmerzen, kräftigen das Bindegewebe oder regen die Nieren an.

Chilischoten

Wer gerne scharf isst, sollte sich beim Verzehr von Chilischoten nicht zurückhalten. Dem darin enthaltenen „Scharfmacher" Capsaicin werden antioxidative und entzündungshemmende Wirkungen nachgesagt. Auch bei Muskelschmerzen und chronischen Entzündungen hat Chili einen positiven Effekt.

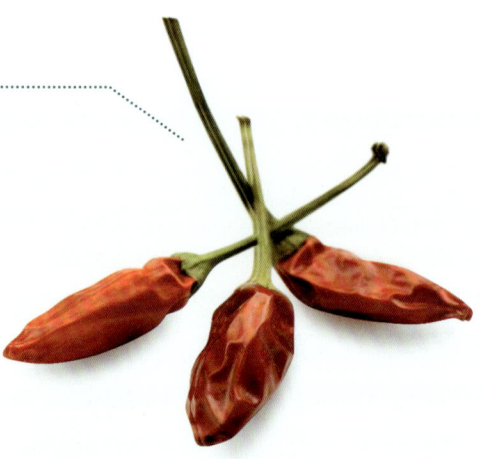

Kresse

Die Pflanze ist nicht nur schöne grüne Deko auf dem Teller, sondern auch ein Heilmittel mit umfassender gesundheitlicher Wirkung. Die grünen Blättchen und ihre Samen enthalten den natürlichen Inhaltsstoff Sulforaphan, der die Zerstörung in den Gelenken verlangsamen kann. Außerdem liefert Kresse knochenstärkendes Kalzium.

Ingwer

Ingwer enthält ätherische Öle, Antioxidantien und Mineralstoffe, die Gelenk- und Muskelschmerzen lindern und wie Schmerztabletten wirken – nur auf natürliche Weise und magenschonender. Außerdem hilft Ingwer, dass Schwellungen zurückgehen. Sie können die fruchtig-scharfe Knolle in der Küche zum Würzen einfach frisch reiben oder Ingwerpulver verwenden.

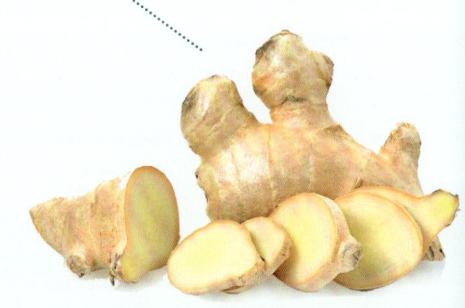

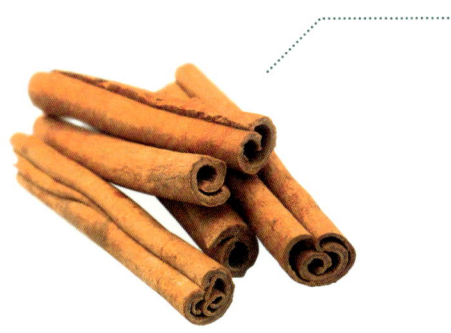

Zimt

Auch Zimt sollte im Gewürzregal von Arthrose-Patienten stehen. Besonders wirksam ist das beliebte Weihnachtsgewürz zusammen mit Honig. Zimt hat antioxidative Eigenschaften und Honig wirkt antiseptisch. Dafür einfach 1 TL Zimtpulver mit 1 TL Honig verrühren und gleich morgens auf leeren Magen essen.

Kurkuma

Kurkuma gilt in der traditionellen chinesischen und in der ayurvedischen Medizin seit Jahrtausenden als Heilgewürz. Der in der Wurzel enthaltene Wirkstoff Kurkumin lindert Schmerzen und wird erfolgreich gegen Entzündungen eingesetzt. Neue Studien deuten außerdem darauf hin, dass er dem Abbau der Knochensubstanz entgegenwirken kann. Kurkuma gibt es gemahlen als exotisches Gewürz, das Speisen gelb färbt. Es ist typischerweise ein Bestandteil von Currymischungen.

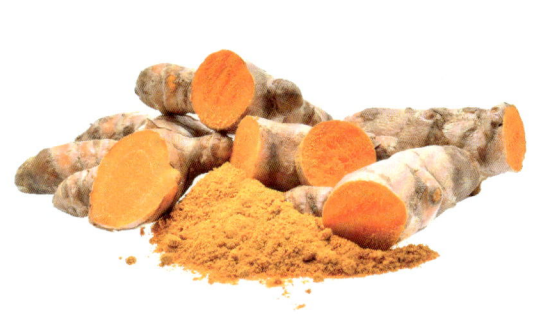

Koriander, Muskatnuss und Kreuzkümmel

Die vereinten Heilkräfte dieser Gewürzmischung lindern Gelenkschmerzen und verbessern die Durchblutung der Gelenkschleimhäute. Sie können ganz einfach davon profitieren, indem Sie je 1 Msp. der gemahlenen Gewürze ins Essen mischen.

Schwarzer Pfeffer

Pfeffer ist eine Universalwürze und darf in keiner Küche fehlen. Gut zu wissen, dass die Körner den Stoff Piperin enthalten, der nicht nur die Verdauung anregt, sondern auch bei Krämpfen und rheumatischen Schmerzen hilft. Am besten kaufen Sie getrocknete Pfefferkörner und mahlen sie bei Bedarf selbst frisch in der Pfeffermühle.

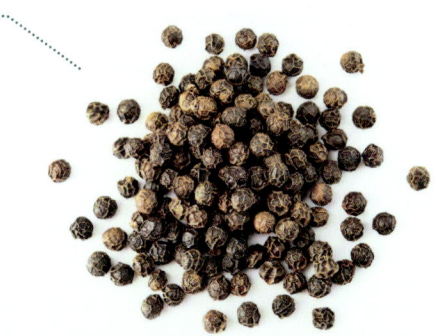

KAPITEL 3

ARTHROSE- UND MUSKELSCHMERZEN: BLEIBEN SIE IN BEWEGUNG

Bewegung ist das A und O, um das Fortschreiten einer Arthrose aufzuhalten und Schmerzen zu lindern. Dafür müssen Sie selbst aktiv werden. Auf den folgenden Seiten können Sie herausfinden, ob Sie bereits Arthrose haben, und erfahren, welche Übungen Ihnen helfen – und zwar für alle Gelenke, von der Schulter bis zu den Zehen.

DIE FÜSSE

Unsere Füße sind fantastische Allrounder. Sie müssen beweglich und robust zugleich sein. Bei jedem Schritt arbeiten zahlreiche Knochen, Sehnen, Bänder und Muskeln harmonisch zusammen. Starke, gesunde Füße sind die Basis dafür.

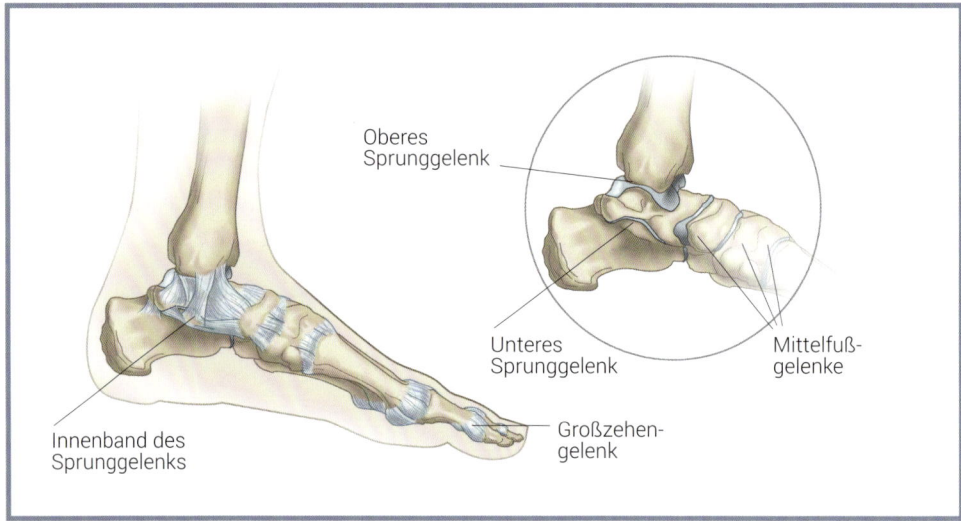

Oberes Sprunggelenk

Unteres Sprunggelenk

Mittelfußgelenke

Großzehengelenk

Innenband des Sprunggelenks

Sie tragen uns durchs Leben, müssen viel aushalten und werden meist wenig beachtet. Erst wenn sie Schmerzen verursachen, machen unsere Füße auf sich aufmerksam. Einerseits ist jede Bewegung mit dem Fußgelenk ein filigranes Zusammenspiel zahlreicher Knochen. Andererseits müssen die Gelenke äußerst stabil und gleichzeitig beweglich sein, um ihre Aufgaben zu meistern. Starke Füße sind die Basis für einen gesunden Bewegungsapparat. Wir sollten ihnen mehr Beachtung schenken. Kaum jemand weiß zum Beispiel, dass jeder Fuß zwei Sprunggelenke hat, ein oberes und ein unteres. Das obere liegt zwischen dem Schien- und Wadenbein und dem Sprungbein. Es ist

sehr fest und wird von starken Bändern gehalten. Es hat die Aufgabe, den Fuß zu heben und zu senken. Das untere Sprunggelenk liegt zwischen Sprung- und Fersenbein. Mit seiner Hilfe können wir den Fuß seitlich anheben.

Arthrose im Sprunggelenk

Bedenkt man, dass sich ein Viertel unserer Knochen im Fuß befinden und dazu noch mehr als 50 Muskeln, gut 100 Bänder und etwa 200 Sehnen kommen, ist es kein Wunder, dass die Füße uns oft Probleme bereiten. Obwohl das Sprunggelenk viel Belastung auf einer relativ kleinen Fläche aushalten muss, ist es nicht so anfällig für Arthrose wie zum Beispiel die Hüfte oder das Kniegelenk. Einer Arthrose im Sprunggelenk gehen in etwa 80 Prozent aller Fälle Verletzungen wie Bänderrisse oder Knochenbrüche voraus. Weitere 15 Prozent sind auf Grunderkrankungen und Fehlstellungen wie Platt- oder Knickfüße zurückzuführen. Bei den restlichen fünf Prozent lässt sich keine eindeutige Ursache finden.

Selbsttest: Habe ich Arthrose im Sprunggelenk?

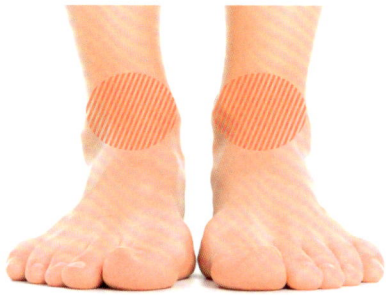

1 Haben Sie wiederkehrende Schmerzen in der gekennzeichneten Zone etwa auf Höhe des Knöchels?

2 Haben Sie wiederkehrende Schwellungen in diesem Bereich?

3 Hören oder spüren Sie dort ein Knacken, wenn Sie Ihren Fuß bewegen?

4 Haben Sie in diesem Bereich Schmerzen, wenn Sie den Fuß anheben und senken?

5 Haben Sie dort Schmerzen, wenn Sie den Fuß seitlich nach innen oder außen anheben?

6 Erinnern Sie sich: Hatten Sie früher einmal Verletzungen im Sprunggelenk? Waren bei Ihnen vor mehr als zehn Jahren die Bänder gerissen oder haben Sie sich mal das Sprunggelenk gebrochen?

7 Leiden Sie länger als zehn Jahre an einer entzündlichen rheumatischen Erkrankung?

8 Spüren Sie morgens Schmerzen im Sprunggelenk, die erst nachlassen, wenn Sie sich bewegt haben?

Auswertung

Wenn Sie mindestens drei Fragen mit Ja beantwortet haben, können Sie eine Arthrose im Sprunggelenk haben. Es gibt allerdings auch Gelenkentzündungen, die mit einer Schwellung des Sprunggelenks auftreten. Sie sollten immer einen Arzt aufsuchen und jegliche Schwellungen abklären lassen. Denn dahinter können auch andere ernsthafte Erkrankungen stecken, beispielsweise bakterielle Gelenkentzündungen, Gicht oder Borreliose.

Die besten Anwendungen und Übungen

Bei einer aktivierten Sprunggelenksarthrose empfehle ich meinen Patienten Kohl- oder Quarkwickel (siehe Seite 41). Außerdem helfen Behandlungen mit Weidenrinde (siehe Seite 38) oder Kombinationsprodukte wie Retterspitz (siehe Seite 40). Bei akuten Schmerzen wird Ihr Arzt Ihnen Tabletten empfehlen. Eine Röntgenreizbestrahlung, Injektionen mit Hyaluronsäure, Magnetfeldtherapie (siehe Seite 150 und 155) oder Akupunktur (siehe Seite 47) sind ebenfalls bewährte Methoden. Bandagen geben Halt und unterstützen das Gelenk stabilisierend. Außerdem aktivieren Sie durch leichten Druck Zellen in der Haut und in tieferen Strukturen.

Kreisen

Kreisende Bewegungen halten den Fuß beweglich und fördern die Durchblutung der Gelenke.
So geht's: Setzen Sie sich auf einen Stuhl und kreisen Sie mit dem Fuß, indem Sie ihn abwechselnd 5-mal links und 5-mal rechts herum drehen (das ist ein Durchgang). Wiederholen Sie diesen Durchgang 3-mal. Machen Sie die Übung ruhig mehrmals täglich.

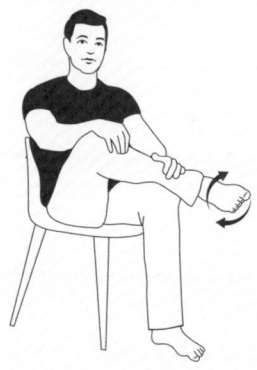

Wringen

Beim Lockern des Mittelfußgelenks wird das Sprunggelenk entlastet und die Verteilung der Gelenkschmiere verbessert.
So geht's: Setzen Sie sich hin und nehmen Sie den Fuß in die Hand. Mit einer Hand drehen Sie den vorderen Teil des Fußes in die eine, mit der anderen Hand den hinteren Fußteil in die andere Richtung – als ob Sie den Fuß auswringen wollten. Nach 30 Sekunden wechseln Sie die Seite. Absolvieren Sie diese Übung 3- bis 5-mal am Tag.

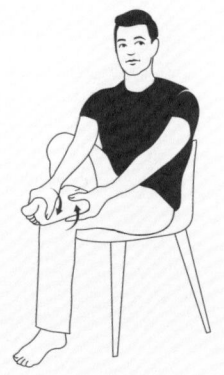

Zehenstand

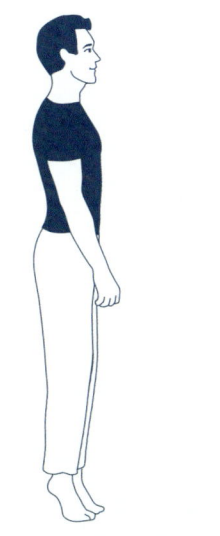

Diese Übung kräftigt die Fußmuskulatur, stabilisiert das Sprunggelenk und strafft die Waden.

So geht's: Stellen Sie sich auf die Zehenspitzen und halten Sie die Position etwa 3 Sekunden. Senken Sie die Ferse dann wieder ab. Wiederholen Sie die Übung 10- bis 15-mal. Sie können den Zehenstand auch prima zwischendurch machen, zum Beispiel beim Zähneputzen oder in der Warteschlange an der Supermarktkasse. Gewöhnen Sie sich am besten an, bei längerem Stehen automatisch mit den Füßen auf- und abzuwippen.

Balancieren

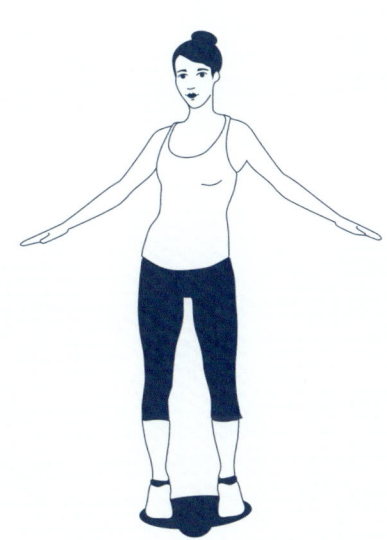

Mit dieser Übung auf dem Balance Board stabilisieren Sie das Sprunggelenk, verbessern Ihre Koordinationsfähigkeit und verringern die Verletzungsgefahr.

So geht's: Stellen Sie sich hüftbreit auf das Wackelbrett und versuchen Sie, das Gleichgewicht so lange wie möglich zu halten. Wenn Ihnen das zu schwierig ist, halten Sie sich dabei an der Wand oder an einem Geländer fest. Wenn Ihnen die Übung leichtfällt, machen Sie dabei Kniebeugen, bewegen den Oberkörper oder stellen sich auf ein Bein, während Sie das andere bewegen. Egal, was Sie schaffen, arbeiten Sie etwa 5 Minuten auf dem Board. Und geben Sie nicht auf, wenn es nicht auf Anhieb klappt. Bis Sie mit dem Board zurechtkommen, kann es etwas dauern.

Die Bänder stabilisieren das Sprunggelenk und fördern zugleich die Durchblutung.
So geht's: Das erste Tape (blau) wird vorn vor dem Sprunggelenk bis zur Ferse geklebt, das zweite (schwarz) vom Innenknöchel unter dem Fuß entlang zum Außenknöchel. Das dritte Tape (pink) kleben Sie von hinten um das Gelenk herum und führen es nach vorn. Die Tapes halten auch unter der Dusche, sollten anschließend aber trocken geföhnt werden.

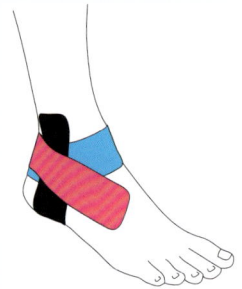

Das kurze Abbinden fördert die Durchblutung und verbessert die Versorgung mit Nährstoffen.
So geht's: Wickeln Sie das Band wie auf der Abbildung von der Mitte des Fußes aus über die Ferse und über das Sprunggelenk bis zur Wade. Dabei soll das Band etwa zur Hälfte überlappen. Binden Sie das Floßband nicht zu fest, es sollte angenehm sitzen. Tragen Sie das Band nicht länger als 2 Minuten. Um den Effekt zu verstärken, können Sie auch Übungen machen, während Sie es tragen.

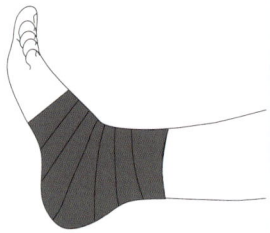

Arthrose im Großzehengrundgelenk

Häufig klagen Patienten über stechende Schmerzen im Großzehengrundgelenk, die vor allem beim Gehen auftreten. Der große Zeh wird steif und unbeweglich, er lässt sich kaum noch anheben. Die Patienten können nicht mehr mittig über den Fuß abrollen. Um Schmerzen zu vermeiden, belasten sie die Außenseite des Fußes, was wiederum zu einer Überlastung der Sehnen, Faszien und Muskeln führt und neue Schmerzen nach sich zieht. Auch die Arthrose im großen Zehengelenk (Hallux rigidus) ist anfangs schmerzfrei und tut erst weh, wenn sie aktiviert ist. Dann treten auch Schwellungen oder Rötungen auf, die leicht mit einem Gichtanfall verwechselt werden können. Mithilfe einer Blutuntersuchung lässt sich dies ausschließen. Typisch für eine Arthrose im Großzehengrundgelenk sind Schmerzen, die bei Belastung auftreten und im Ruhezustand nachlassen. Wenn Sie Schuhe mit hohen Absätzen tragen, verschlimmert dies die Situation. Patienten mit Knick- oder Senkfüßen sind besonders gefährdet. Häufig tritt die Erkrankung in der zweiten Lebenshälfte auf. Bei jüngeren Patienten sind oft Unfälle oder eine Bindegewebsschwäche die Ursache.

Selbsttest: Habe ich Arthrose im Großzehengrundgelenk?

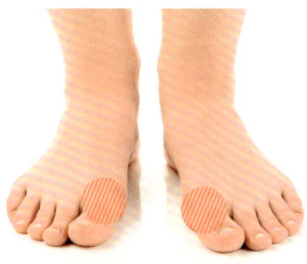

1 Haben Sie wiederkehrende Schmerzen in dem gekennzeichneten Bereich?

2 Haben Sie dort wiederkehrende Schwellungen?

3 Haben Sie stechende Beschwerden beim Abrollen?

4 Haben Sie nach längeren Märschen oder Sport Schmerzen in dem gekennzeichneten Bereich?

5 Haben Sie dort Schmerzen, wenn Sie auf den Zehenspitzen stehen?

6 Sind Sie über 50 Jahre alt?

7 Haben Sie lange Schuhe mit hohen Absätzen getragen?

8 Ist eine Gicht bei Ihnen bekannt?

9 Haben Sie Morgensteifigkeit im Großzehengrundgelenk, die erst aufhört, wenn Sie sich eine Zeit lang bewegt haben?

Auswertung
Wenn Sie mindestens drei Fragen mit Ja beantwortet haben, können Sie eine Arthrose im Großzehengrundgelenk haben. Es gibt allerdings auch Gelenkentzündungen, die mit einer Schwellung des Großzehengrundgelenks auftreten. Ein Gichtanfall macht sich oft im Großzehengrundgelenk bemerkbar und tritt häufig nach deftigem Essen oder nach extremen Diäten auf. Dies sollten Sie auf jeden Fall von einem Arzt abklären lassen.

Die besten Anwendungen und Übungen

Ich empfehle meinen Patienten erst einmal, feste Schuhe zu tragen, um Überlastungen zu vermeiden. Mit Pferdesalbe (siehe Seite 40) und Wickeln (siehe Seite 41) lassen sich Schmerzen lindern. Ich behandle gern mit Akupunktur und ausleitendem Schröpfen (dafür gibt es extrakleine Schröpfgläser mit einem Durchmesser von nur einem Zentimeter). Auch Röntgenreizbestrahlung und Radiosynoviorthese (siehe Seite 155) sind oft erfolgreiche Therapien. Um die Belastung auf den Zehengelenken zu reduzieren, können auch Einlagen sehr hilfreich sein.

Drücken und spreizen

Auf diese Weise halten Sie die Zehen beweglich und sorgen für eine bessere Durchblutung im Gelenk.
So geht's: Stellen Sie die Füße parallel auf den Boden. Jetzt drücken Sie den großen Zeh fest gegen den Fußboden und spreizen die kleinen Zehen nach oben ab. Verdrehen Sie den Fuß dabei nicht nach innen, er muss gerade stehen bleiben. Halten Sie die gespreizten Zehen 20 bis 30 Sekunden und wiederholen Sie die Übung 10- bis 15-mal.

Ziehen

Mit dieser Übung lassen sich Schmerzen am Gelenk des großen Zehs schnell lindern. Gleichzeitig wird das Gelenk entlastet.
So geht's: Ziehen Sie den großen Zeh in alle Richtungen, um ihn zu dehnen und Druck vom Gelenk zu nehmen. Effektiv ist vor allem der Zug nach vorn, indem Sie den großen Zeh in die Länge ziehen. Halten Sie die Position mindestens 3 Sekunden. Machen Sie die Übung 10-mal.

Greifen

Kräftigen Sie das Fußquergewölbe, um das Großzehengrundgelenk zu entlasten.
So geht's: Schneiden Sie einen Tennisball in der Mitte durch. Versuchen Sie, den halben Ball mit dem Vorderfuß zu umgreifen. Drücken Sie den Fuß dabei fest auf den Ball. Halten Sie die Position mindestens 3 Sekunden und wiederholen Sie die Übung 10-mal.

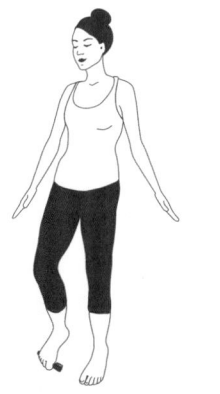

Aufheben

Diese Übung hält die Zehen beweglich und stärkt die Fußmuskulatur.

So geht's: Legen Sie einen Kugelschreiber auf den Boden. Greifen Sie ihn mit den Zehen, heben Sie ihn hoch und lassen Sie ihn wieder fallen. Das ist ein Durchgang. Absolvieren Sie mindestens 10, besser 15 Durchgänge.

Schreiben

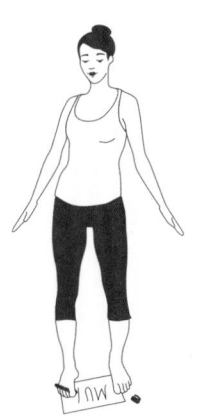

Beim Schreiben mit den Zehen verbessern Sie Ihr Feingefühl und die Koordinationsfähigkeit im Zehengelenk.

So geht's: Klemmen Sie einen großen Filzstift zwischen die Zehen und schreiben Sie ein kurzes Wort auf ein Stück Papier. Wenn Sie es schaffen, dürfen Sie natürlich auch mehr schreiben. Probieren Sie es 10- bis 15-mal.

Dehnen

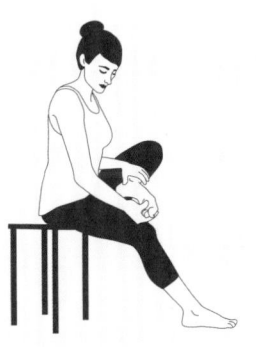

Diese Dehnung der Fußrückseite wirkt angenehm und entspannend auf die Zehengelenke.

So geht's: Umgreifen Sie Ihre Zehen auf der ganzen Fläche wie auf der Abbildung und dehnen Sie sie in Richtung Fußgewölbe, sodass im vorderen Fußrücken ein leichter Zug entsteht. Halten Sie die Position 10 bis 20 Sekunden. Lösen Sie sie wieder auf und wiederholen Sie die Übung 5- bis 10-mal. Gehen Sie nicht über die Schmerzgrenze.

Fuß-Akupressur

Die Füße mögen es, wenn sie gedrückt werden. Das fördert die Durchblutung und regt den Stoffwechsel an.

So geht's: Am Fuß befinden sich zahlreiche Akupressurpunkte, die Sie drücken und massieren können, um dem Fuß etwas Gutes zu tun. Um Schmerzen im Sprunggelenk zu lindern, drücken Sie auf die Punkte, die auf Abbildung 1 gekennzeichnet sind. Bei schmerzenden Zehen auf die Punkte in Abbildung 2. Sie können die Punkte auch mit einem Gitterpflaster stimulieren.

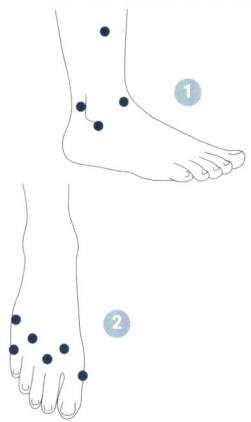

Ohr-Akupressur

Akupressur lässt die Energie im Körper besser fließen.

So geht's: Auf der Abbildung sehen Sie den Ohrpunkt für den Fuß. Hier können Sie eine Wäscheklammer ansetzen. Auch Ohrsamen oder eine Dauernadel können hilfreich sein (siehe Seite 47). Die obere Hälfte des Punkts ist für den Fuß, die untere fürs Sprunggelenk.

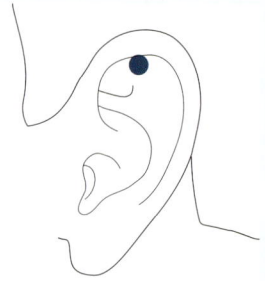

Taping

Das Großzehengrundgelenk wird mit einem Tapeverband stabilisiert und besser durchblutet.

So geht's: Kleben Sie einen langen Streifen von vorn nach schräg hinten über das schmerzende Gelenk und einen kürzeren quer darüber. Sie können das Tapingband mehrere Tage tragen.

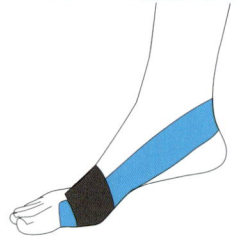

Meine Tipps für gesunde Füße

Die richtigen Schuhe in perfekter Passform, ausreichender Schutz durch
Bandagen und Bewegungen, die guttun: Ihre Füße werden es
Ihnen mit Schmerzfreiheit danken, wenn Sie sich um sie kümmern.

Nehmen Sie Schmerzen in den Füßen ernst und verschleppen Sie
sie nicht. Achten Sie auf Veränderungen an Ihren Füßen. Gehen Sie zum
Arzt, wenn Sie unsicher sind und die Schmerzen nicht innerhalb von
zwei Wochen verschwinden.

·

Meiden Sie Sportarten mit ruckartigen Bewegungen, wenn Sie Arthrose
haben oder früher eine Verletzung am Sprunggelenk hatten.

·

Achten Sie auf Hornhautstellen, die Sie vorher nicht hatten.
Solche Stellen können ein Anzeichen dafür sein, dass Sie eine
Fehlbelastung oder Verformung der Füße haben.

·

Schuhe müssen perfekt sitzen. Tragen Sie nur Schuhe, die genau passen.
Kaufen Sie Schuhe am Nachmittag und nicht morgens, da die Füße
im Laufe des Tages anschwellen.

·

Machen Sie täglich Übungen für den Fuß und nutzen Sie dabei alle
Bewegungsmöglichkeiten des Fußes aus.

·

Wenn Sie einen Bänderriss hatten, achten Sie darauf, dass Sie nicht
noch einmal umknicken. Machen Sie Sport nur mit Bandagen oder
tapen Sie Ihr Sprunggelenk.

·

Bei Arthrose im Großzehengelenk achten Sie darauf, dass Sie
feste Schuhe tragen, damit Sie die Abrollbewegung reduzieren
und eine Aktivierung der Arthrose verhindern.

·

Achten Sie darauf, dass die Ferse immer weich gebettet ist,
um einen Fersensporn zu verhindern. Auch Schuhe, die hinten
offen sind (Sandalen, Hausschuhe), nehmen Druck von der Ferse.

SCHÖNE GRÜSSE AN DIE FÜSSE

Seien Sie nett zu Ihren Füßen und vernachlässigen Sie diese wichtigen Teile Ihres Körpers nicht. Ob Bäder, Massagen, einfache Übungen oder sanfte Maßnahmen zur Schmerzlinderung, die Sie zu Hause machen können: Hier zeige ich Ihnen wahre Wohltaten für Ihre Füße.

Rollen und kühlen

Das ist Entspannung, Schmerzlinderung und Training in einem: Setzen Sie sich bequem hin und rollen Sie mit dem Fuß langsam über eine Wasserflasche – abwechselnd vor und zurück, von der Ferse bis zu den Zehenspitzen. Machen Sie die Übung 2 Minuten lang. Dann wechseln Sie die Seite und rollen mit dem anderen Fuß über die Flasche. Sie müssen dafür nicht unbedingt sitzen, die Übung lässt sich auch gut im Stehen absolvieren. Das Rolltraining aktiviert den Stoffwechsel und hilft vor allem bei Muskel- und Faszienschmerzen. Auch bei Beschwerden in der Ferse, insbesondere beim Fersensporn, hat sie eine schmerzlindernde Wirkung. Mein Tipp: Legen Sie die Wasserflasche vorher kurz ins Gefrierfach, dann wird der Fuß während des Rollens zusätzlich gekühlt.

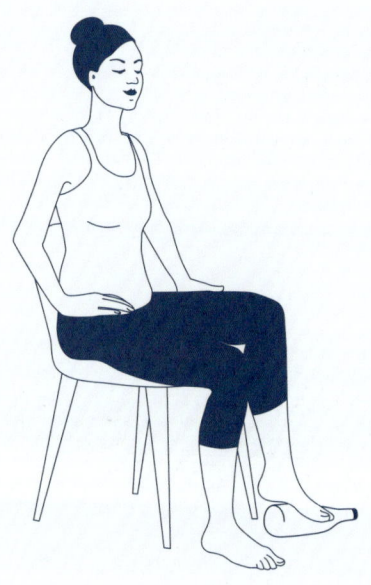

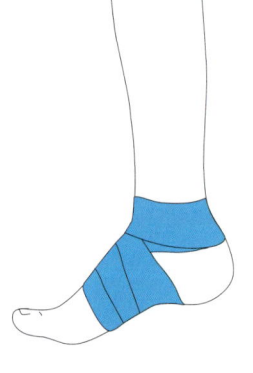

Effektive Unterstützung

Das Flossband haben Sie in diesem Buch ja schon kennengelernt (siehe Seite 45). Es wirkt wohltuend und unterstützt Sie bei Roll- und anderen Übungen. Sie können die Effekte Ihrer Trainingseinheiten für den Fuß damit verstärken. Dafür wickeln Sie das Band von unten nach oben, also von den Zehen Richtung Sprunggelenk wie auf der Abbildung. Achten Sie darauf, dass das Flossband so gebunden wird, dass es etwa zur Hälfte überlappt. Wichtig: Sie sollten das elastische Band auf keinen Fall länger als 2 Minuten tragen.

Tapingbänder gegen Schmerzen

Machen Sie es wie die Sportprofis. Die vertrauen auf bunte Klebebänder an den Gelenken nicht nur in der Nachbehandlung von Verletzungen, sondern auch als Prophylaxe. Tapingbänder am Fuß helfen gegen Schmerzen und bei Bewegungseinschränkungen. Nehmen Sie für die Fußgelenke zwei lange und zwei etwas kürzere Streifen. Den ersten kurzen kleben Sie unterhalb der Zehen quer über die Fußsohle (Abbildung 1). Die beiden langen werden nebeneinander von unterhalb der Zehen bis über die Achillessehne geklebt (Abbildung 2). Den zweiten kurzen Streifen (rot) kleben Sie etwa in der Mitte der Sohle quer über den Fuß (Abbildung 3). Tapingbänder können Sie mehrere Tage lang tragen; sie halten auch unter der Dusche.

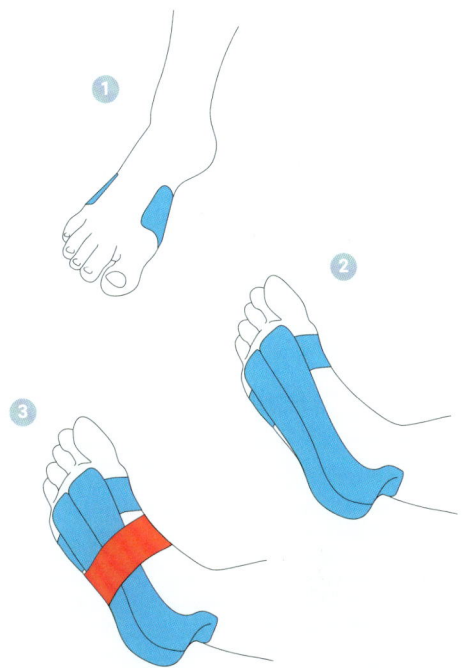

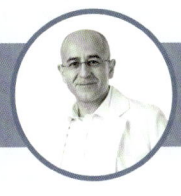

Aus meiner Praxis

Mein Power-Fußbad

Ich empfehle meinen Patienten bei Fußschmerzen, die von Sehnen, Muskeln und Faszien ausgehen, ein warmes Fußbad. Etwa 80 Prozent der Schmerzen lassen sich dadurch lindern, sofern das Bad im Anfangsstadium der Beschwerden gemacht wird. Lösen Sie dafür 1 EL Salz und Meersalz in einer Wanne mit warmem Wasser auf. Füllen Sie zwischendurch häufiger warmes Wasser nach, sodass der Fuß immer optimal gewärmt wird (etwa 38 Grad). Wer krankheitsbedingt kein Schmerzempfinden in den Füßen hat, misst die Temperatur mit einem Thermometer. Lassen Sie die Füße möglichst 2 Stunden im Salzwasser. Das klingt vielleicht ungewöhnlich, doch der Effekt basiert gerade auf der Dauer! Ich habe immer wieder Patienten, die berichten, dass sie ihre Beschwerden danach tatsächlich los waren. Das Gute an Fußbädern ist, dass sie sehr leicht zu machen sind und fast nichts kosten.

DAS KNIE

Unsere Kniegelenke sind am häufigsten von Arthrose betroffen. Ihr komplizierter Aufbau und ihre Verletzungsanfälligkeit verstärken die Probleme, die nicht nur durch den Abrieb der Knorpel, sondern auch an Muskeln, Bändern und Sehnen entstehen. Mithilfe mehrerer Tests können Sie herausfinden, woher Ihre Schmerzen kommen und was Sie dagegen tun können.

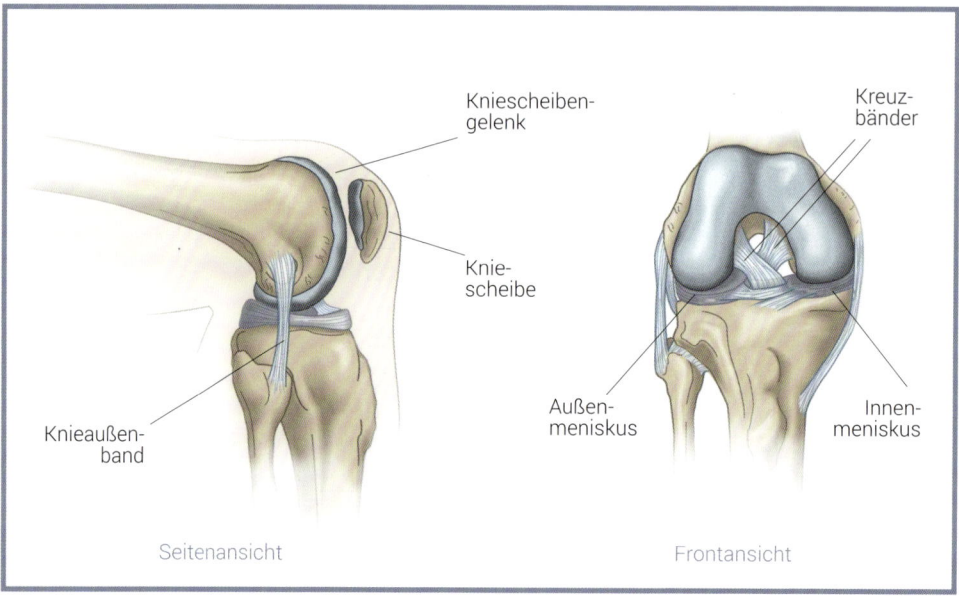

Kniescheiben-gelenk

Kniescheibe

Knieaußen-band

Seitenansicht

Kreuz-bänder

Außen-meniskus

Innen-meniskus

Frontansicht

Das Kniegelenk ist das größte Gelenk in unserem Körper – und leider ist es auch am anfälligsten für Schmerzen. Knochen, Knorpel, Muskeln und ein stabilisierender Bandapparat müssen perfekt aufeinander abgestimmt sein, damit schmerzfreie Bewegungen möglich sind. Hinzu kommt, dass auch andere Gelenke wie etwa die Hüfte, das Sprunggelenk und die Fußgelenke Einfluss darauf haben, wie gut beziehungsweise schlecht es dem Knie geht. Probleme in diesen angrenzenden Gelenken machen sich immer in den Kniegelenken bemerkbar, denn die langen

Ober- und Unterschenkelknochen haben sehr starke Krafthebel, die auf die Knie einwirken. Bewegt die Hüfte sich zum Beispiel nicht flüssig oder hat der Fuß eine Fehlstellung, gerät das Kniegelenk aus dem Gleichgewicht. Auch wenn wir es nur beugen und strecken können, bewegt dieses komplexe Gelenk sich nicht wie ein reines Scharniergelenk. Beim Beugen kommt es zu einer leichten Rotation und zu einer Gleitbewegung. Wenn wir vom Knie sprechen, geht es immer um zwei Gelenke: Das erste große Gelenk ist das zwischen dem Oberschenkelknochen und dem Schienbein, das zweite liegt zwischen dem Oberschenkelknochen und der Kniescheibe. In beiden Gelenken kann man Arthrose haben – sie tritt entweder zusammen oder einzeln auf.

Doch nicht alle Knieschmerzen kommen von einer Arthrose. Vielmehr entstehen die meisten Beschwerden, weil die Sehnen oder Schleimbeutel gereizt oder entzündet sind. Das sollte bei der Diagnose immer in Betracht gezogen werden. Da Knieschmerzen sich unterschiedlich bemerkbar machen, ist es für den Arzt oder den behandelnden Therapeuten immer hilfreich, wenn Patienten ihre Beschwerden genau schildern und einzelne Symptome benennen können.

Selbsttest: Habe ich Arthrose im Kniegelenk?

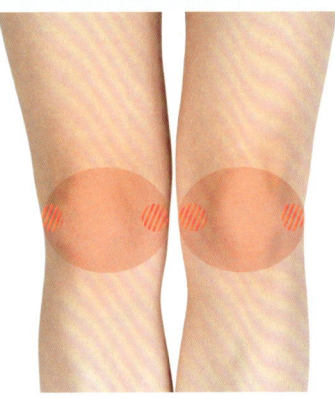

1 Wechseln die Schmerzen im Knie phasenweise zwischen „kaum" oder „keine Schmerzen" und haben Sie manchmal nur in einem Teil des Knies Schmerzen?

2 Schwillt das Kniegelenk häufiger an?

3 Haben Sie eine Morgensteifigkeit oder Anlaufschmerzen, sodass Sie sich erst einlaufen müssen?

4 Können Sie das Knie nicht strecken oder komplett beugen?

5 Haben Sie weitere Risiken für eine Arthrose (siehe Seite 22)?

6 Haben Sie O-Beine und Schmerzen an der Innenseite des Knies?

7 Haben Sie X-Beine und Schmerzen an der Außenseite des Knies?

Auswertung

Wenn Sie mindestens zwei Fragen mit Ja beantwortet haben, haben Sie vermutlich Arthrose in einem Stadium größer als 2. Falls Sie mehr als zwei Fragen mit Ja beantwortet haben, hat die Arthrose wahrscheinlich bereits Stadium 3 oder sogar 4 erreicht. Sie sollten auf jeden Fall einen Orthopäden aufsuchen. Röntgen oder MRT ist sinnvoll, um den Grad des Knorpelschadens eindeutig beurteilen zu können.

Die besten Anwendungen und Übungen

Kohlwickel (siehe Seite 41) sind bei einer aktivierten Kniegelenksarthrose sehr hilfreich. Das gilt auch für die Behandlung mit Arnikaprodukten und Glucosamin (siehe Seite 152). Bei akuten Schmerzen helfen neben Tabletten Hyaluronsäure-Injektionen oder Magnetfeldtherapie (siehe Seite 150 und 155). Als Unterstützung im Alltag kommen auch Orthesen infrage. Dazu gehören stützende Bandagen oder Führungsschienen, die entlasten und Schmerzen verringern. Sehr effektiv sind dabei sogenannte Unloader-Orthesen, die Sie bei der Krankenkasse beantragen können.

Hängen lassen

Bewegung ohne Belastung ist ideal für das Kniegelenk, denn sie regt die Bildung von Knorpelschmiere an.
So geht's: Setzen Sie sich auf einen erhöhten Stuhl oder auf einen Tisch, sodass der Fuß nicht den Boden berührt und der Oberschenkel fest aufliegt. Nun bringen Sie eine Gewichtsmanschette am Fußgelenk an (oder tragen einen sehr schweren Schuh) und pendeln 2 bis 3 Minuten mit dem Fuß vor und zurück. Das Gewicht zieht das Kniegelenk auseinander. Machen Sie die Übung am besten mehrmals am Tag.

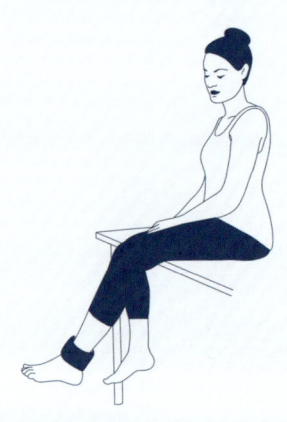

Strecken

Die Streckübung stabilisiert und fördert die Beweglichkeit, ohne das Gelenk zu belasten.
So geht's: Setzen Sie sich genauso wie bei der Hängeübung auf einen erhöhten Stuhl oder einen Tisch. Lassen Sie das Fußgelenk in der Gewichtsmanschette und heben und senken Sie beide Knie jeweils 10- bis 15-mal.

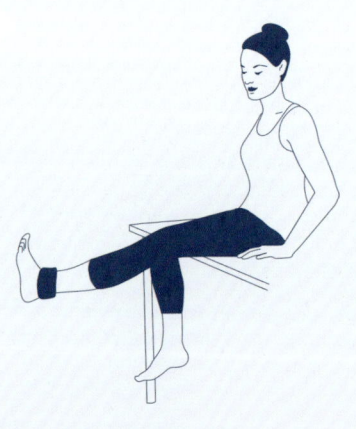

Drücken

Wenn sich das Knie nicht mehr durch-
drücken lässt, kann das Folgeschäden
bis in die Wirbelsäule haben. Beugen Sie
mit dieser Übung vor.
So geht's: Setzen Sie sich auf einen Stuhl.
Stellen Sie einen Hocker in etwa der gleichen Höhe davor und legen Sie einen
Fuß darauf. Versuchen Sie nun, das Knie
durchzudrücken, helfen Sie dabei sanft
mit den Händen nach. Drücken Sie das
Knie etwa 1 Minute lang immer bis an die
Schmerzgrenze.

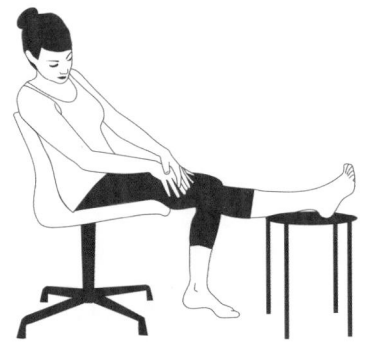

Boden wischen

Mit dieser Übung verbessern Sie die Koordinationsfähigkeit und die Beweglichkeit
des Knies.
So geht's: Setzen Sie sich auf einen Hocker und wischen Sie mit einem Lappen
über den Boden, indem Sie das Kniegelenk
beugen und strecken. Sie können den Ra-
dius auch erweitern. Wichtig ist, dass die
Füße nicht den Bodenkontakt verlieren.
Wischen Sie mit jedem Fuß 1 Minute.

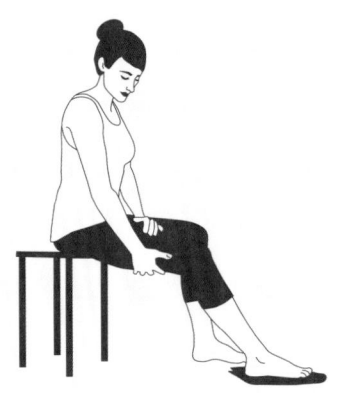

Flossing

Mit dem Einsatz eines Flossbands verbessern Sie
die Durchblutung des Kniegelenks. Binden Sie das
Band von unten nach oben mit einer Überlappung
von etwa 50 Prozent um das Knie. Lassen Sie es
maximal 2 Minuten wirken. In dieser Zeit können
Sie auch eine der Knieübungen machen.

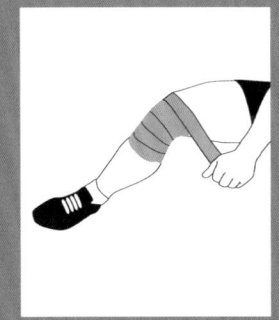

Taping

Ein Tape auf dem schmerzenden Knie
wirkt wie eine kleine Massage.
So geht's: Schneiden Sie ein langes Tape
in zwei Teile. Kleben Sie es über das Bein,
sodass Sie damit das Knie umschließen.
Schneiden Sie ein weiteres langes Tape
der Länge nach in zwei Streifen, die Sie
von unten nach oben links und rechts um
die Kniescheibe herumführen. Anschließend kleben Sie einen Streifen quer unter
das Knie.

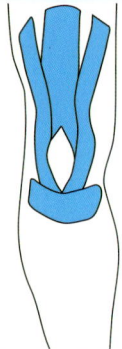

Ohr-Akupressur

Mit dieser Übung stimulieren Sie schmer-
zende Gelenke, ohne sie direkt zu berüh-
ren.
So geht's: Der Punkt für Schmerzen im
Kniegelenk liegt an der gekennzeichneten
Stelle. Sie können ihn etwa 1 Minute lang
mit einer Wäscheklammer stimulieren.
Hilfreich sind auch Ohrsamen oder eine
Dauernadel (siehe Seite 47), für die dies
auch der richtige Punkt ist.

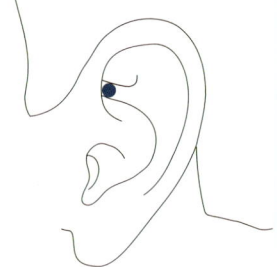

Knie-Akupressur

Fester Druck fördert die Durchblutung und
verbessert die Nährstoffzufuhr im Gelenk.
So geht's: Drücken Sie etwa 1 Minute mit
dem Finger oder mit einem Stift auf die
eingezeichneten Punkte, die rund um das
Knie liegen. Das darf ruhig etwas wehtun.
Sie können auch ein Gitterpflaster aufkleben, dann müssen Sie die Punkte nicht so
genau treffen.

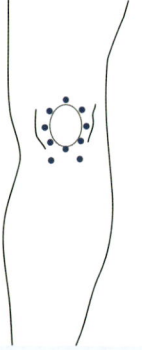

Meine Tipps bei Kniegelenksarthrose

Neben den regelmäßigen Übungen sollten Sie auf einen kniefreundlichen Alltag achten. Denn ob im Büro oder zu Hause – auch zwischendurch können Sie Ihren Knien immer mal wieder etwas Gutes tun.

Wenn Sie länger sitzen, sollten Sie öfter die Beine ausstrecken, denn dann lastet weniger Druck auf dem Knorpel.

•

Meiden Sie Schuhe mit hohen Absätzen. Besonders gut ist es, wenn der Absatz niedriger ist als die Sohle (lassen Sie sich in einem orthopädischen Fachgeschäft beraten).

•

Wenn Sie Treppen steigen, halten Sie sich gut fest und versuchen Sie, so viel Gewicht wie möglich auf das Treppengeländer zu verlagern.

•

Versuchen Sie, wenn möglich, Treppen oder kürzere steile Wegstrecken rückwärts herunterzugehen.

•

Wenn Sie nicht auf dem Rücken schlafen können, legen Sie sich beim Schlafen ein Kissen zwischen die Kniegelenke. Das nimmt den Druck weg.

•

Wenn Sie mit dem Fahrrad unterwegs sind, vermeiden Sie lange Bergauf-fahrten. Steigen Sie lieber vom Fahrrad ab und schieben Sie.

•

Versuchen Sie, in Ihren Alltag leichte Gymnastikübungen zu integrieren. Am besten ist es, wenn Sie die Übungen zum Beispiel mit dem Zähne-putzen kombinieren oder regelmäßig direkt danach absolvieren.

•

Knien Sie nicht auf hartem Boden. Besorgen Sie sich für Garten- oder Handwerksarbeiten ein gut gepolstertes Kniekissen im Baumarkt.

•

Tragen Sie stützende Bandagen, die beim Bewegen Sicherheit geben. Wichtig: Die Bandagen sollten das Gelenk nicht überwärmen.

SEHNEN- UND SCHLEIMBEUTEL-ENTZÜNDUNGEN

Nicht jeder Schmerz im Knie basiert auf Arthrose. Häufig stecken auch Sehnen- und Schleimbeutelentzündungen dahinter. In diesen Fällen ist es wichtig, dass Sie rechtzeitig zum Arzt gehen.

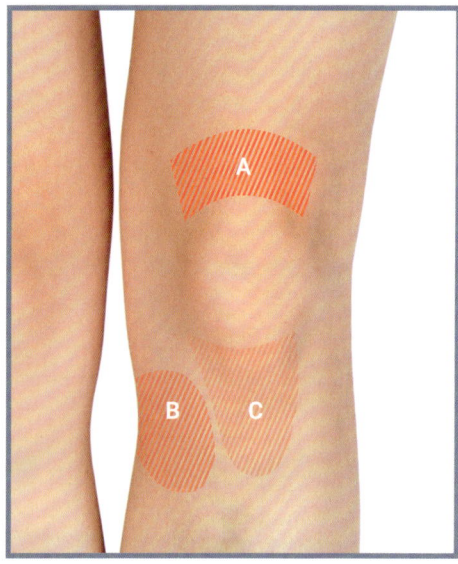

Während Knieschmerzen bei Älteren eher auf Arthrose hindeuten, haben Jüngere häufiger Probleme mit Schleimbeuteln und Sehnen im Knie. Typisch dafür: Sie sind unter 50 Jahre alt, haben mit Sport angefangen, ein Trainingsprogramm nach einer Pause wieder aufgenommen oder Ihre Belastung erhöht? Sie haben starke Fehlstellungen in den Füßen oder in den Beinen (zum Beispiel X- oder O-Beine)? Auch wer viel auf den Knien arbeiten muss, setzt seine Knie besonderen Belastungen aus. Um die Ursache herauszufinden, lokalisieren Sie Ihren Schmerz auf der Abbildung oben:

Bereich A: Liegt der Schmerz in dieser Zone, also oberhalb der Kniescheibe? Das spricht für das sogenannte Quadrizeps-sehnen-Syndrom. Dabei ist die Quadrizepssehne und/oder der Schleimbeutel darunter betroffen. Typischerweise haben Sie Schmerzen, wenn Sie Kniebeugen machen oder die Sehne geschwollen und tastempfindlich ist. Quadrizepssehnen-Probleme treten vermehrt auf, wenn man Sportarten betreibt, die viel Laufen, Springen oder plötzliches Abbremsen erfordern. Sie ist aber auch typisch für Berufstätige, die viel auf den Knien arbeiten.

Bereich B: Schmerzen an der Innenseite und unterhalb der Kniescheibe sprechen für ein Pes-anserinus-Syndrom. Diese Schmerzen verschlimmern sich beim Treppensteigen, in der Hockstellung und nachdem Sie gelaufen oder gesprungen sind. Die Beschwerden lassen häufig im Ruhezustand nach, kehren aber bei erneuter Belastung schnell zurück. Das Knie ist an der betroffenen Stelle berührungsempfindlich oder auch geschwollen. Ursachen für das Syndrom können längeres Gehen auf instabilen oder schrägen Untergründen, abgenutzte Laufschuhe, einseitiges Training, Beckeninstabilität oder Beinfehlstellungen und muskuläre Dysbalancen sein.

Bereich C: Das Patellaspitzensyndrom ist auch unter dem Namen Springer- oder Läuferknie bekannt. Es tritt häufig bei Patienten auf, die Feldsportarten betreiben, die mit vielen Richtungswechseln einhergehen. Auch bei Sprüngen, beim Laufen oder beim Radfahren wird der Bereich der Patellasehne belastet.

Sehnenschmerzen: Darauf sollten Sie achten

Die oben genannten Erkrankungen gehören zu den Überlastungssyndromen der Sehnen des Kniegelenks. Um sie zu vermeiden, sollten Sie Folgendes beachten:

▶ Starten Sie vorsichtig, wenn Sie nach längerer Pause wieder mit Sport anfangen. Orientieren Sie sich nicht an dem Level, auf dem Sie aufgehört haben, sondern starten Sie sicherheitshalber wie ein Anfänger. Ich bin selbst 20 Jahre lang nicht Fahrrad gefahren und habe dann ohne

Vorbereitung eine Tagestour durch Berlin gemacht. Zwei Tage später war ich kaum noch in der Lage, Treppen herunterzugehen. Da ich die Symptome kannte, konnte ich mit Dehnübungen verhindern, dass es noch schlimmer wurde.

▶ Steigern Sie die Intensität des Trainings nur langsam, dehnen Sie Ihre Muskulatur regelmäßig und wärmen Sie sich vor dem Sport gut auf. Achten Sie darauf, dass zwischen den Trainingseinheiten Zeit für die Regeneration bleibt. Brechen Sie das Training sofort ab, wenn Schmerzen auftreten.

▶ Unterschätzen Sie Sehnenschmerzen nicht. Gehen Sie rechtzeitig zum Arzt, wenn Sie Probleme haben. Ist die Sehne deutlich verdickt (leider kommen die meisten Patienten erst dann in die Praxis), helfen Dehnübungen oft nicht mehr, weil sie unter Schmerzen nicht mehr effektiv durchgeführt werden können.

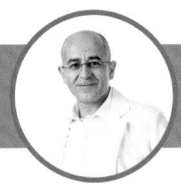

Aus meiner Praxis

Erfolgreich gegen Sehnenprobleme
Ich behandle Sehnenprobleme mit einer Kombination aus Stoßwellentherapie und traditioneller chinesischer Medizin. Bei vielen Patienten wirkt auch eine Eigenblutplasma-Therapie (PRP) sehr gut. Häufig können wir die Schmerzen in wenigen Sitzungen lindern und die Entzündung geht zurück. Injektionen mit Zeel® hemmen

Entzündungen, entsäuernde Infusionen können bei chronischen Problemen helfen (siehe Seite 151). Wird die Sehne anhaltend überbelastet, verschlechtern sich die Symptome. Nicht selten kommt es bei chronischem Verlauf zu schmerzlosen Sehnenrissen. Eine Operation ist dann die letzte Wahl. Das gilt vor allem für die Patella- und die Quadrizepssehne.

SCHMERZEN IM
OBER- UND UNTERSCHENKEL

In unseren Beinen verlaufen viele Sehnen, Bänder, Nerven und Muskeln. Ob nach Verletzungen oder Überlastungen – die Ober- und Unterschenkel schmerzen aus verschiedenen Gründen. Diese Übungen helfen dabei, dass die Beschwerden nachlassen und die Beweglichkeit nicht eingeschränkt wird.

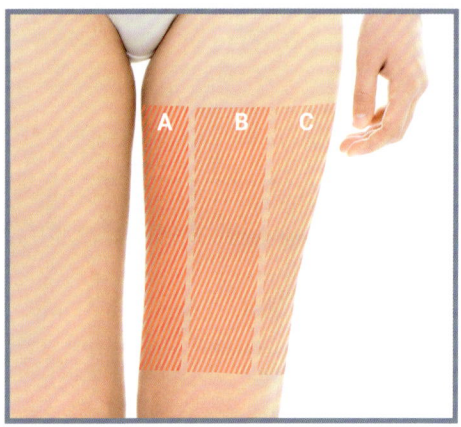

Typische Muskelschmerzen in den Ober- und Unterschenkeln fühlen sich an, als ob es im Bein nach oben oder unten zieht. Die Muskeln sind verhärtet und verspannt. Eventuell können Sie Druckpunkte tasten,

die mehr wehtun als andere Stellen. Ein weiteres Zeichen für muskuläre Schmerzen: Die Beschwerden sind nie ganz weg. Auch gegen diese myofaszialen Schmerzen helfen Maßnahmen, die Sie selbst durchführen können (ab Seite 41). Probieren Sie verschiedene Vorschläge aus (zum Beispiel Triggerpunktmassage oder warme Wickel) und bleiben Sie bei dem, was Ihnen am besten hilft.

Schmerzen im Oberschenkel

Schmerzen im Bereich A
Sie haben Schmerzen an der Innenseite des Oberschenkels? Meistens sind hier die Adduktorenmuskeln betroffen. Die folgenden Übungen lindern die Schmerzen:

Dehnen

Regelmäßiges Dehnen hält beweglich und steigert die Durchblutung.
So geht's: Gehen Sie auf dem Boden in den Schneidersitz und dehnen Sie die inneren Muskeln des Oberschenkels, indem Sie die Kniegelenke mit den Ellenbogen herunterdrücken. Halten Sie den Druck 3 bis 7 Sekunden und wiederholen Sie die Übung 10- bis 15-mal.

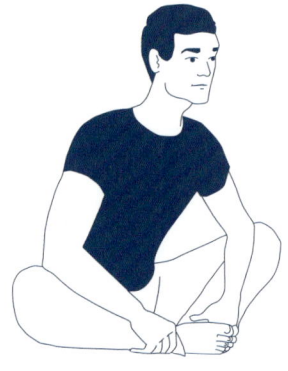

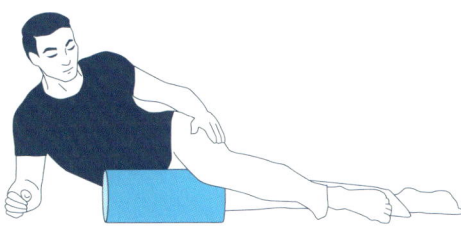

Je flexibler die Muskeln, desto weniger re-
agieren sie mit Schmerzen. Diese Übung
fördert die Flexibilität.
So geht's: Legen Sie das schmerzende
Bein im rechten Winkel mit der Innenseite
auf die Faszienrolle. Rollen Sie nun die
Hüfte langsam vor und zurück, während
Sie den Oberschenkel leicht nach unten
drücken. Halten Sie den Druck mit kleinen
Rollbewegungen auf der schmerzenden
Stelle, bis der Schmerz nachlässt. Mit
kurzen Pausen können Sie den Ober-
schenkel ruhig 5 bis 10 Minuten mit der
Faszienrolle behandeln.

Flossing

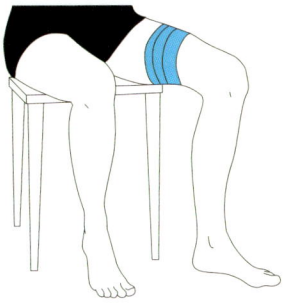

Das kurze Abschnüren verbessert die
Versorgung mit Nährstoffen an schmerzenden Stellen.
So geht's: Wickeln Sie ein Flossband um
die schmerzende Stelle – von oberhalb
des Knies in Richtung Körper. Das Band
wird mit einer Überlappung von 50 Prozent gebunden. Lassen Sie das Flossband
2 Minuten wirken.

Taping

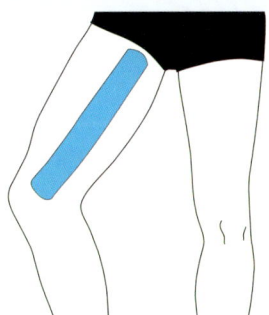

Das heilende Klebeband lockert Muskeln
und hemmt Entzündungen.
So geht's: Kleben Sie ein langes Tape
vom Kniegelenk über die schmerzende
Stelle bis zur Leiste. Um die Wirkung zu
verstärken, können Sie auch zwei Streifen
nebeneinander kleben.

Schmerzen im Bereich B

Schmerzen an der Vorderseite des Oberschenkels können bis ins Knie ziehen. Sie entstehen häufig durch Verspannungen. In vielen Fällen lassen sich die Knie bei dieser Art von Schmerzen nicht richtig durchstrecken. Dagegen können diese Übungen helfen:

Dehnen

Verspannungen haben ungünstige Auswirkungen auf die Beckenstatik und die Wirbelsäule. Dehnen hilft dagegen.
So geht's: Dehnen Sie den großen Oberschenkelstrecker, indem Sie den Fuß Richtung Kniegelenk ziehen. Stützen Sie sich dabei ruhig auf einem Tisch oder einer Fensterbank ab. Dehnen Sie den Oberschenkel 10- bis 15-mal und halten Sie die Dehnung jeweils 3 bis 7 Sekunden. Achten Sie dabei auf Ihre Haltung: Der Oberkörper sollte aufrecht sein.

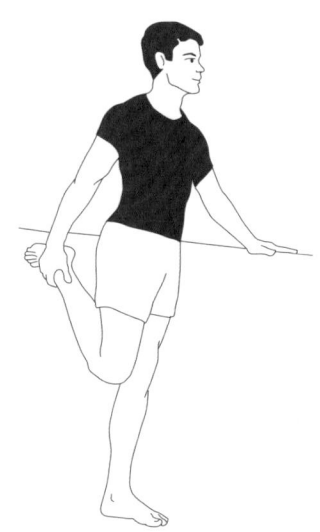

Rollen

Mit der Faszienrolle können Sie gegen Muskelkrämpfe vorbeugen. Diese Übung wirkt wie eine Massage und macht die Muskeln wieder geschmeidig.
So geht's: Legen Sie sich auf den Boden, gehen Sie in den Unterarmstütz und spannen Sie die Bauchmuskeln an. Platzieren Sie die Rolle unter den Oberschenkeln. Rollen Sie mit den Oberschenkeln auf der Faszienrolle über den Muskel und seine Schmerzpunkte. Wenn Sie die Wirkung der Übung verstärken wollen, können Sie zusätzlich ein Flossband nutzen (Achtung: Das Band nicht länger als 2 Minuten tragen). Rollen Sie mit kurzen Pausen 5 bis 10 Minuten.

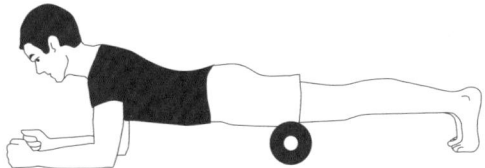

Schmerzen im Bereich C

Schmerzen an der Außenseite des Oberschenkels entstehen häufig durch Überlastung oder durch ungewohnte Bewegungen, wenn man längere Zeit nicht trainiert hat und zu ehrgeizig wieder anfängt. Dehnübungen schaffen Abhilfe und wirken schmerzlindernd.

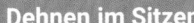

Dehnen im Sitzen

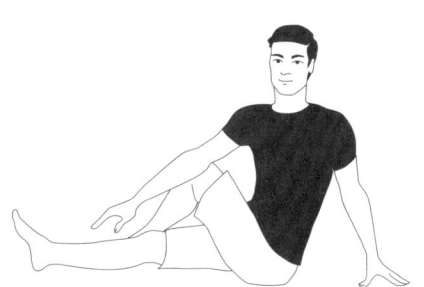

Mit dieser Übung dehnen Sie nicht nur die Beine, sondern zugleich auch die Rumpfmuskulatur.

So geht's: Setzen Sie sich mit aufrechtem Oberkörper auf den Boden und führen Sie das schmerzende Bein über das liegende Bein. Nun drehen Sie den Oberkörper zur Seite und drücken mit dem Ellenbogen gegen das Knie, sodass die Außenseite des Oberschenkels gedehnt wird. Drücken Sie das Knie 3 bis 7 Sekunden. Wiederholen Sie die Übung 10- bis 15-mal.

Dehnen im Stehen

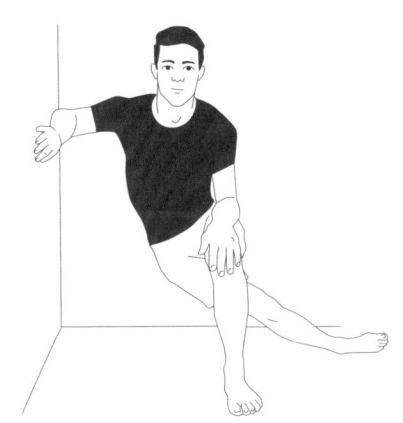

Diese Übung lockert die überlastete Oberschenkelmuskulatur.

So geht's: Lehnen Sie sich mit dem Unterarm an eine Wand und legen Sie das schmerzende Bein schräg nach hinten wie auf der Abbildung. Senken Sie nun das Gesäß, indem Sie das vordere Knie leicht beugen, sodass die Außenseite des schmerzenden Beins gedehnt wird. Halten Sie die Position 3 bis 7 Sekunden (mit 10 bis 15 Wiederholungen).

Tipp: Auch diese Übung wirkt effektiver, wenn Sie sie mit einem Flossband ausführen (Achtung: Das Band nicht länger als 2 Minuten über den schmerzenden Muskel binden).

Schmerzen im Unterschenkel

Lokalisieren Sie Ihren Schmerz auf dieser Abbildung, um die richtigen Übungen zur Schmerzlinderung zu finden.

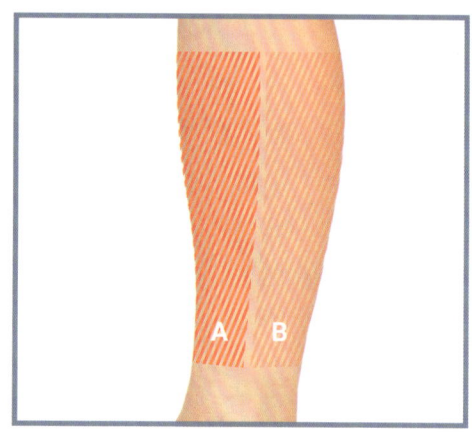

Schmerzen im Bereich A

Die Schmerzen an der Außenseite der Wade kommen vom kleinen Gesäßmuskel, vom langem Unterschenkelmuskel oder vom kurzen Unterschenkelmuskel. Die folgenden Übungen können helfen:

Dehnen

Diese Übung können Sie ohne großen Aufwand überall durchführen. Sie hilft sehr gut gegen ziehende Schmerzen in den Waden.

So geht's: Stellen Sie sich vor eine Wand und stützen Sie die Hände dagegen. Das schmerzende Bein steht hinten. Die Fußsohle steht ganz auf dem Boden, das Knie ist komplett durchgestreckt. Nun lehnen Sie sich nach vorn und halten die Streckung 3 bis 7 Sekunden. Wiederholen Sie dies 10- bis 15-mal.

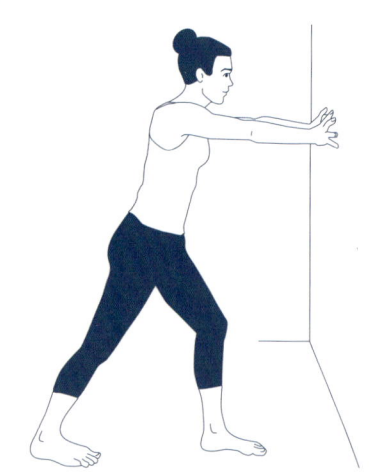

Rollen

Mit der Fazienrolle können Sie verkrampfte Muskeln im hinteren Unterschenkel lösen und Wadenkrämpfen vorbeugen.
So geht's: Setzen Sie sich auf den Boden und legen Sie die Faszienrolle unter den Unterschenkel. Stützen Sie sich mit den Armen ab und versuchen Sie, das Gesäß anzuheben. Rollen Sie langsam vor und zurück, drücken Sie das Bein fest auf die Rolle. Wenn Sie ein Bein über das andere legen (wie auf der Abbildung), erhöht sich der Druck. Rollen Sie bis zu 10 Minuten.

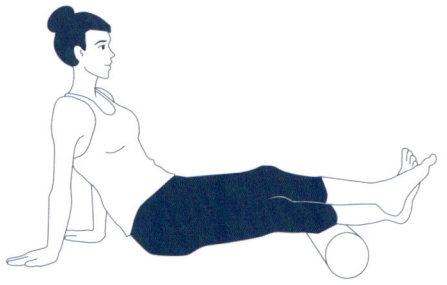

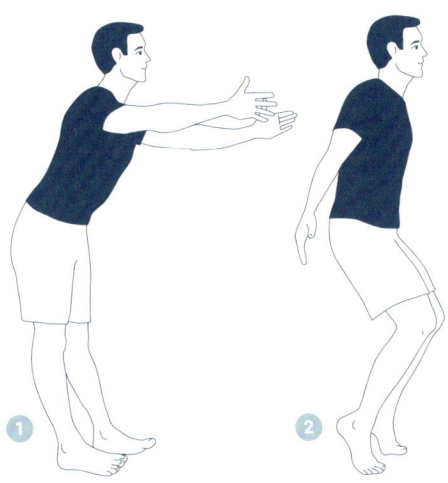

Ziehen

Mit dieser Übung beugen Sie gegen Beschwerden vor und kräftigen die Muskulatur.

So geht's: Verlagern Sie im Stehen den Körperschwerpunkt auf die Fersen und heben Sie die Zehen an (Abbildung 1). Gehen Sie dann leicht in die Knie und „rollen" Sie fließend über die Fußmitte auf die Zehenspitzen (Abbildung 2). Wiederholen Sie dies bis zu 15-mal.

Schmerzen im Bereich B

Schmerzen in der Wade, die sich bis zur Außenseite des Unterschenkels ziehen, können vom vorderen Schienbeinmuskel kommen. Mit Dehnübungen lassen sich die Schmerzen lindern.

Dehnen im Stehen

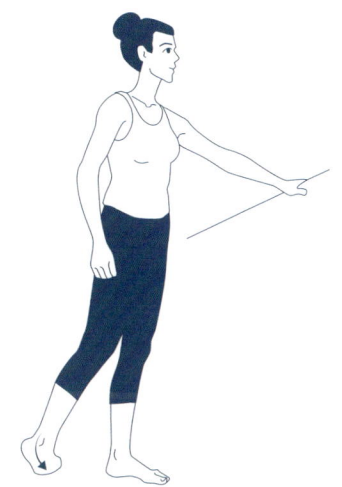

Entspannen Sie die Muskeln und das Bindegewebe im Unterschenkel mit dieser Dehnung.

So geht's: Stellen Sie sich auf einen Fuß und knicken Sie den anderen so nach innen, dass die Vorderseite des Unterschenkels gedehnt wird. Halten Sie die Spannung 3 bis 7 Sekunden. Wechseln Sie anschließend die Seite, auch wenn nur ein Bein schmerzt. Damit Sie nicht das Gleichgewicht verlieren, können Sie sich während des Dehnens an der Wand oder an einem Tisch festhalten.

Tipp: Verstärken Sie den Effekt der Dehnübungen mit einem Flossband um den Schmerzpunkt oder mit einem Tape, das von der Fußsohle über die Achillessehne geklebt wird.

Für diese Übung sollten Sie sportlich sein.
Sie ist schwieriger, wirkt aber auch effek-
tiver als das Dehnen im Stehen.
So geht's: Stützen Sie sich mit beiden
Händen auf einen Hocker, Stuhl oder
Tisch, sodass Sie sicher stehen. Strecken
Sie die Füße wie auf der Abbildung nach
hinten, sodass Sie auf den umgeknickten
Zehen stehen. Halten Sie die Spannung
3 bis 7 Sekunden und wiederholen Sie die
Übung 10- bis 15-mal.

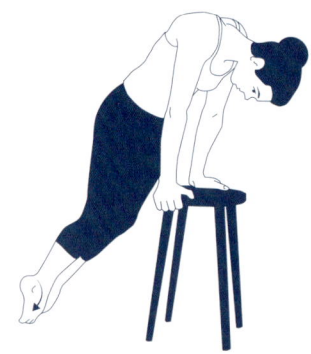

Wenn Ihnen das Stehen auf den umgeknickten Zehen zu schwierig ist, können
Sie die Übung auch etwas sanfter im
Sitzen machen. Dafür brauchen Sie
einen Hocker.
So geht's: Setzen Sie sich auf den Hocker,
heben Sie das schmerzende Bein und
legen Sie es auf das Knie des anderen
Beins. Strecken Sie den Fuß wie auf der
Abbildung und ziehen Sie die Zehen zu
sich heran. Halten Sie die Dehnung jeweils 3 bis 7 Sekunden und machen Sie
10 bis 15 Wiederholungen. Achten Sie
darauf, dass Sie den Oberkörper während
der Übung gerade halten.

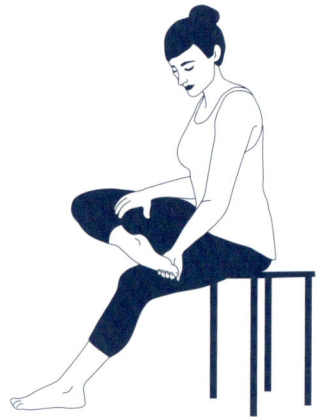

Taping
Das Tapen entlastet und hilft aus Schonhaltungen heraus.
Viele nutzen es nicht nur zum Sport, sondern auch im Beruf oder zu Hause. Fangen Sie an der Innenseite des Fußes
am Quergewölbe an und kleben Sie ein langes Tape über
den Fußrücken Richtung Sprunggelenk. Führen Sie es dann
an der Außenseite des Beins bis zum Kniegelenk hoch.

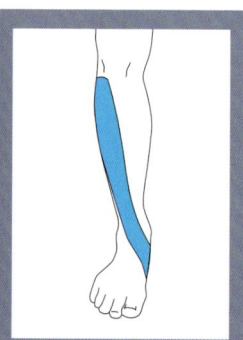

Arthroskopie hilft nicht bei Kniearthrose

Wenn Ihnen eine angeblich heilsame und schmerzlindernde Kniespiegelung als Therapie angeboten wird, sollten Sie misstrauisch sein. Der Nutzen der Arthroskopie ist bei Kniearthrose nicht bewiesen. Sie setzen sich unnötigen Risiken aus.

Ob zur Diagnose oder gleich zur Therapie – bis vor einigen Jahren war die Arthroskopie bei Kniearthrose ein weitverbreiteter Eingriff. Dabei führt der Arzt eine Sonde mit einer winzigen Kamera durch einen kleinen Hautschnitt ins Gelenk und kann das „Innenleben" dann auf einem Monitor sehen. Durch weitere Einschnitte in die Haut führt er kleine Arbeitsgeräte ein, mit denen er bei Bedarf krankhafte Veränderungen behandeln kann – zum Beispiel Knorpel- und Gelenk-flächen glätten. Mithilfe einer Salzlösung wird das Gelenk „gespült" und das abge-tragene Material abtransportiert. Der Eingriff findet stationär oder ambulant statt.

Inzwischen weiß man: Die therapeutische Kniespiegelung ist bei Arthrose nicht nur wirkungslos, sie kann sogar schaden! Häufig hielten die Verbesserungen nach der Behandlung nur ein paar Wochen an und die Beweglichkeit konnte nicht nennenswert gesteigert werden. Nachdem mehrere groß angelegte Studien dies bestätigt haben, zahlen die gesetzlichen Krankenkassen die Methode bei Arthrose im Knie nicht mehr. Die sogenannten Schlüsselloch-Eingriffe werden zwar bei Verletzungen am Meniskus oder Kreuzband, bei Gelenkblockaden und anderen Beschwerden weiterhin eingesetzt, bei Arthrose-Patienten mit Knieproblemen sind sie jedoch nicht zu empfehlen.

Osteotomie: „Knochenschnitte" bei Fehlstellungen

Menschen mit Fehlstellungen in den Beinen werden manchmal mit der sogenannten Osteotomie behandelt (übersetzt: „Knochenschnitt"). Damit werden Fehlstellungen so korrigiert, dass sich die Belastung auf das gesamte Knie verteilt. Der Eingriff wird meist bei X- oder O-Beinen, unterschiedlichen Beinlängen oder Fehlstellungen nach Knochen-brüchen gemacht. Die Knochen werden dabei zuerst durchtrennt und dann – korrigiert – wieder zusammengesetzt und fixiert. Ein Großteil der Osteotomien wird an Hüft-, Knie- und Fußgelenken durchgeführt. Je nachdem, welcher Knochen die Fehlstellung verursacht, setzt der Chirurg bei Knieeingriffen entweder am Oberschenkel-knochen oder am Schienbein an. Die Heilung nach einer Osteotomie kann mehrere Monate dauern.

DIE HÜFTE

Unser Hüftgelenk wird stark beansprucht und trägt die Hauptlast des Körpers. Es sorgt dafür, dass wir die Beine in alle Richtungen bewegen können. Der Verschleiß an diesem Gelenk ist deshalb eine sehr häufige Form der Arthrose. Kein Gelenk wird so oft ersetzt wie das Hüftgelenk.

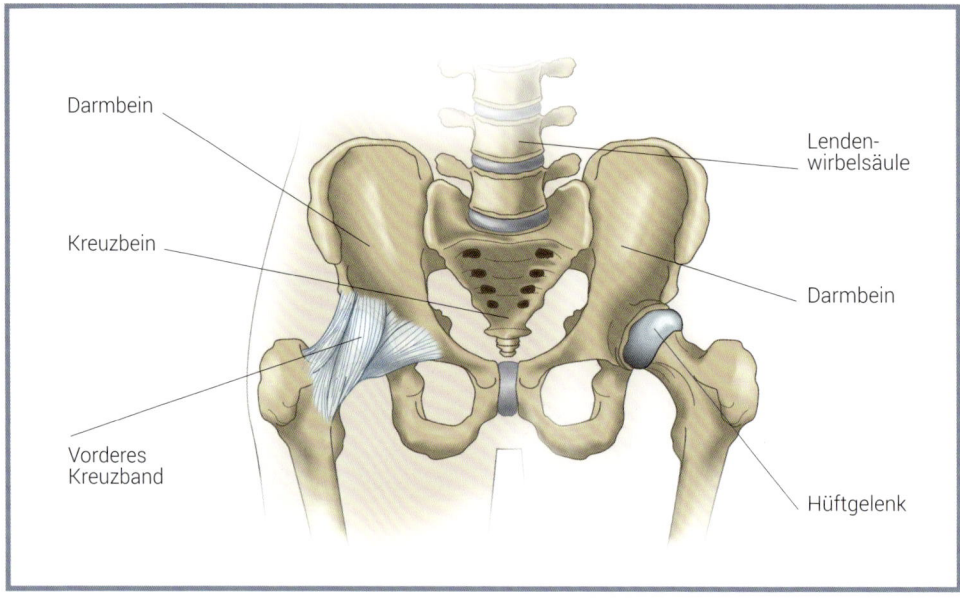

Wenn Arthrose in der Hüfte Schmerzen bereitet, spüren wir das vor allem in der Leiste. Mehr als 200.000 Menschen werden jedes Jahr operiert, weil Sie an Hüftarthrose leiden. Wie Arthrose in anderen Gelenken entwickelt sich auch die Hüftarthrose über Jahre hinweg sehr schleichend und macht sich in den Anfangsstadien kaum bemerkbar. Häufig wundern sich meine Patienten bei der Diagnose, da sie bei Leistenschmerzen nicht an eine Arthrose denken. Ich habe sogar schon Patienten gesehen, die so starke Arthrose hatten, dass Bewegungen ohne Schmerzen nahezu unmöglich waren und die

Betroffenen kaum noch aufrecht gehen konnten. Dies kann zu Beinverkürzungen führen, die wiederum andere Beschwerden wie zum Beispiel Rückenschmerzen nach sich ziehen.

Schmerzen im Bereich der Hüfte können natürlich auch andere Ursachen als Arthrose haben. Manchmal kommen auch mehrere Beschwerden zusammen. Da diese sich oft überlappen, ist die Ursachensuche nicht ganz einfach. Bei der Diagnose gibt es jedoch zwei relativ sichere Zeichen für Arthrose: Das Gelenk lässt sich schlecht bewegen und bei der Drehung nach innen treten Schmerzen in der Leiste auf. Zum Glück wird eine gesunde Hüfte nicht so leicht verletzt wie zum Beispiel das Kniegelenk, bei dem auch Bagatellverletzungen den Knorpel schädigen können. Nur wenn die Hüftpfanne nicht richtig ausgebildet ist – wie zum Beispiel bei einer Hüftdysplasie –, ist das Hüftgelenk anfälliger. Dass Frauen öfter Hüftprobleme haben als Männer, liegt möglicherweise daran, dass das weibliche Becken etwas breiter ist und eher eine Tendenz zu X-Beinen besteht.

Im Alltag nutzen wir all die Bewegungsmöglichkeiten der Hüfte leider viel zu selten. Daher setzen erfolgreiche Behandlungen vor allem auf Bewegung. Eine Arthrose im Hüftgelenk macht sich bei vielen Tätigkeiten bemerkbar. Wenn es Ihnen schwerfällt, beim Treppensteigen die Hüfte zu beugen, die Schuhe und die Strümpfe anzuziehen oder auch zu wandern, ohne dabei Schmerzen zu haben, können das Hinweise sein. Die Schmerzen strahlen manchmal auch in die Beine und ins Gesäß aus.

Selbsttest: Habe ich Arthrose in der Hüfte?

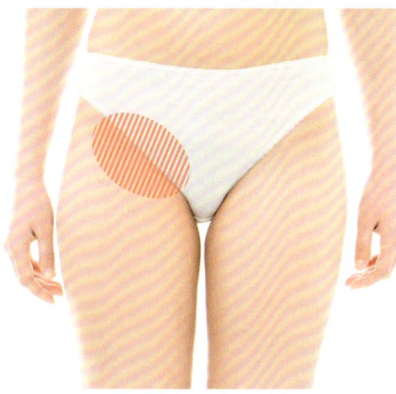

1 Haben Sie beim Gehen, Stehen oder im Ruhezustand Schmerzen in der gekennzeichneten Region?

2 Haben Sie an der markierten Stelle Schmerzen, wenn Sie das Bein nach innen drehen?

3 Sind Sie über 60 Jahre alt?

4 Wechselt es, dass Sie keine oder kaum Schmerzen, dann aber heftige Schmerzen in dem gekennzeichneten Bereich haben?

5 Haben Sie Fehlstellungen in den Beinen, zum Beispiel X- oder O-Beine?

6 Bestehen bei Ihnen noch weitere Arthrose-Risiken (siehe Test auf Seite 26)?

Auswertung
Wenn Sie mindestens zwei Fragen mit Ja beantwortet haben, haben Sie vermutlich eine Hüftarthrose in einem Stadium größer 2. Wenn Sie mehr als zwei Fragen mit Ja beantwortet haben, hat die Arthrose wahrscheinlich Stadium 3 oder sogar 4 erreicht.

Meine besten Übungen und Anwendungen

Wer unter Hüftgelenksarthrose leidet, sollte im Alltag darauf achten, häufiger die Haltung zu ändern – also mal zu sitzen, mal zu stehen, mal zu liegen. Die beste Therapie sind aber Dehnübungen, damit es nicht zu Verkürzungen kommt, muskuläre Dysbalancen ausgeglichen werden können und die Beweglichkeit erhalten bleibt. Die Dehnübungen sind vor allem für all jene wichtig, die viel sitzen. Denn gerade dabei kommt es durch die ständige Beugung im Hüftgelenk zu großen Problemen. Da das Hüftgelenk sehr tief im Körper sitzt, sind Wickel nicht sinnvoll. Hilfreich können Glucosamin- oder Grünlippmuschelprodukte sein (siehe Seite 152). Ich habe im Bereich der Hüfte auch gute Erfahrungen mit Akupunktur (siehe Seite 47) sowie Hyaluronsäure-Injektionen und Magnetfeldtherapie (siehe Seite 150 und 155) gemacht. Idealerweise lassen sich verschiedene Methoden und Anwendungen kombinieren.

Dehnen

Wenn wir viel sitzen, fehlt dem Hüftgelenk die Streckung. Mit dieser Übung können Sie das ändern.
So geht's: Stützen Sie sich mit den Ellenbogen auf eine Bank, ein Tischchen oder einen anderen halbhohen Gegenstand. Stellen Sie ein Bein mit dem Fuß auf und beugen Sie das andere Bein im Kniegelenk. Nun drücken Sie die Hüfte 10- bis 15-mal nach vorn und halten die Dehnung jeweils 3 bis 7 Sekunden.

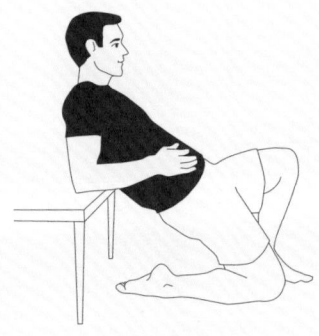

Ziehen

Stärken Sie das Hüftgelenk, indem Sie die Hüfte heranziehen.
So geht's: Setzen Sie sich aufrecht mit dem Rücken an eine Wand. Halten Sie den Rücken gerade und ziehen Sie die Füße Richtung Körper wie auf der Abbildung. Halten Sie die Dehnung 3 bis 7 Sekunden und wiederholen Sie dies 10- bis 15-mal.

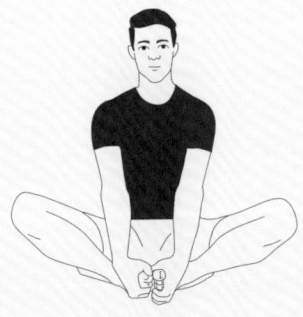

Strecken

Dies ist die einfache Variante zur Dehn-
übung auf den Knien, die Sie auch im
Stehen machen können.

So geht's: Stellen Sie ein Bein auf einen
Hocker, sodass das Standbein und das
Bein auf dem Hocker parallel stehen (Abbildung 1). Stützen Sie die Arme auf dem
hochgestellten Knie ab und bewegen Sie
das Knie langsam nach vorn, bis Sie im
hinteren Bein eine Dehnung spüren (Abbildung 2). Halten Sie den Rücken dabei
gerade. Absolvieren Sie 10 bis 15 Wiederholungen, bei denen Sie jede Dehnung
3 bis 7 Sekunden halten.

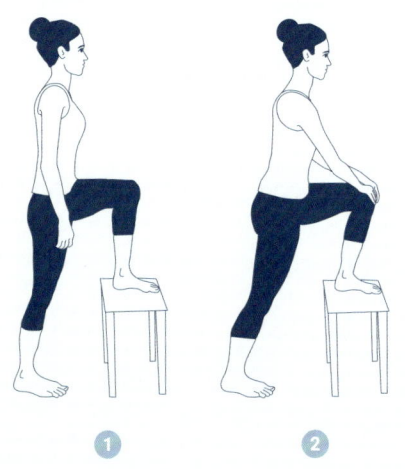

Drehen

Mit einer leichten Drehung nach außen
werden die Muskeln gestärkt und das
Hüftgelenk bewegt.

So geht's: Legen Sie sich auf die Seite
und heben Sie das obere Bein an. Versuchen Sie, das Kniegelenk in der Position
zu halten und gleichzeitig den Fuß abwechselnd nach oben und nach unten zu
drehen (Abbildung 1). Um die Innendreher
zu trainieren, heben Sie das Kniegelenk
weiter an und heben und senken den Fuß
(Abbildung 2). Machen Sie beide Übungen
jeweils 10- bis 15-mal und wechseln Sie
dann die Seite.

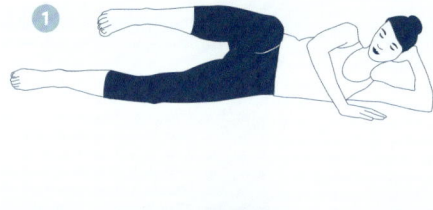

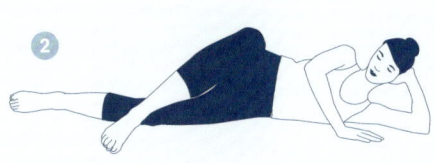

Mein Tipp: Legen Sie sich entspannt auf
den Rücken, stellen Sie die Füße auf und
bewegen Sie die Knie nach links und
rechts, die Schultern bleiben am Boden.
So wird die Hüfte mobilisiert.

Katzenbuckel

Diese Übung hilft gegen Hüftschmerzen, die durch Verspannungen entstehen.
So geht's: Machen Sie im Vierfüßlerstand einen Katzenbuckel. Ziehen Sie dafür den Bauch ein und lassen Sie den Kopf hängen. Dabei atmen Sie langsam aus. Halten Sie die Position ein paar Sekunden. Dann heben Sie Kopf und Gesäß und lassen den Rücken durchhängen, während Sie einatmen. Halten Sie diese Position ebenfalls ein paar Sekunden und wiederholen Sie die Übung 10- bis 15-mal.

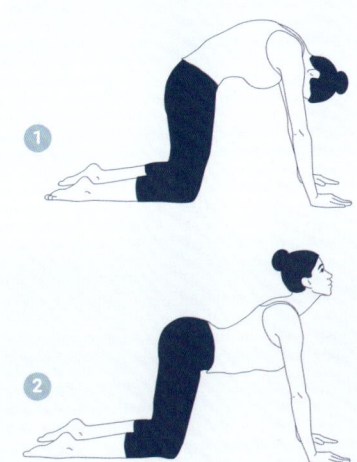

Vierfüßler-Hüftstreckung

So stärken Sie Ihre Gesäßmuskeln, um die Hüftgelenke zu entlasten.
So geht's: Gehen Sie in den Vierfüßlerstand und stützen Sie die Unterarme auf dem Boden ab. Nun heben Sie ein Bein etwa im rechten Winkel nach oben und senken Sie es wieder ab. Wichtig: Verdrehen Sie die Hüfte dabei nicht. Wechseln Sie nach 10 Wiederholungen die Seite.

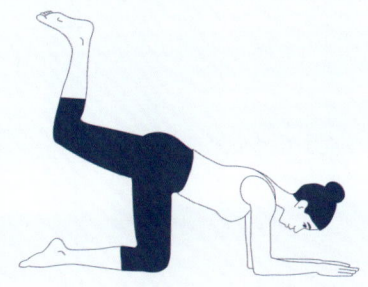

Wandstütz

Mit dieser Übung wird die Muskulatur rund um die Hüfte herum gestärkt.
So geht's: Stellen Sie sich vor eine Wand und drücken Sie den Rücken dagegen. Nun beugen Sie die Knie und „rutschen" 10- bis 15-mal an der Wand nach unten und oben. Wichtig: Gehen Sie nicht tiefer als bis in die Waagerechte, sodass die Oberschenkel parallel zum Boden bleiben.

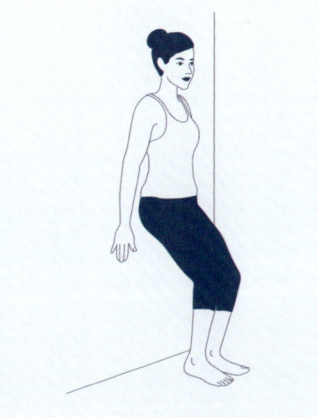

Meine Tipps bei Hüftarthrose

Bewegung, Bewegung, Bewegung – auch bei Schmerzen in der Hüfte sollten Sie nicht rasten. Mit sanften Sportarten, regelmäßigen Dehnübungen und mechanischen Hilfen wie Einlagen zum Ausgleich von Fehlstellungen können Sie viel erreichen.

Wechseln Sie zu Sportarten mit harmonischen Bewegungen wie zum Beispiel Yoga, Schwimmen oder Radfahren.

•

Führen Sie zwei- bis dreimal in der Woche Dehnübungen für die Hüfte durch und versuchen Sie dabei, die Bewegungsmöglichkeiten der Hüfte komplett auszuschöpfen.

•

Lassen Sie Fehlstellungen der Kniegelenke und Füße kontrollieren. Oft reichen kleine Helfer wie zum Beispiel Einlagen aus, um die Achsen und die Statik deutlich zu verbessern.

•

Stoßabsorbierende Schuhe oder Einlagen können die Hüftgelenke entlasten und Schmerzen reduzieren.

•

Versuchen Sie, Ihr Gewicht zu reduzieren, wenn Sie übergewichtig sind.

•

Schlafen Sie nachts auf der gesunden Hüftseite. Ein Kissen zwischen den Kniegelenken kann Erleichterung bringen (siehe Seite 59).

•

Tragen Sie möglichst keine schweren Gegenstände: Mehr als 15 Kilo sollten Sie nicht hochheben.

•

Warten Sie nicht zu lange. Lassen Sie Schmerzen schnell behandeln, um keine weiteren Verkürzungen der Muskulatur zu bekommen.

•

Setzen Sie sich möglichst nicht auf weiche und tiefe Sessel. Wenn Sie etwas erhöht sitzen, können Sie leichter aufstehen.

SEHNEN- UND SCHLEIMBEUTEL-ENTZÜNDUNGEN IN DER HÜFTE

Wenn es in der Hüfte sticht und zieht, kann dies auch andere Ursachen haben als Arthrose. Besonders empfindlich für Entzündungen sind der Sehnenansatz und der Schleimbeutel am sogenannten großen Rollhügel. Auch wenn die Entzündungen in vielen Fällen von selbst heilen, sind unterstützende Übungen sinnvoll.

Schleimbeutel dienen als Puffer zwischen Sehnen und Knochen. Die mit einer Flüssigkeit gefüllten kleinen Beutel finden sich überall im Körper. Sie verhindern Reibung, wenn die Gelenke bewegt werden: Ohne Schleimbeutel würden die empfindlichen Sehnen direkt über die Knochen „schrubben" und sich noch leichter entzünden. Besonders häufig zeigen sich Schleimbeutel- und Sehnenansatzentzündungen am großen Rollhügel, einem Knochen an der seitlichen Hüfte. Sie machen durch Schmerzen an den äußeren Seiten der Hüfte (markierte Zone auf der Abbildung) auf sich aufmerksam. Bei jüngeren Patienten sind Fehlstellungen, Stürze, hüftbelastende Sportarten, Überlastungen oder eine schwache Pomuskulatur die häufigsten Ursachen. Bei älteren treten die Entzündungen meist als Folge einer Hüftarthrose oder nach einer Hüftoperation auf, wenn sich die Anatomie verändert hat oder die Hüfte einseitig belastet wurde. Der Schmerz an der äußeren Hüfte tritt auf, wenn man versucht, das Bein seitlich abzuspreizen. Der Schmerz kann dabei bis ins Knie oder Gesäß ausstrahlen. Da die Schwellung bei einer Schleimbeutelentzündung von großen Muskeln verdeckt wird, ist sie von außen nicht zu

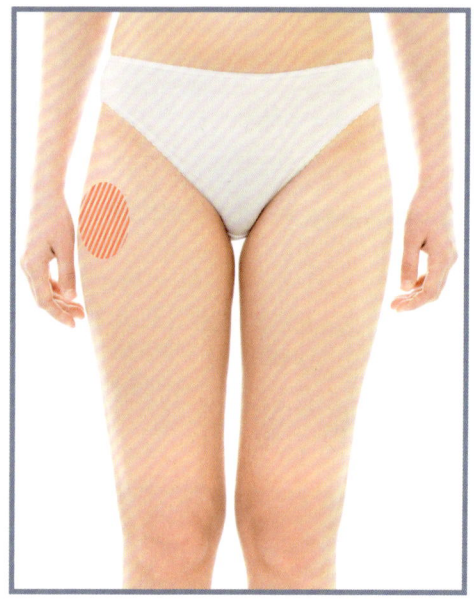

erkennen. Patienten spüren Schmerzen, wenn sie längere Zeit auf der betroffenen Hüfte liegen. Die Erkrankung heilt manchmal von allein, was allerdings lange dauert und viel Geduld erfordert. Lassen Sie sich von Ihrem Arzt über Medikamente und andere Maßnahmen beraten. Mit dehnenden und kräftigenden Übungen (siehe rechte Seite) kann man die Beweglichkeit nach der Akutphase verbessern. Oft bringt das gründliche Abtasten der Hüfte schon die richtige Diagnose.

Dehnen im Stehen

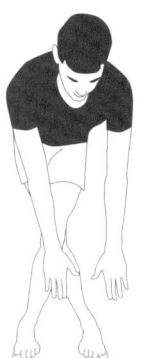

Hier wird die Außenseite der Hüfte im Stehen gedehnt.

So geht's: Stellen Sie sich mit überkreuzten Beinen auf – das schmerzende Bein ist dabei hinten. Jetzt versuchen Sie, mit durchgestreckten Knien die Zehen zu berühren. Halten Sie die Dehnung in der Position, die Sie erreichen können, ohne dass es schmerzt, 3 bis 7 Sekunden und machen Sie 10 Wiederholungen. Übertreiben Sie es nicht – Sie müssen nicht unbedingt den Boden berühren.

Stärken im Sitzen

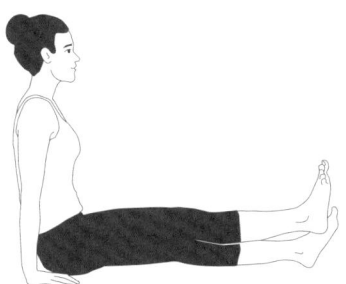

Dehnen und kräftigen Sie die Hüft- und Pomuskulatur durch Beinheben.

So geht's: Setzen Sie sich aufrecht auf den Boden und schieben Sie die Hände unter das Gesäß. Wenn Sie im Alltag ohnehin viel sitzen, können Sie sich auch auf den Rücken legen. Strecken Sie das schmerzende Bein und heben Sie es 8 bis 10 Zentimeter an, der Oberkörper bleibt dabei aufrecht. Halten Sie das Bein 3 bis 7 Sekunden und senken Sie es wieder ab. Wiederholen Sie dies 10-mal.

Kräftigen im Liegen

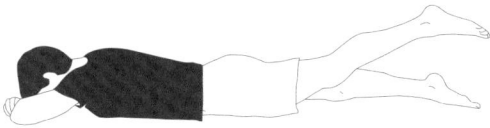

Mit dieser Übung werden die Hüft- und die Pomuskulatur gestärkt.

So geht's: Legen Sie sich auf den Bauch, der Kopf liegt mit der Stirn entspannt auf den angewinkelten Armen. Strecken Sie das schmerzende Bein und heben Sie es ein paar Zentimeter an. Halten Sie das Bein 3 bis 7 Sekunden in der gehobenen Position und legen Sie es wieder ab. Wiederholen Sie dies 10-mal.

GUTES FÜR DIE HÜFTE

Damit das Kugelgelenk in der Körpermitte Sie noch lange schmerzfrei aufrecht hält, sollten Sie ihm im Alltag immer mal wieder einen kleinen Gefallen tun. Gönnen Sie Ihren Hüftgelenken nicht nur Bewegung. Auch Akupressur, Wärme oder orthopädische Hilfsmittel tun ihnen gut.

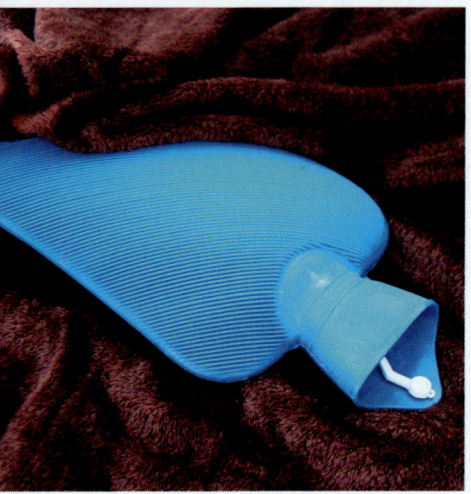

Wohltuende Wärme

Viele Menschen sind sehr wetterfühlig, sie spüren das Wetter regelrecht in den Knochen. Ist es draußen kalt und feucht, macht sich die Hüfte mit Schmerzen bemerkbar. Halten Sie sie deshalb immer schön warm. Das gilt für draußen mit der entsprechenden Kleidung genauso wie für drinnen. Legen Sie zur Entspannung zwischendurch häufiger mal eine Wärmflasche auf und machen Sie es sich gemütlich. Auch nachts im Bett sollte es nicht „ziehen", wenn die Bettdecke mal verrutscht. Wärme entspannt, lockert die Muskulatur und lindert Schmerzen. Ein Urlaub in Regionen mit wärmerem Klima ist für viele Hüftpatienten ein Segen.

Angenehmer Druck

Auf der Abbildung sehen Sie, wo die Nahpunkte für die Hüftgelenke auf der Außenseite der Oberschenkel und des Gesäßes liegen. Stimulieren Sie diese Punkte, indem Sie mit dem Finger oder mit einem Massagestift darauf drücken (pro Punkt etwa 1 Minute – so fest, dass Sie einen leichten Schmerz spüren, aber nicht so fest, dass Sie sich verletzen). Die gekennzeichneten Stellen sind auch die Punkte für Schröpfgläser. Ebenfalls hilfreich kann es sein, wenn Sie ein Gitterpflaster auf die Punkte kleben. Das hat den Vorteil, dass Sie die Punkte nicht genau treffen müssen. Auch der Einsatz von Akupunkturnadeln kann Schmerzen lindern. Mit Nadeln sollten Sie sich aber nur von einem ausgebildeten Therapeuten behandeln lassen.

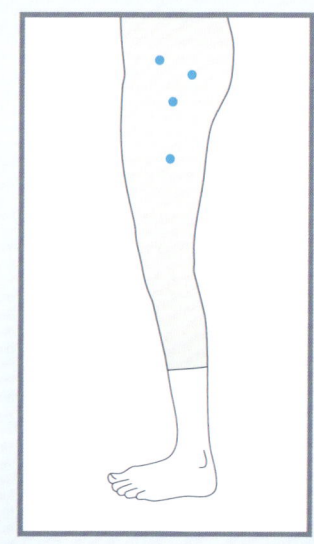

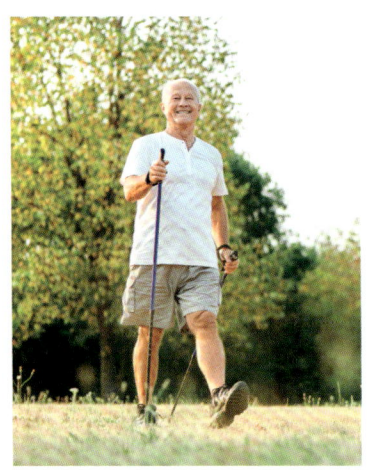

Unterstützung beim Gehen

Bevor Sie gar nicht mehr das Haus verlassen, scheuen Sie sich nicht, Ihre Bewegungsmöglichkeiten mit mechanischer Hilfe vorübergehend zu unterstützen. Ob Geh- oder Walkingstöcke, Krücken oder Rollatoren – nutzen Sie diese Hilfsmittel, auch wenn es Ihnen vielleicht unangenehm ist. Damit werden die Gelenke erst einmal entlastet – Sie sind mobil und müssen nicht auf dem Sofa sitzen bleiben. Wichtig zu wissen: Auf Dauer sind Gehhilfen problematisch, weil sie Schonhaltungen und damit Verspannungen fördern. Doch im Akutfall sind sie äußerst sinnvoll und leisten eine wertvolle Hilfe.

Mit Einlagen vorbeugen

Wenn Ihnen nur ein Hüftgelenk wehtut und Sie sich deshalb eine Schonhaltung angewöhnt haben, besteht die Gefahr, dass die gesunde Seite überlastet wird und es dort vorzeitig zu Arthrose kommt. Dem können Sie mit Einlagen vorbeugen. Besprechen Sie mit Ihrem Orthopäden, was für Sie sinnvoll ist. Einlagen werden auf Rezept verschrieben und individuell angepasst.

In Bewegung bleiben

Auch wer bereits ein künstliches Hüftgelenk hat, sollte Sport treiben. Hier gelten die gleichen Tipps wie bei Arthrose oder anderen Hüftbeschwerden. Lassen Sie sich nach der Operation beraten. Suchen Sie sich eine Sportart ohne abrupte Bewegungen, bei der die Muskeln gestärkt werden, die Verletzungsgefahr aber gering ist. Walking, Schwimmen, gelenkfreundliche Gymnastik und Fahrradfahren (auf Strecken ohne große Steigung) sind gut geeignet. Muskeln entlasten das künstliche Gelenk genauso wie das echte. Außerdem sorgt gesunde Bewegung dafür, dass die Prothese sich besser verankert.

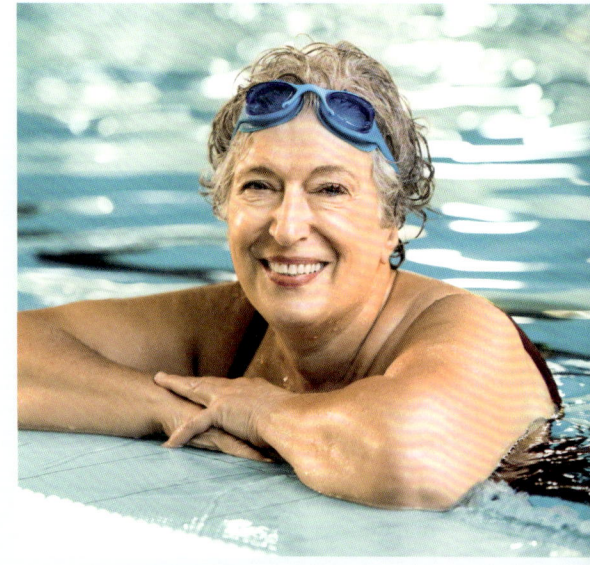

DIE SCHULTER

Unsere Schultergelenke müssen Höchstleistungen vollbringen und werden dabei stark gefordert. Kein Wunder, dass kein anderes Gelenk so viele Muskel- und Sehnenprobleme hat wie die Schultern. Die langfristige Folge ist Arthrose. Das Therapieziel besteht darin, die muskuläre Balance wieder herzustellen. Dafür sollte man die wichtigsten Muskeln kennen.

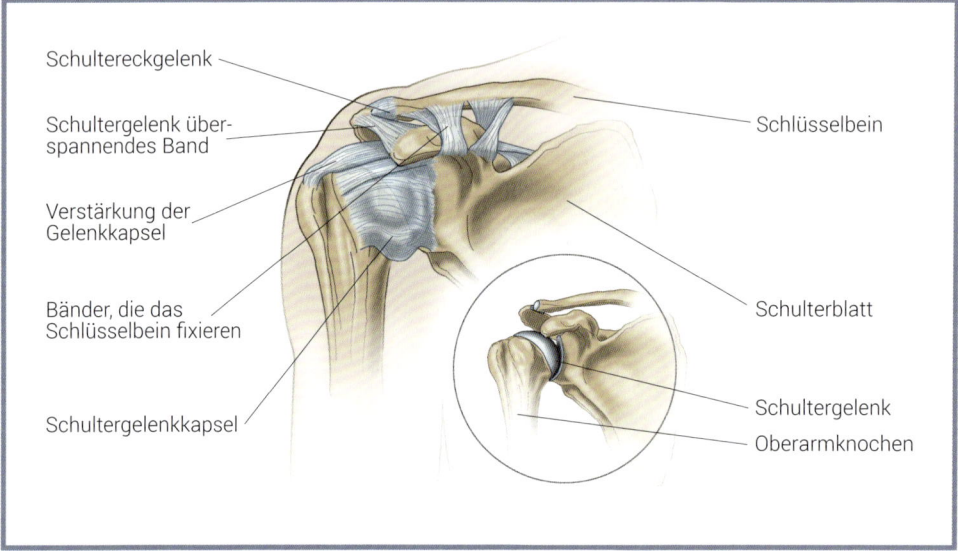

Schultereckgelenk

Schultergelenk überspannendes Band

Verstärkung der Gelenkkapsel

Bänder, die das Schlüsselbein fixieren

Schultergelenkkapsel

Schlüsselbein

Schulterblatt

Schultergelenk

Oberarmknochen

Die Schultergelenke sind die beweglichsten Gelenke, die wir haben: Viele Sportarten und handwerkliche Tätigkeiten sind abhängig von ihrer extremen Flexibilität und Kraft. Diese herausragende Fähigkeit hat jedoch ihren Preis. Dazu muss man wissen, dass die Schulter nicht nur ein, sondern drei Gelenke hat, die für uns wichtig sind. Das große Schultergelenk zwischen dem Oberarmkopf und der Pfanne ist ähnlich wie das Hüftgelenk ein Kugelgelenk. Allerdings wird der Oberarmkopf nicht von der knöchernen Pfanne umschlungen wie bei der Hüfte, sondern liegt auf der Pfanne. Dort wird er von Muskeln,

Sehnen und Bändern zentriert, stabilisiert und geführt. Daher entsteht sehr schnell ein Ungleichgewicht und die perfekte Zentrierung des Gelenks verschiebt sich. Durch einseitiges Muskeltraining oder einseitige Arbeit wird es förmlich aus seinem Drehpunkt entfernt. Dann „eiert" das Gelenk wie eine Seifenkiste, deren Räder nicht mittig befestigt wurden.

Kein anderes Gelenk hat so viele Muskel- und Sehnenprobleme wie das Schultergelenk. Im Mittelpunkt der Therapie steht daher, die muskuläre Balance wieder herzustellen. Im großen Schultergelenk entsteht Arthrose hauptsächlich nach Verletzungen der Schulter, beispielsweise nach dem Ausrenken oder nach Knochenbrüchen. Auch Infektionserkrankungen oder Rheuma können Arthrosen im Schultergelenk verursachen. Einer der häufigsten Gründe für eine Schulterprothese ist der Bruch des Oberarmkopfs. Da die Schulter durch viele Muskeln und Sehnen zentriert wird, wirkt sich ein Problem im ganzen Schultersystem auch auf andere Bereiche aus. Das kann immer wieder neue Probleme nach sich ziehen. Daher sind Schulterschmerzen meist nicht auf eine Ursache zurückzuführen, sondern man muss die wichtigsten Muskeln kennen. Nur die ganzheitliche Behandlung aller Beschwerden kann zu einer Linderung der Schmerzen führen. Um einseitige Belastungen zu vermeiden, sollten Sie die gezielten Schulterübungen, die ich Ihnen auf den nächsten Seiten vorstelle, ruhig immer auf beiden Seiten machen, auch wenn nur eine Seite schmerzt.

Selbsttest: Habe ich Arthrose im Schultergelenk?

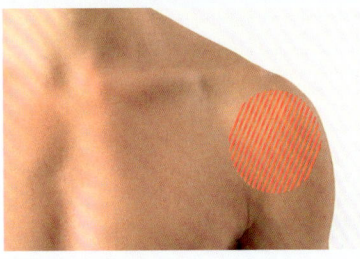

Liegen Ihre Schmerzen in dem gekennzeichneten Bereich? Dann beantworten Sie bitte folgende Fragen:

1 Sind Sie über 65 Jahre alt?

2 Hatten Sie einen Bruch des Oberarmkopfs oder wurden Sie am Oberarmkopf operiert?

3 Würden Sie selbst sagen, dass Sie schon länger als ein halbes Jahr die Schulter nur noch zu 50 Prozent nutzen können?

4 Sind die Schmerzen eher wellenförmig – mal stark, mal weniger stark?

5 Spüren Sie bei der Schulterbewegung ein Reibegeräusch oder ein Knacken, als würde sich etwas verhaken?

6 Schaffen Sie es nur unter Schmerzen, den Arm über 90 Grad anzuheben?

7 Sind Sehnenrisse in der Schulter bekannt?

Auswertung
Wenn Sie mindestens drei Fragen mit Ja beantwortet haben, haben Sie wahrscheinlich eine Schultergelenksarthrose. Halten Sie die Gelenke durch gezielte Übungen beweglich.

Meine besten Anwendungen und Übungen

Ich habe bei Beschwerden im Schulterbereich sehr gute Erfahrungen mit Stoßwellen-behandlungen (siehe Seite 154) und Akupunktur (siehe Seite 47) gemacht. Auch Zeel®-Injektionen und ähnliche homöopathische Injektionen (siehe Seite 151) helfen.

Pendeln mit Gewichten

Die Schultergelenke werden hier etwas auseinandergezogen und damit entlastet.
So geht's: Nehmen Sie eine 1-Liter-Was-serflasche oder eine leichte Hantel in jede Hand und pendeln Sie damit 2 bis 3 Minu-ten locker vor und zurück.

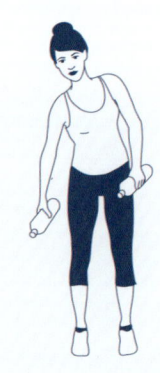

Schräg ziehen

Diese Übung hilft bei vielen Arten von Schmerzen in der Schulter.
So geht's: Befestigen Sie das Theraband am Türrahmen. Stellen Sie sich seitlich mit der schmerzenden Schulter zur Tür. Wickeln Sie das Band um die Hand und ziehen Sie es 20-mal von schräg oben nach unten zur Hüfte.

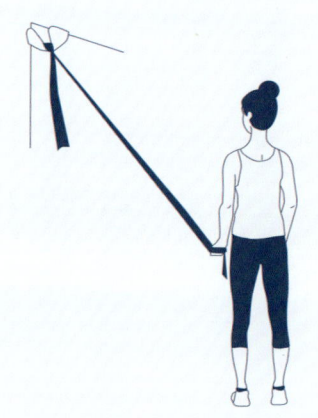

Dehnen im Sitzen

Während Sie am Tisch sitzen, wird das Schultergelenk gedehnt und entspannt.
So geht's: Legen Sie die Arme auf den Tisch. Machen Sie einen Buckel, indem Sie den oberen Teil der Wirbelsäule „zu-sammenrollen". Richten Sie sich dann auf und ziehen Sie die Schultern nach hinten. Halten Sie die aufrechte Position 3 bis 5 Sekunden (20 Wiederholungen).

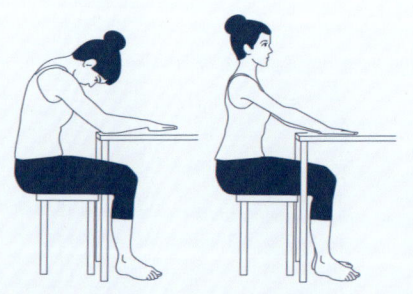

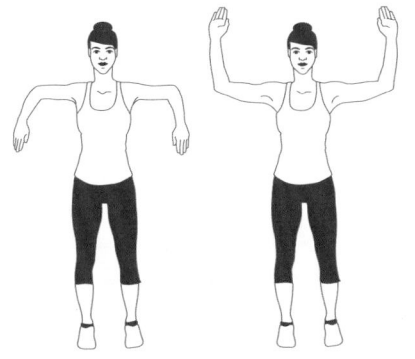

Arme heben und senken

Mit dieser Übung wird die Beweglichkeit des Schultergelenks verbessert.
So geht's: Strecken Sie die Arme seitlich aus, beugen Sie sie im Ellenbogengelenk um 90 Grad und nehmen Sie die Hände nach unten. Danach führen Sie die Hände nach oben. Der rechte Winkel bleibt dabei erhalten, die Ellenbogen sollten immer auf Schulterhöhe sein. Bewegen Sie die Arme 10-mal herauf und herunter. Wiederholen Sie die Übung 3-mal.

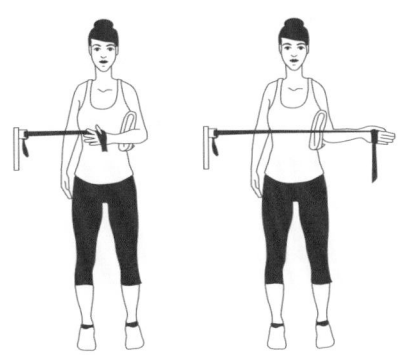

Außendreher-Stärkung

Diese Übung stärkt die Muskeln, die den Oberarmkopf nach unten ziehen.
So geht's: Befestigen Sie das Theraband an einer Türklinke. Ziehen Sie das Band mit angewinkeltem Arm nach außen, und zwar in 3 Durchgängen mit je 10 Wiederholungen. Damit der Oberarm immer eng am Körper bleibt, klemmen Sie am besten ein Handtuch unter den Arm.

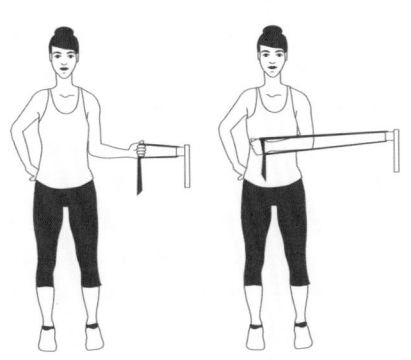

Innendreher-Stärkung

Damit der Arm in alle Richtungen trainiert wird und beweglich bleibt, wird hier der sogenannte Innendreher mit dem Theraband gestärkt.
So geht's: Befestigen Sie das Theraband an einer Türklinke und ziehen Sie es wie auf der Abbildung nach innen. Achten Sie darauf, dass der Körper dabei aufrecht bleibt. Absolvieren Sie 3 Durchgänge mit jeweils 10 Wiederholungen.

Arthrose im Schultereckgelenk

Ein weiteres wichtiges Gelenk der Schulter ist das Schultereckgelenk zwischen Schlüsselbein und Schulterblatt. Hier entsteht am häufigsten Arthrose. Durch starke Belastungen wie beispielsweise Wurfsportarten, schwere körperliche Arbeit oder nach Verletzungen kommt es zu einer Degeneration. Ich selbst habe eine Arthrose im Eckgelenk, weil ich vor meinem 20. Lebensjahr intensiv Kampfsport betrieben habe. Durch die degenerative Veränderung kommt es zu knöchernen Anbauten, die das Schulterdach noch weiter einengen können. Die Sehne wird chronisch belastet, bis sie reißt. Wenn die knöchernen Anbauten nach oben wachsen, kann man sie gut tasten – sie tun bei der Aktivierung sehr weh. Außerdem verursachen Drehbewegungen im Oberarm Schmerzen. Ich konnte damals kaum die Schaltung des Autos bedienen. Durch Stoßwellentherapie und Akupunktur mit blutigem Schröpfen bin ich die Schmerzen losgeworden.

Selbsttest: Habe ich Arthrose im Schultereckgelenk?

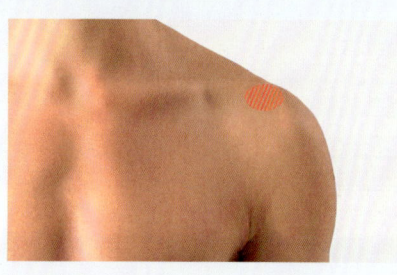

Wenn Ihre Schmerzen in dem gekennzeichneten Bereich liegen, beantworten Sie folgende Fragen:

1 Spüren Sie Schmerzen, wenn Sie auf die Erhöhung am Ende des Schlüsselbeins drücken?

2 Haben Sie starke Schmerzen, wenn Sie zur anderen Schulter übergreifen?

3 Sind Sie älter als 40 Jahre?

4 Hatten Sie mal eine Verletzung im Schultereckgelenk?

5 Müssen Sie häufig Arbeiten über Kopf ausführen oder haben Sie lange eine Sportart mit Würfen gemacht?

6 Knackt die Schulter bei Bewegungen in dem gekennzeichneten Bereich?

7 Nehmen die Schmerzen in der markierten Zone zu, wenn Sie die Schulter belasten?

Auswertung
Wenn Sie mindestens drei Fragen mit Ja beantwortet haben, haben Sie wahrscheinlich eine Schultereckgelenksarthrose.

Die besten Anwendungen und Übungen

Auch zur Behandlung der Schultereckgelenksarthrose können Sie alle Methoden aus dem Selbsthilfekapitel (ab Seite 34) ausprobieren. Meine Favoriten sind dabei die Wickelanwendungen (siehe Seite 41) und das Schröpfen (siehe Seite 42). Sie benötigen relativ kleine Schröpfgläser, damit sie in dem betroffenen Bereich überhaupt halten. Zur Linderung der Schmerzen und Stärkung der Eckgelenke empfehle ich Ihnen folgende Übungen, mit denen Sie zugleich Ihre Schultermuskeln trainieren können.

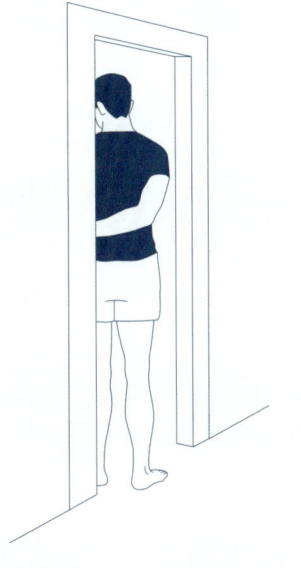

Zug aufs Gelenk

Wenn die Gelenkflächen kurz getrennt werden, ist das eine Wohltat für die Gelenke. Die Übung wirkt entspannend.
So geht's: Stellen Sie sich mit dem Rücken an einen Türrahmen oder ein festes Möbelstück. Halten Sie den Rahmen mit der Hand auf der schmerzenden Seite des Schultereckgelenks fest. Bewegen Sie sich so zur Seite, dass auf dem Gelenk ein Zug entsteht. Dehnen Sie die Schulter 10-mal und halten Sie die Position jeweils 3 bis 7 Sekunden.

Flugzeug

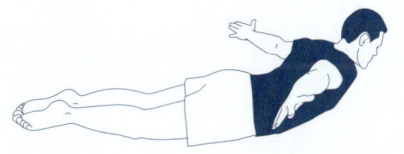

Stärken Sie die Schulter- und Rückenmuskulatur, um das Eckgelenk zu entlasten.
So geht's: Legen Sie sich auf einem festen Untergrund auf den Bauch und strecken Sie die Arme seitlich aus. Die Füße bleiben geschlossen, die Beine sind gestreckt. Heben Sie den Oberkörper vom Boden ab, der Blick ist nach unten gerichtet, die Arme sind bis in die Fingerspitzen gestreckt. Halten Sie die Position ein paar Sekunden und legen Sie die Arme wieder ab. Wiederholen Sie die Übung 10-mal.

Die Akupressurpunkte

Bei jeder Form der Schulterarthrose können Sie mit Akupressur, Akupunktur oder Gitter-
pflastern Schmerzen lindern (siehe ab Seite 47).

Nahpunkte stimulieren

Auf den Abbildungen sehen Sie die Nahpunkte für das Schultergelenk (auf der
Vorder- und Rückseite). Sie lassen sich
sehr gut mit einem Schröpfglas oder
Gitterpflaster stimulieren. Sie können die
Punkte, an die Sie herankommen, auch
selbst massieren.

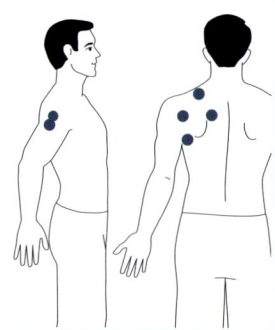

Ohr-Akupressur

So lindern Sie Ihre Schmerzen, ohne
die Schulter zu berühren.
So geht's: Hier sehen Sie den wichtigsten
Punkt für das Schultergelenk, auf den Sie
mit einer Wäscheklammer etwa 1 Minute
Druck ausüben können. Auch für Ohrsamen und Dauernadeln (siehe Seite 47) ist
dies die richtige Stelle.

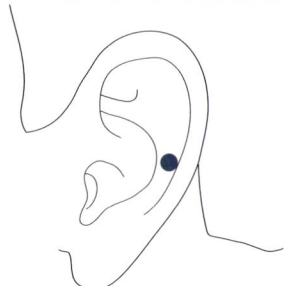

Hand-Akupressur

Lindern Sie Ihre Schulterschmerzen
mit Druck auf die Hand.
So geht's: Der wichtigste Punkt für Schulterschmerzen liegt etwa in der Mitte zwischen Daumen und Zeigefinger. Sie können ihn mit den Fingern der anderen Hand
mehrmals täglich je 2 bis 3 Minuten massieren oder mit einer Wäscheklammer stimulieren (etwa 1 Minute).

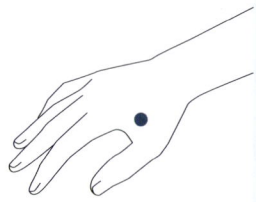

Meine Tipps bei Schulterarthrose

Wer seine Schultern nicht mehr richtig bewegen kann, ist im Alltag stark eingeschränkt. Denn die Schultergelenke sind an vielen Bewegungen beteiligt und verursachen selbst beim Schlafen Schmerzen, wenn sie von Arthrose befallen sind. Hier gibt es Tipps, die Sie so oft wie möglich beachten sollte

Sportliche Aktivitäten wie Nordic Walking, Schwimmen und Fitnesstraining mit langsamen Schulterbewegungen sind gut geeignet.

•

Vermeiden Sie Fehlbelastungen und legen Sie genug Pausen ein, wenn Sie kopfüber arbeiten müssen. Am besten meiden Sie das ganz.

•

Machen Sie mit Alltagsgegenständen wie zum Beispiel einer Flasche zwischendurch Pendelübungen, um das Gelenk zu entlasten.

•

Strecken Sie die Arme nicht lange nach vorn. Denken Sie bei längeren Autofahrten daran, die Hand nicht auf der Gangschaltung zu lassen.

•

Heben Sie keine schweren Gegenstände zu hoch.

•

Wenn Sie schwere Lasten tragen, tun sie dies nah am Körper.

•

Setzen Sie sich gerade hin. Das führt dazu, dass die Schulterblätter gut zentriert werden und die Schulter entlasten.

•

Beim Schlafen nehmen Sie ein Kissen unter die Achsel, um die Schulter zu entlasten (siehe Seite 59).

•

Drücken Sie sich beim Aufstehen nicht mit den Schultern hoch.

•

Trainieren Sie Ihre Schultern täglich mit meinen Übungen.

SCHMERZEN IN MUSKELN UND SEHNEN

Hinter vielen Schulterschmerzen stecken nicht die Gelenke, sondern die Muskeln und Sehnen. Diese können Sie ebenfalls selbst behandeln. Für Patienten ist die Zuordnung jedoch oft schwierig, da sich die Ausstrahlungen der einzelnen Muskeln teilweise überlagern. Daher stelle ich Ihnen hier die wichtigsten Muskeln vor.

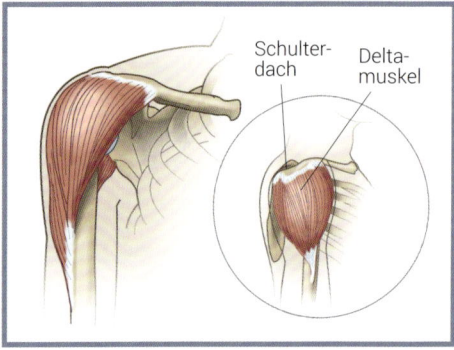

Schulter-
dach

Delta-
muskel

Der Deltamuskel

Der Deltamuskel (Musculus deltoideus) wird in einen vorderen und hinteren Abschnitt geteilt. Dieser Muskel ist sehr häufig ein Grund für Schulterschmerzen, die bei akuter oder chronischer Überbelastung entstehen – wie zum Beispiel beim Heben zur Seite oder nach vorn. Auch langes Sitzen am Computer oder Prellungen können die Ursache für Schmerzen sein. Triggerpunkte in diesem Muskel führen leicht zu Fehldiagnosen, wie zum Beispiel zu einer Sehnenentzündung oder einem Sehnenriss. Auch ein Bandscheibenvorfall kann ähnliche Schmerzen verursachen. Vor einer geplanten Operation sollte dieser Muskel immer behandelt werden, um herausfinden, ob die Schmerzen nachlassen. Die folgenden Übungen können helfen.

Dehnen des hinteren Teils

Zur Entlastung und Schmerzlinderung im hinteren Teil des Deltamuskels dehnen Sie die Außenseite.
So geht's: Legen Sie die Hand des schmerzenden Arms auf die gegenüberliegende Schulter und dehnen Sie den hinteren Teil des Muskels, indem Sie den Arm Richtung Gesicht ziehen und die Bewegung mit der freien Hand unterstützen. Halten Sie die Dehnung 3 bis 7 Sekunden und wiederholen Sie dies 10-mal.

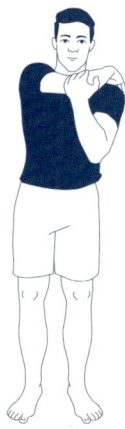

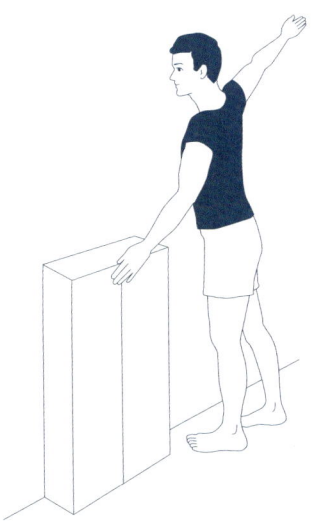

Durch Druck und Entlastung wird der Deltamuskel besser durchblutet.

So geht's: Stellen Sie sich frontal vor eine Wand und vor einen Gegenstand wie auf der Abbildung. Die schmerzende Schulter ist hinten, die Handfläche berührt die Wand. Nun drücken Sie die hintere Schulter an die Wand, sodass ein Zug auf dem vorderen Teil des Deltamuskels entsteht. Beginnen Sie, indem Sie den Arm nur 90 Grad heben. Nach ein paar Durchgängen heben Sie den Arm höher (wie auf der Abbildung). Halten Sie die Dehnung jeweils 3 bis 7 Sekunden und wiederholen Sie die Übung 10-mal.

Flossing

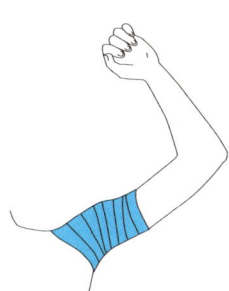

Binden Sie das Flossband mit einer Überlappung von 50 Prozent von der Mitte des Oberarms bis zur Schulter wie auf der Abbildung. Lassen Sie das Band 2 Minuten wirken oder machen Sie in dieser Zeit nach Belieben Übungen für die Schulter.

Taping

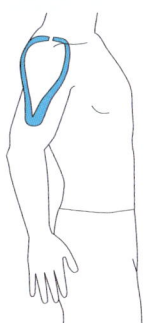

Um den Deltamuskel mit Taping zu behandeln und zu stabilisieren, kleben Sie das Tape entweder mit zwei Streifen wie auf der Abbildung bogenförmig über den Schultergelenken fest. Oder Sie verwenden einen breiteren Streifen, den Sie der Länge nach in der Mitte durchschneiden und aufkleben.

Der Obergrätenmuskel

Der Obergrätenmuskel (Musculus supra-
spinatus) liegt oberhalb des Dorns des
Schulterblatts und zieht sich durch das
Schulterdach zum Oberarmkopf. Er hebt
den Arm zur Seite. Wenn dieser Muskel
wehtut, können sich die Schmerzen von
der Schulter bis in den Unterarm ziehen.
Sie entstehen häufig, wenn man mit
schweren Geräten in Schulterhöhe oder
oberhalb der Schulter arbeitet, zum Beispiel bei langem Arbeiten mit Bohrma-
schinen oder beim Tragen schwerer Ta-
schen. Die Schmerzen können sehr stark
sein. Die Folgen reichen von Schlafstörungen bis hin zu Ruheschmerzen mit Reibe-
geräuschen. Die Schmerzausstrahlung
ähnelt der eines Bandscheibenvorfalls,
außerdem kann der Schmerz als Tennisellenbogen fehlinterpretiert werden.

Häufig verkalkt die Sehne des Obergräten-
muskels bei chronischer Überlastung,
dann spricht man von einer „Kalkschulter". Das kommt recht häufig vor: Schätzungen zufolge ist etwa jeder Zehnte hier-
zulande davon betroffen, allerdings klagt

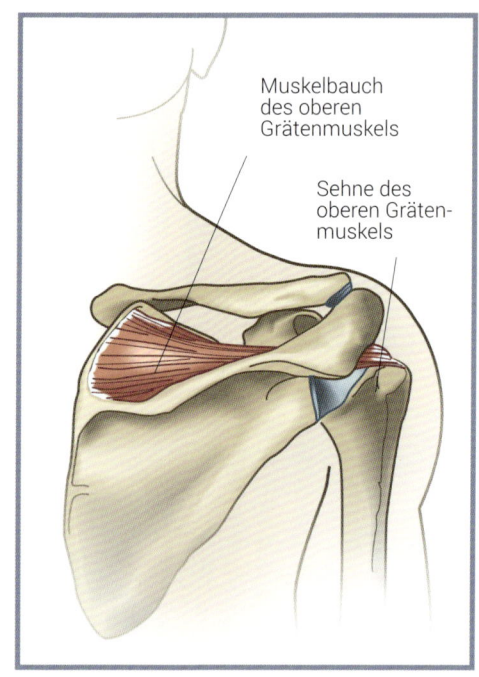

Muskelbauch
des oberen
Grätenmuskels

Sehne des
oberen Gräten-
muskels

nur die Hälfte der Betroffenen über Beschwerden. Die Kalkschulter ist kein al-
tersbedingtes Phänomen, sie tritt meist
zwischen dem 30. und 50. Lebensjahr
auf. Plötzliche Schmerzen im Ruhezustand, die sich verstärken, wenn man
die Schulter bewegt, sind das typische
Zeichen für eine Kalkschulter.

Dehnen mit dem Arm

Wenn Sie beweglich genug sind, können Sie
Ihren Obergrätenmuskel zur Schmerzlinderung
mit dem Arm dehnen.
So geht's: Führen Sie den Arm auf den Rücken
und versuchen Sie, ihn Richtung Schulter zu bewegen. Halten Sie die Position 3 Sekunden und
wiederholen Sie dies 10-mal. Manchen fällt diese Übung sehr schwer, für andere ist sie recht
leicht durchzuführen. Probieren Sie aus, wie
weit Sie kommen, und versuchen Sie diese
Übung auch immer wieder mal zwischendurch.

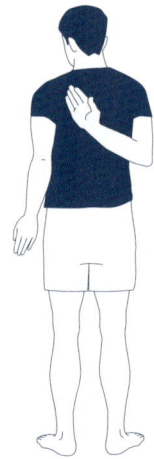

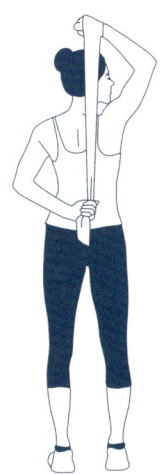

Sie können den Obergrätenmuskel auch mithilfe des Therabands dehnen. Das ist einfacher als nur mit dem Arm.

So geht's: Nehmen Sie das Theraband in beide Hände wie auf der Abbildung (der Arm der schmerzenden Schulter ist unten) und ziehen Sie das Band mit dem Arm an der schmerzenden Seite aus dem gebeugten Ellenbogen heraus nach unten. Halten Sie den Arm 3 Sekunden unten und wiederholen Sie die Übung 10-mal. Dabei sollten Sie gerade stehen und die Schultern nach unten ziehen.

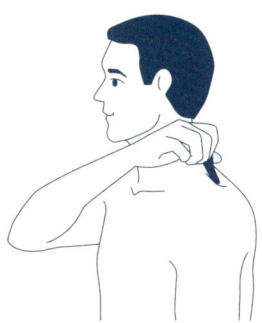

Selbstmassage

Bei der Selbstmassage ist der Druck stärker und deshalb noch wirksamer.

So geht's: Den Obergrätenmuskel erreichen Sie am besten mithilfe eines Massagestifts. Finden Sie schmerzhafte Punkte, indem Sie auf verschiedene Stellen in der Schulterregion drücken (siehe Seite 42). Drücken Sie etwa 1 Minute darauf, bis der Schmerz nachlässt.

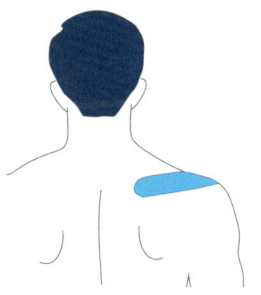

Taping

Mit dem Klebestreifen wird der schmerzende Muskel dauerhaft leicht massiert. Das verbessert die Durchblutung und fördert den Stoffwechsel.

So geht's: Kleben Sie das Tape wie auf der Abbildung schräg über die Schulter, sodass es über den Obergrätenmuskel geführt wird.

DIE HAND

Ob im Daumen, in den Fingern oder im Handgelenk: Arthrose kann auch in den Händen auftreten. Charakteristisch sind dabei knorpelige, schmerzhafte Verdickungen an den Fingergelenken. Die Arthrose kann erblich bedingt sein oder durch Verletzungen und Überlastung entstehen.

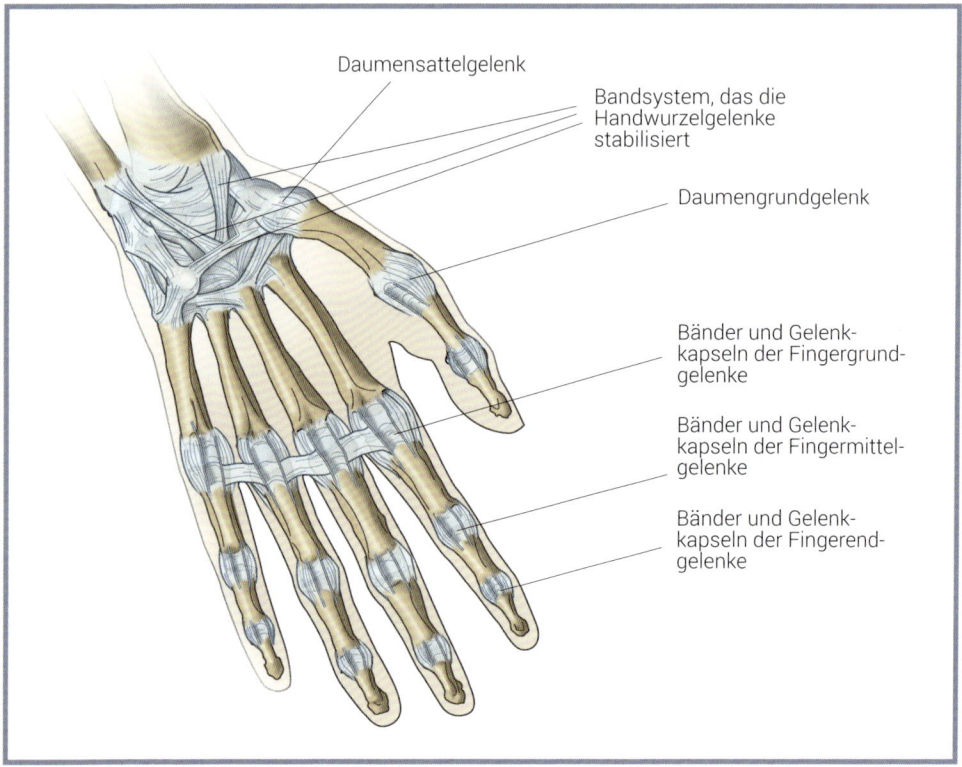

Daumensattelgelenk

Bandsystem, das die Handwurzelgelenke stabilisiert

Daumengrundgelenk

Bänder und Gelenkkapseln der Fingergrundgelenke

Bänder und Gelenkkapseln der Fingermittelgelenke

Bänder und Gelenkkapseln der Fingerendgelenke

Was wären wir ohne unsere geschickten Hände? Sie enthalten ein Viertel aller Knochen, zahlreiche Sehnen, Nerven und Gefäße und ermöglichen uns Bewegungen in fast alle Richtungen. Ohne die Gelenke unserer Hände könnten wir einen Großteil aller Alltagsaufgaben nicht bewältigen. Das merken wir leider erst, wenn Schmerzen auftreten. Auch wenn Arthrose in den Händen nicht so oft vorkommt wie zum

Beispiel in den Knie- oder Hüftgelenken, gehört sie zu den weitverbreiteten Erkrankungen. Die Bewegungen der Hände erfordern besonderes Geschick und außergewöhnliche Koordinationsfähigkeiten. Jeder Handgriff, auch wenn er uns im Alltag selbstverständlich erscheint, ist eine Meisterleistung, ein Wechselspiel zwischen Gehirn und Körper. Ungefähr ein Viertel des motorischen Zentrums im Gehirn ist dafür zuständig, die komplexen Anforderungen der Hände zu kontrollieren. Die Hände erfüllen dabei nicht nur ihre klassischen Aufgaben wie Greifen, Halten, Tasten, Drücken, Schieben, Ziehen oder Fühlen. Sie haben auch kommunikative Fähigkeiten, sie geben Signale und zeigen Empfindungen. Die Fähigkeit der Hände, einerseits mit enormer Kraft Dinge festzuhalten und andererseits fein und flexibel zu reagieren, ist einzigartig. Das reicht vom zarten Berühren mit den Fingerspitzen bis zum festen Griff, der bedrohlich sein kann. Kein anderes Körperteil ist so flexibel, sensibel und dabei so belastbar wie die Hände.

Das Handgelenk

Das Handgelenk setzt sich aus mehreren Untereinheiten zusammen. Es liegt zwischen Elle und Speiche auf der einen und der ersten Reihe der Handwurzelknochen auf der anderen Seite. Die Elle befindet sich auf der Seite des kleinen Fingers und die Speiche auf der Seite des Daumens. Im Vergleich zu den Fingern ist das Handgelenk nicht so beweglich, wie man oft denkt. Machen Sie doch bitte mal ein kleines Experiment: Halten Sie den Unterarm fest und bewegen Sie das Handgelenk. Sie werden schnell merken: Beugen und strecken sind nur bis zu 80 Grad möglich; Seitwärtsbewegungen Richtung Daumen oder in Richtung des kleinen Fingers nur um 30 bis 40 Grad. Die nächste Gelenkreihe liegt zwischen den Mittelhandknochen und der zweiten Reihe der Handwurzelknochen. Die Finger haben jeweils ein Endglied, ein Mittel- und ein Grundglied. Nur der Daumen ist kürzer und hat kein Mittelglied. Das Handgelenk ist eine komplexe Konstruktion, die den Arm mit der Hand verbindet.

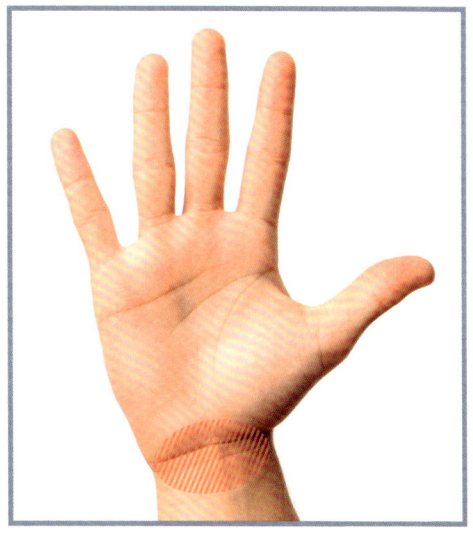

Die häufigsten Ursachen für Schmerzen im Bereich der Handgelenke sind Verletzungen, Fehlstellungen, Knochenbrüche der Speiche mit Gelenkbeteiligung und Überlastungen. Eine Arthrose im Handgelenk macht durch wiederkehrende Schmerzen am Übergang zwischen Arm und Hand (in der gekennzeichneten Zone auf der Abbildung) auf sich aufmerksam. Die Schmerzen treten auf der Unterseite ebenso auf wie auf der Oberseite. Besonders gefährdet ist, wer Verletzungen mit Schmerzen hatte, die länger als vier Wochen anhielten. Auch rheumatische Erkrankungen erhöhen das Risiko. Darüber hinaus werden die Handgelenke bei harter körperlicher Arbeit (beispielsweise an einem Presslufthammer) oder bei Sportarten, bei denen schwere Gewichte gehoben werden müssen, übermäßig belastet. Auch Arbeiten am Computer kann die Handgelenke überfordern. Das passiert vor allem, wenn man mit verkrampfter Haltung tippt. Typisch auch bei dieser Arthrose-Form: Das Handgelenk ist morgens steif und lässt sich später aber schmerzfrei bewegen, wenn es warm geworden ist.

Die besten Anwendungen und Übungen

Bei jeder Art von Handschmerzen empfehle ich Salbenbehandlungen, vor allem mit Arnika (siehe Seite 36). Auch Einreibungen mit Rosmarinöl und Paraffinbäder (siehe Seite 139) sind gut geeignet. Oft ist eine Ergotherapie sinnvoll. Speziell für das Handgelenk gibt es Bandagen, die es bei akuten Schmerzen ruhig stellen.

Dehnen im Handgelenk

In schmerzfreien und -armen Phasen können Sie so die Beweglichkeit des Handgelenks verbessern.
So geht's: Stellen Sie sich vor einen Tisch. Stützen Sie die schmerzende Hand mit gestrecktem Ellenbogen auf den Tisch. Bilden Sie eine Faust und halten Sie diese mit der anderen Hand fest, damit sie nicht wegrutscht. Bewegen Sie den gestreckten Arm Richtung Handgelenk, bis Sie dort einen leichten Zug spüren. Halten Sie die Dehnung 3 bis 7 Sekunden und bewegen Sie den Arm langsam zurück. Wiederholen Sie dies 10- bis 15-mal.

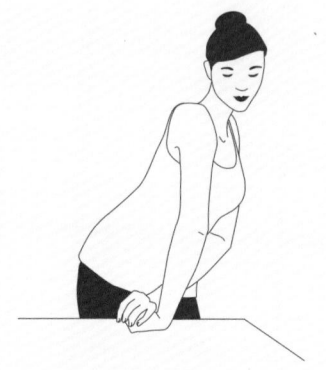

Strecken im Handgelenk

Auch diese Übung dient der besseren Beweglichkeit.
So geht's: Stellen Sie sich wieder vor den Tisch und stützen Sie die schmerzende Hand so ab, dass die Finger zu Ihrem Körper zeigen. Der Arm wird dafür nach außen gedreht. Überstrecken Sie vorsichtig das Handgelenk und dehnen Sie es, indem Sie sich mit dem Oberkörper langsam vom Tisch wegbewegen. Halten Sie die Dehnung 3 bis 7 Sekunden und wiederholen Sie dies 10- bis 15-mal.

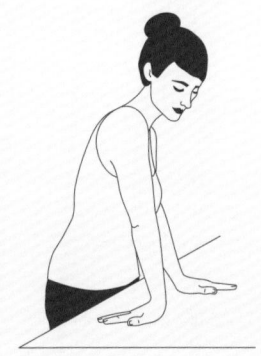

Rollmassage

Massieren Sie mit einer Rolle das Handgelenk, um Schmerzen zu lindern.

So geht's: Fahren Sie mit einer kleinen Massagerolle über die Innenseite der Unterarme – und zwar vom Daumenballen über das Handgelenk bis hin zum Ellenbogen. Legen Sie die Rolle dafür auf einen Tisch. Rollen Sie 15-mal langsam auf und ab, bevor Sie die Seite wechseln. Anschließend ist in gleicher Weise die Außenseite des Unterarms an der Reihe – dafür müssen Sie den Oberkörper etwas verdrehen. Auch hier sollten Sie das Auf- und Abrollen 15-mal wiederholen.

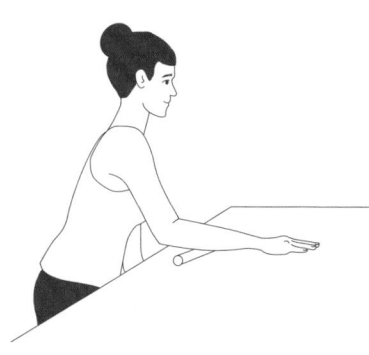

Kreisen

Mit dieser Übung werden die Handgelenke gelockert und besser durchblutet.

So geht's: Kreisen Sie beide Handgelenke langsam in jeweils verschiedene Richtungen – mal nach innen, mal nach außen. Drehen Sie die Hände parallel oder entgegengesetzt – Hauptsache, Sie bewegen sie abwechslungsreich. Machen Sie die Übung ruhig mehrmals täglich etwa 2 Minuten lang.

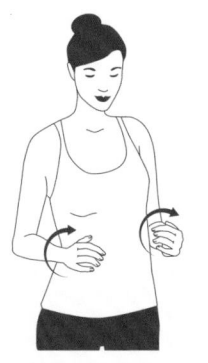

Schwammtraining

Wenn Sie nur unter Schmerzen eine Faust bilden können, ist diese Übung genau richtig für Sie. Füllen Sie warmes Wasser ins Waschbecken. Nehmen Sie einen Haushaltsschwamm in die Hand und bewegen Sie die Hand unter Wasser, indem Sie sanft den Schwamm kneten. So entspannen und stärken Sie die Muskeln, während das warme Wasser die Schmerzen lindert.

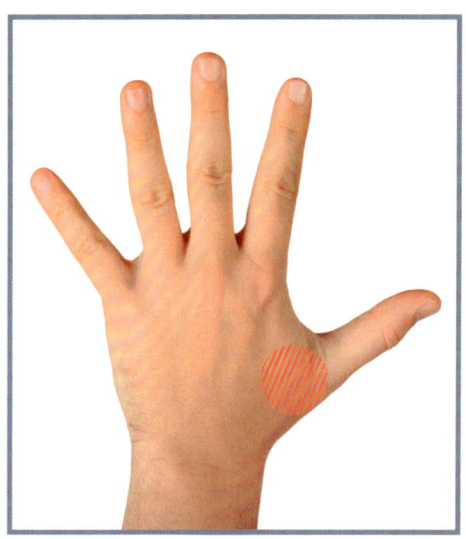

Das Daumensattelgelenk

Das Gelenk in der Mitte des Daumens zwischen dem ersten Mittelhandknochen und dem großen Vieleckbein ist das Daumensattelgelenk. Es sieht aus wie ein Sattel und ist äußerst beweglich. Wenn es zu Arthrose in der Hand kommt, ist das Daumensattelgelenk am häufigsten betroffen. Es ist eines der kleinsten, aber am meisten beanspruchten Gelenke unseres Körpers. Die Arthrose im Sattelgelenk (Rhizarthrose) zeigt sich in Form von Schmerzen in der auf der Abbildung gekennzeichneten Zone auf der Innen- und Außenseite der Hand. In vielen Fällen sind auch Knack- und Reibegeräusche zu hören, wenn der Daumen bewegt wird. Zu den typischen Arthrose-Anzeichen gehören Schmerzen, die auftreten, wenn Sie eine Tür mit einem Schlüssel aufschließen oder eine Flasche mit einem Schraubverschluss öffnen.

Vor allem 50- bis 60-jährige Frauen leiden unter Arthrose im Daumensattelgelenk. Mit einem unbeweglichen, schmerzenden Daumen ist man im Alltag sehr stark ein-geschränkt. Die Betroffenen haben das Gefühl, dass ihr Daumen wackelig und instabil wird; im Spätstadium fallen einem Gegenstände aus der Hand, die Kraft lässt nach und es treten Koordinationsstörungen auf. Menschen, die schwer mit der Hand arbeiten müssen, haben seltener Fingerarthrose als solche, die nur leichte „Handarbeiten" verrichten.

Anwendungen und Tipps

Patienten mit Arthrose im Daumensattelgelenk dürfen das schmerzende Gelenk nicht überlasten. Eine Behandlung mit Arnikasalbe oder Einreibungen mit Rosmarinöl empfehle ich für die Daumen genauso wie für die Handgelenke. Auch für das Daumensattelgelenk gibt es Bandagen, die das Gelenk bei akuten Schmerzen und Aktivierungen ruhig stellen können. Kälteanwendungen und Physiotherapie sind ebenfalls hilfreich. Ansonsten können Sie auch selbst etwas tun – und zwar immer mal wieder zwischendurch. Bei Daumen und Fingern ist das einfach, denn Finger- und Daumengymnastik lässt sich überall machen. Vor allem nach Belastungen und wenn die Daumensattelgelenksarthrose schon begonnen hat, sollten Sie die Daumen regelmäßig „tanzen" lassen: Machen Sie zum Beispiel erst eine Faust und spreizen Sie die Finger dann gestreckt auseinander. Berühren Sie mit den Spitzen der Daumen alle Fingerspitzen nacheinander und drücken Sie Fingerspitzen und Daumen zusammen. Kreisen Sie die Daumen in alle Richtungen. Zusätzlich absolvieren Sie bitte regelmäßig die Übungen, die ich Ihnen rechts vorstelle. Und noch ein Tipp: Legen Sie öfter mal das Smartphone weg! Der sogenannte Handydaumen ist in den letzten Jahren eine ernsthafte Erkrankung geworden (siehe Seite 136).

Die besten Übungen für das Daumensattelgelenk

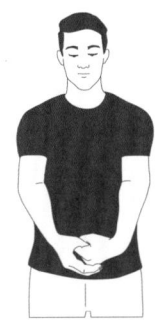

Ziehen bei Schmerzen

Bei Schmerzen im Daumengelenk ist es wichtig, dass das Gelenk auseinandergezogen wird, um den Gelenkspalt zu entlasten.
So geht's: Ziehen Sie sanft am schmerzenden Daumen und halten Sie die Position 3 Sekunden (5 Wiederholungen).

Ziehen ohne Schmerzen

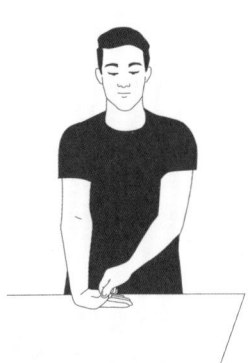

Wenn das Daumengelenk nicht zu sehr schmerzt, können Sie mit dieser Übung die Muskeln und Kapseln dehnen.
So geht's: Legen Sie die Hand mit dem Handrücken nach unten auf einen Tisch. Der Ellenbogen bleibt dabei gestreckt. Nun greifen Sie mit der anderen Hand den Daumen und beugen ihn in Richtung des kleinen Fingers, bis Sie einen Zug (keinen Schmerz!) spüren. In dieser Position halten Sie den Daumen 10- bis 15-mal jeweils 3 bis 7 Sekunden.

Dehnen ohne Schmerzen

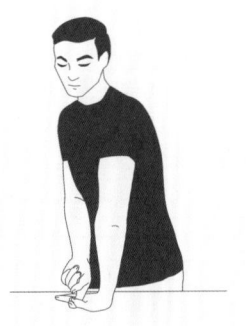

Verbessern Sie durch Dehnen die Beweglichkeit des Daumens.
So geht's: Stützen Sie die Hand mit der Innenfläche mit gestrecktem Ellenbogen auf den Tisch. Greifen Sie mit der anderen Hand den Daumen und bewegen Sie ihn langsam nach oben. Halten Sie ihn 10- bis 15-mal jeweils 3 bis 7 Sekunden.

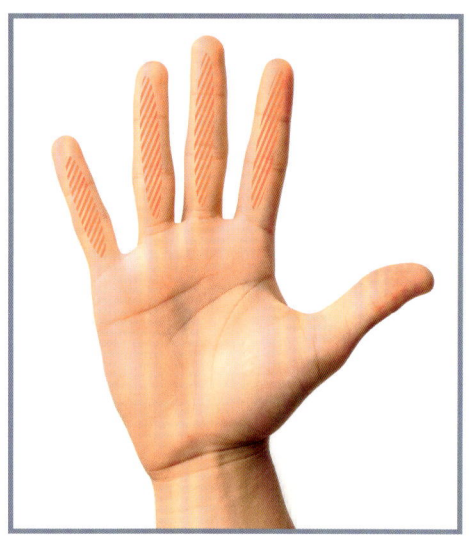

Die Fingergelenke

Sie haben wiederkehrende Schmerzen in den Fingern? Können nur noch unter Schmerzen eine Faust bilden? Eventuell sind auch schon Deformierungen sichtbar? Das spricht dafür, dass Sie bereits Arthrose in den Fingergelenken haben. Diese Form der Arthrose der Fingermittelgelenke und der Fingerendgelenke wird auch als Polyarthrose der Hände bezeichnet. Oftmals sind gleich mehrere Gelenke beteiligt. Obwohl die meisten Menschen die rechte Hand mehr nutzen, gibt es bei der Arthrose in den Fingern keinen Unterschied zwischen links und rechts. Das spricht dafür, dass die Arthrose nicht durch Überlastung, sondern eher durch Vererbung entsteht. Auch diese Erkrankung trifft Frauen zehnmal häufiger als Männer. Wer bereits entzündliches Rheuma hat, bekommt schneller sichtbare Schwellungen und Verformungen. Die Schmerzen können so stark sein, dass man nicht einmal mehr jemandem die Hand geben kann. Da die aktivierten und die ruhigen Phasen nicht in jedem Finger gleichzeitig verlaufen, haben die Patienten oft das Gefühl, dass sie nie zur Ruhe kommen. Die Fingergelenksarthrose ähnelt rheumatisch entzündlichen Erkrankungen oder Stoffwechselkrankeiten wie zum Beispiel Gicht. Mit speziellen Blutuntersuchungen kann der Arzt eine Verwechslung ausschließen.

Anwendungen und Tipps

Ich behandele schmerzende Fingergelenke erfolgreich mit Röntgenreizbestrahlungen, Infusionen zur Entsäuerung und Hyalouronsäure-Injektionen (siehe Seite 150) Mit pflanzlichen Salben, Rosmarinöl oder Paraffinbädern (siehe Seite 139) können Sie selbst versuchen, die Schmerzen zu lindern. Ähnlich wie bei den Daumengelenken ist es auch für die Fingergelenke wichtig, dass sie in Bewegung bleiben. Strecken Sie die Finger zwischendurch immer wieder aus, denn bei Schmerzen besteht die Gefahr, dass sie zu oft in einer leicht gekrümmten Haltung bleiben. Sie können die Hände auch Handballen auf Handballen zusammenführen und die Finger beugen und danach wieder strecken.

Wenn die Schmerzen zu stark für solche Bewegungen sind, machen Sie sich die schmerzlindernde Wirkung von Wärme zunutze. Dafür eignet sich ein in warmem Wasser angefeuchter Waschlappen, den Sie beim Trainieren um die Finger legen. Oder Sie machen ein warmes Rapsbad, um die Gelenke wieder mobil zu machen. Dafür kaufen Sie Rapssamen für Therapiezwecke in der Apotheke und erwärmen diese im Backofen. Füllen Sie die erwärmten Samen in eine Schüssel und „baden" Sie Ihre Hände etwa 10 Minuten darin. Und suchen Sie Dinge, mit denen Sie Ihre Fingergelenke fit halten können. Probieren Sie zum Beispiel mal, zwei Walnüsse in der Hand umeinander herumzudrehen.

Die besten Übungen für die Fingergelenke

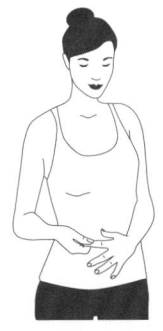

Ziehen bei Schmerzen

Diese Übung entlastet den Gelenkspalt und hilft, akute Schmerzen zu lindern.
So geht's: Ziehen Sie 5-mal jeweils 3 Sekunden an jedem Finger. Tipp: Machen Sie die gleiche Übung für die Gelenke an den Mittelhandknochen, indem Sie die ganze Hand in der Höhe der Mittelhandknochen mit der anderen Hand umgreifen und daran ziehen.

Strecken ohne Schmerzen

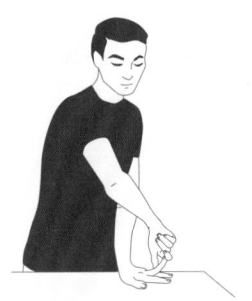

Wenn die Schmerzen nicht zu stark sind, können Sie so die Beweglichkeit der Fingergelenke verbessern.
So geht's: Stützen Sie den Arm mit der Handfläche nach unten auf einem Tisch ab. Die Finger zeigen vom Körper weg. Heben Sie nun alle Finger nacheinander mit der anderen Hand behutsam hoch (10- bis 15-mal, jeweils 3 bis 7 Sekunden).

Rollen ohne Schmerzen

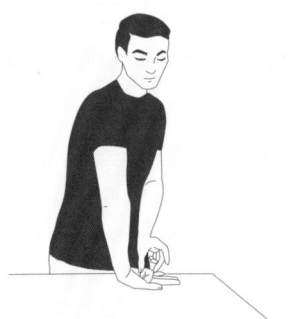

Auch diese Übung fördert die Beweglichkeit. Sie sollten die Finger „vordehnen".
So geht's: Legen Sie die Hand mit dem Handrücken auf den Tisch, der Ellenbogen ist gestreckt. „Rollen" Sie alle Finger nacheinander zusammen und dehnen Sie sie mit der anderen Hand. Halten Sie jede Dehnung 3 bis 7 Sekunden und wiederholen Sie dies 10- bis 15-mal.

Spezialfall: Handydaumen und Mausarm

Beim Tippen und Wischen auf dem kleinen Display muss der Daumen Bewegungen machen, für die er nicht geschaffen ist. Wer viel gekrümmt und unter Dauerspannung (und eventuell mit nach vorn gezogenen Schultern) tippt, bekommt Schmerzen, die zu einer Sehnenscheidenentzündung führen können. Dehnübungen wie bei der Arthrose-Behandlung des Daumensattelgelenks können helfen (siehe Seite 133). Ebenfalls wirkungsvoll: Massieren Sie den schmerzenden Bereich (10-mal je 5 Sekungen) oder drücken Sie mit dem Zeigefinger gegen den gestreckten Daumen (10-mal je 10 Sekunden). Sie können auch Schmerzen lindern, wenn Sie den betroffenen Muskel am Unterarm etwa eine Handbreit oberhalb des Handgelenks mithilfe eines Massagestabs stimulieren. Ansonsten sollten Sie natürlich versuchen, das Handy eine Zeit lang in Ruhe zu lassen und verkrampfte Haltungen zu vermeiden.

Der Mausarm

Am Schreibtisch sitzen, die Maus umklammern, die Schultern hochziehen, das Handgelenk schief halten, die Arme ungünstig abspreizen und kaum Pausen machen – auch die Arbeit mit der Maus am PC kann schmerzhaft sein. Mausarm ist ein Sammelbegriff für mehrere Erkrankungen zwischen Handgelenk und Schulter, bei denen Überlastung zu Entzündungen führt. Diese sollten sofort behandelt werden, denn je länger sie andauern, desto schwieriger lassen sie sich heilen. Anfangs helfen häufig Kühlen sowie Bandagieren und Physiotherapie. Ich habe bei meinen Patienten auch sehr gute Erfahrungen mit einer fokussierten Stoßwellenbehandlung (siehe Seite 154) und mit Akupunktur (siehe Seite 47) gemacht.

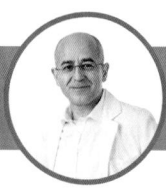

Aus meiner Praxis

Übungen für den Mausarm

Wenn Sie zum Mausarm neigen, sollten Sie folgende Übungen vorbeugend mehrmals am Tag machen.

Der Tiger: Winkeln Sie alle Finger in den Mittelgelenken zu einer Kralle an. Heben Sie die Arme über den Kopf und „fahren" Sie dort die Krallen aus wie ein Tiger. Führen Sie die Übung 3 bis 7 Sekunden aus und wiederholen Sie sie 10-mal.

Das Gebet: Führen Sie die Hände wie zum Gebet mit gestreckten Fingern vor dem Oberkörper zusammen. Drücken Sie die Handflächen fest aneinander. Nun bewegen Sie die Hände vor der Schulter langsam nach links, dann wieder in die Mitte zurück und zuletzt nach rechts. Halten Sie die Position auf jeder Seite 3 bis 7 Sekunden und wiederholen Sie die Übung 15-mal.

Meine Tipps bei Handarthrose

Im Alltag sind unsere Hände fast immer im Einsatz. Sobald das Zusammenspiel von Muskeln, Bändern, Sehnen und Knochen nicht mehr schmerzfrei funktioniert, bekommen wir große Schwierigkeiten. Kleine Maßnahmen können aber schon sehr hilfreich sein.

Erledigen Sie schwere Arbeiten, die sich nicht vermeiden lassen, mit einer Handgelenksbandage. Auch ein Tape kann hilfreich sein.

•

Wenn die Schmerzen so stark sind, dass viele Alltagstätigkeiten unmöglich werden, sollten Sie die Vielfalt der Hilfsmittel kennen. Es gibt zum Beispiel Greifhilfen, selbstöffnende Scheren, Spezialgriffe für Besteck oder Wasserhahnöffner für Arthrose-Patienten.

•

Schwere Lasten mit einer Hand hochheben? Das sollten Sie lassen. Greifen Sie immer mit beiden Händen (am besten mit der Faust), wenn Sie etwas transportieren müssen.

•

Mal eben die Wäsche auswringen? Was früher selbstverständlich war, geht heute nur noch unter Schmerzen? Gerade das Wringen ist eine kräftezehrende Tätigkeit für die Hände. Benutzen Sie Auswringhilfen.

•

Der Daumen-Finger-Griff bereitet oft große Schmerzen. Fassen Sie zum Beispiel eine Tasse nicht mit „spitzen Fingern" am Henkel an, sondern umgreifen Sie die ganze Tasse, wenn Sie sie hochheben. Statt Wäscheklammern zum Festklammern verwenden Sie Aufsteckklammern.

•

Wenn Sie allein nicht weiterkommen, suchen Sie Hilfe in einer Praxis für Krankengymnastik. Dort wird man Ihnen auch Übungen für zu Hause zeigen.

•

Speziell für den Daumen gibt es Daumen-Orthesen, die die Beweglichkeit kaum stören, aber Schmerzen lindern. Diese Schienen vertragen auch Wasser und müssen beim Händewaschen nicht abgelegt werden.

HIGHLIGHTS FÜR DIE HÄNDE

Ob sanfter Druck, warmes Wasser oder massierende Bewegungen – damit die Hände schmerzfrei tasten, greifen und fühlen können, helfen nicht nur dehnende und kräftigende Übungen. Hier gibt es noch andere effektive Wohlfühlmaßnahmen.

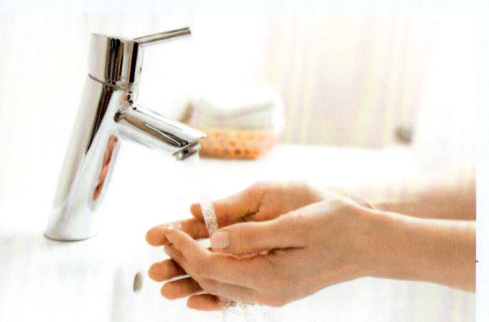

Wasserhahn-Therapie

Nutzen Sie Wasserhahn und Waschbecken für schnelle Entlastung: Arthrose in der Hand kann gut mit fließendem Wasser behandelt werden, um Schmerzen zu lindern. Lassen Sie warmes Wasser (maximal 39 Grad) 1 bis 2 Minuten lang über die Hände laufen. Danach halten Sie die Hände 10 bis 20 Sekunden unter kaltes Wasser. Wiederholen Sie dies 5- bis 10-mal.

Rollmassage

Das mögen die Muskeln und die Faszien: Nehmen Sie einen kleinen Massage- oder Golfball unter die Handflächen und rollen Sie mit dem Ball über einen Tisch: nach links und rechts, nach oben zum Arm hin und zurück zu den Fingern (siehe Abbildung 1). Wenn Sie Schmerzen im Handgelenk haben, sollten Sie den Ball auch über das Handgelenk und den Unterarm langsam bis zur Armbeuge und zurück rollen, damit auch die Unterarmmuskulatur behandelt wird (siehe Abbildung 2). Dabei sollten Sie ruhig etwas Druck aufbauen, aber bitte nicht so viel, dass es unangenehm wird. Fahren Sie mit dem Ball vor allem über schmerzhafte Punkte. Verweilen Sie auf den jeweiligen Punkten, bis der Schmerz nachlässt. Sie können die Rollmassage bis zu 10 Minuten lang durchführen.

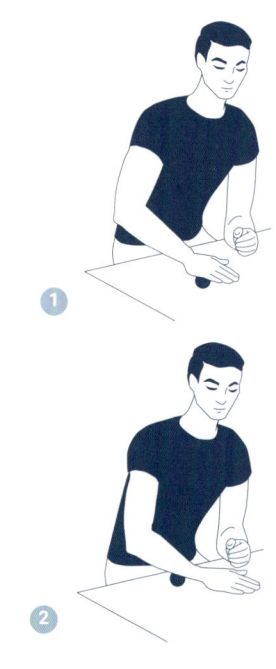

Paraffinbad

Dieses Bad ist Hautpflege und Gelenktherapie zugleich. Mithilfe eines Wärmegeräts, das zugleich eine Schüssel ist, wird Paraffinwachs zum Schmelzen gebracht. Die Hände werden dann in das angenehm warme Wachs eingetaucht und – bedeckt mit einer dünnen Paraffinschicht – wieder herausgezogen. Der Vorgang wird so lange wiederholt, bis die Schicht dick geworden ist. Damit die Wärme lange wirkt, werden die Hände dann in Handschuhe verpackt. Das führt dazu, dass sich die Muskulatur lockert, die Durchblutung angeregt wird und die Schmerzen nachlassen. Paraffinbäder sind eine besonders tief wirkende Form der Wärmetherapie. Es gibt die Bäder als Komplettset in der Apotheke.

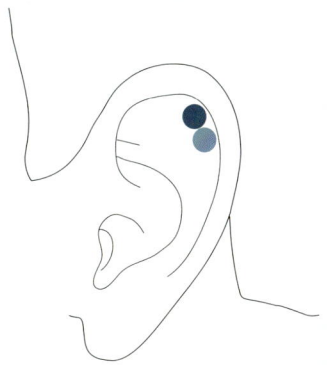

Ohr-Akupunktur

Bei Schmerzen in den Hand- und Fingergelenken kann auch Akupunktur sehr hilfreich sein. Zur Schmerzlinderung setzt der erfahrene Therapeut Akupunkturnadeln oder eine Dauernadel am Ohr (siehe Seite 47). Sie können die Akupunkturpunkte natürlich auch selbst stimulieren, indem Sie eine Wäscheklammer im Bereich der eingezeichneten Punkte anklemmen oder Ohrsamen setzen. Der obere dunkelblaue Punkt ist eher für die Hand, der hellblaue etwas darunter eher für das Handgelenk geeignet.

Hand-Akupressur

Auf der Abbildung sehen Sie die Nahpunkte für die Hand und das Handgelenk. Dies sind die Stellen, an denen eine Massage schmerzlindernde Wirkung zeigt. Massieren Sie die Punkte nacheinander 1- oder 2-mal am Tag, und zwar jeweils so lange, wie Sie es als angenehm und entspannend empfinden. Sie können es sich auch leichter machen und die Nahpunkte über einen längeren Zeitraum mit einem Gitterpflaster stimulieren.

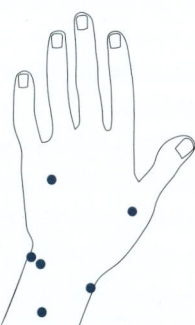

DER ELLENBOGEN

Verletzungen im Ellenbogengelenk haben oftmals langfristige Folgen:
Sie verursachen auch viele Jahre nach einem Bruch oder einer Verrenkung
Arthrose. Auch Sportarten wie Golf oder Tennis sorgen für schmerzhafte
Beschwerden im Arm. Regelmäßiges Dehnen ist die beste Selbsthilfe.

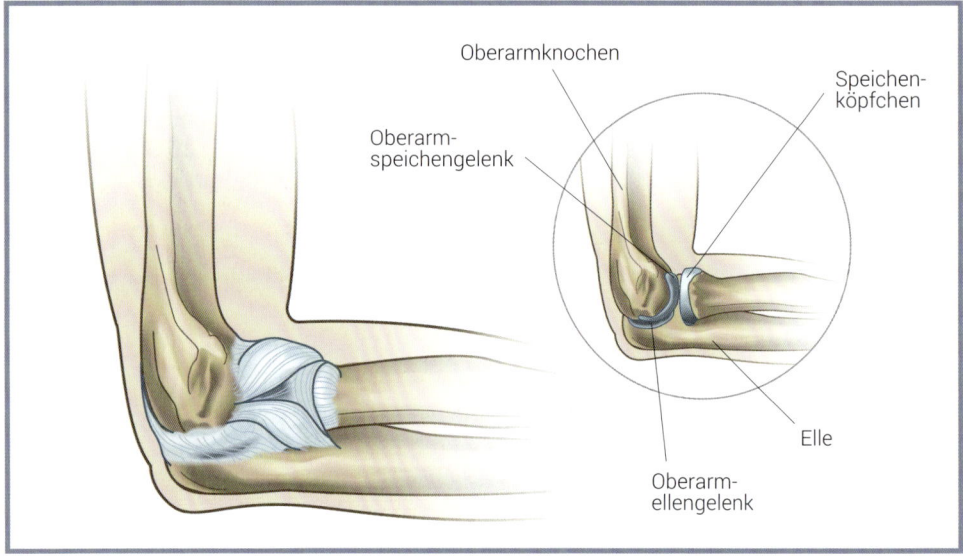

Das Ellenbogengelenk, das aus drei Gelenken besteht, ist sehr verletzungsanfällig. Es befindet sich in der Ellenbogenfalte und ist die bewegliche Verbindung zwischen Ober- und Unterarm. Hier laufen drei Knochen zusammen: der Oberarmknochen und die beiden Unterarmknochen, die Elle und die Speiche. Das erste Gelenk, das zwischen dem Oberarm und der Elle liegt, ist ein Scharniergelenk und lässt eine Streckung und Beugung bis zu 150 Grad zu. Das zweite hat eine kleinere Fläche und liegt zwischen dem Oberarmknochen und der Speiche. Es ist ein Kugelgelenk, das zusätzlich zur Beugung und Streckung noch Umwendbewegun-

gen, also Bewegungen nach innen und außen, ermöglicht. Ein drittes Gelenk befindet sich zwischen Elle und Speiche. Auch unsere Ellenbogengelenke sind von vielen Muskeln umgeben, die sich in drei Gruppen einteilen lassen: Die erste ist für die Streckung verantwortlich, die zweite für die Beugung und die dritte für die Umwendbewegungen des Unterarms. Bei Schmerzen im Ellenbogengelenk spielen zwei Vorsprünge an den Oberarmknochen eine große Rolle, die beide am Ende des Oberarmknochens liegen: Beim Tennisellenbogen entzündet sich der Vorsprung an der Außenseite; beim Golferarm ist die Innenseite betroffen.

Vielfältige Ursachen

Arthrose im Ellenbogengelenk ist fast immer die Folge einer Verrenkung oder eines Bruchs im Ellenbogen. Vor allem bei Kindern sind diese Brüche relativ häufig, im Erwachsenenalter werden sie dann schnell vergessen. Andere Ursachen können Erkrankungen wie Rheuma und starke Belastungen des Ellenbogens über längere Zeit sein, zum Beispiel durch schwere Arbeit oder Sportarten wie Handball.

Fehlstellungen sind zusätzliche Risikofaktoren. Im fortgeschrittenen Stadium einer Ellenbogenarthrose können die Betroffenen nicht einmal mehr einen Löffel zum Mund führen; auch Strecken und Beugen werden immer schwieriger. Bei Schmerzen im Ellenbogen gilt wie in vielen Bereichen der Medizin: Die Therapie richtet sich nach der Diagnose. Zum Glück ist Ellenbogenarthrose sehr selten, da das Gelenk in der Regel keine schweren Gewichte tragen muss.

Selbsttest: Habe ich Arthrose im Ellenbogengelenk?

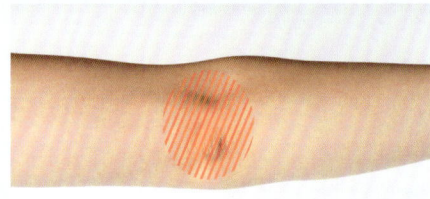

1 Haben Sie in dem gekennzeichneten Bereich wiederkehrende Schmerzen?

2 Hören oder spüren Sie Knackgeräusche im Ellenbogen und fühlt sich das Gelenk blockiert an?

3 Hatten Sie vor fünf oder mehr Jahren das Ellenbogengelenk gebrochen?

4 Müssen Sie längere Zeit beruflich bedingt (weil Sie zum Beispiel Bauarbeiter sind) oder aufgrund von sportlichen Aktivitäten häufig sehr schwere Gewichte heben?

5 Leiden Sie länger als zehn Jahre an einer entzündlichen rheumatischen Erkrankung?

6 Haben Sie Morgensteifigkeit im Ellenbogengelenk, die erst nachlässt, wenn Sie sich bewegt haben?

7 Haben Sie vor Ihrem 20. Lebensjahr länger als fünf Jahre Handball gespielt?

Auswertung
Wenn Sie mindestens drei Fragen mit Ja beantwortet haben, haben Sie wahrscheinlich eine Arthrose im Ellenbogengelenk.

Meine besten Anwendungen und Übungen

Ich empfehle bei Schmerzen im Ellenbogengelenk gern Kohlwickel (siehe Seite 41) und Arnikasalben zum Einreiben. Bei muskulären Schmerzen habe ich auch gute Erfahrungen mit Physiotherapie, Schröpfen (siehe Seite 42), Röntgenreizbestrahlungen und Magnetfeldtherapie (siehe Seite 155) gemacht. Von Injektionen mit Kortison rate ich ab. Sie selbst können die Beweglichkeit der Ellenbogengelenke mit folgenden Übungen trainieren. Dabei sollte jede Streckung und Beugung sanft bis zum Maximum durchgeführt werden.

Strecken und beugen

Schöpfen Sie das Bewegungsausmaß des Ellenbogens voll aus. Diese Übung unterstützt Sie dabei.
So geht's: Setzen Sie sich auf einen Stuhl und strecken Sie den schmerzenden Arm so weit es geht schräg nach unten. Nehmen Sie die andere Hand zur Hilfe, um die Streckung vorsichtig zu verstärken (Abbildung 1). Arbeiten Sie langsam gegen den Widerstand, aber nicht über die Schmerzgrenze hinaus. Halten Sie die Streckung 3 bis 7 Sekunden und wiederholen Sie dies 10-mal. Dann beugen Sie den Arm und absolvieren eine ähnliche Übung, indem Sie den Arm beugen statt strecken (Abbildung 2). Auch dabei können Sie die zweite Hand zur sanften Verstärkung des Drucks einsetzen.

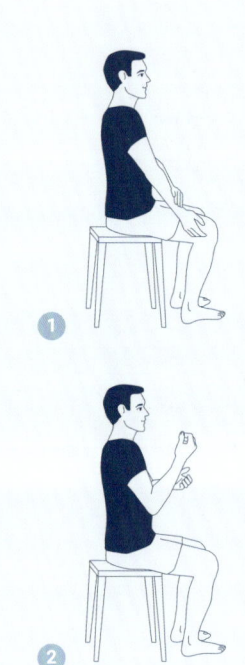

Den Schmerz abbinden
Effektiver werden die Übungen, wenn Sie sie mit einem Flossband durchführen (Achtung: Sie sollten das Band nur 2 Minuten tragen). Je nachdem, wo es wehtut, können Sie das Band um den Ober- oder Unterarm oder direkt um das Ellenbogengelenk herumbinden. Gewickelt wird halb überlappend von unten nach oben.

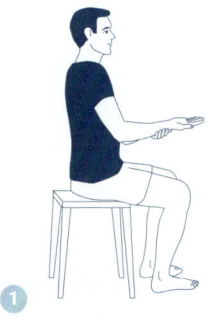

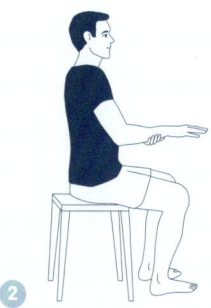

Umwenden

Mit dieser Übung bleibt das Ellenbogengelenk auch in die seitliche Richtung beweglich.

So geht's: Setzen Sie sich auf einen Stuhl und halten Sie den schmerzenden Arm 90 Grad gebeugt. Drehen Sie den Unterarm nach außen, sodass der Daumen nach außen zeigt. Unterstützen Sie die Bewegung mit der anderen Hand (Abbildung 1). Danach machen Sie die gleiche Bewegung zur Innenseite, sodass der Daumen nach innen zeigt (Abbildung 2). Halten Sie die Positionen jeweils 3 bis 7 Sekunden und machen Sie in jede Richtung 10 bis 15 Wiederholungen. Auch hier gilt: Gehen Sie dabei nicht über die Schmerzgrenze.

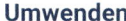

Ohr-Akupressur

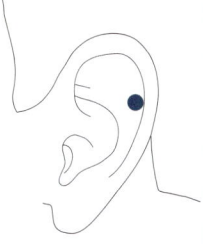

Wenn Sie Schmerzen mit Ohr-Akupressur lindern möchten, finden Sie den Punkt, der zum Ellenbogengelenk führt, rechts etwas oberhalb der Mitte auf dem Ohr. Sie können ihn mit den Fingern massieren oder mit einer Wäscheklammer stimulieren. Auch ein Ohrsamen wird an diese Stelle geklebt (siehe Seite 47).

Gitterpflaster

Das Ellenbogengelenk hat viele Nahpunkte auf der Außen- und Innenseite, die für Laien schwer zu treffen sind. Wenn Sie je ein Gitterpflaster auf die Innen- und Außenseite des Gelenks kleben, müssen Sie die Punkte nicht genau treffen, erzielen aber trotzdem die durchblutungsfördernden Effekte.

Spezialfall: Tennisellenbogen

Ein Tennisellenbogen ist die häufigste Erkrankung des Ellenbogens. Wer pro Woche mehr als vier Stunden Tennis spielt und über 35 Jahre alt ist, bekommt die typische Sportlerkrankheit mit einer Wahrscheinlichkeit von etwa 40 Prozent. Auch Nichtsportler kann es treffen, wenn sie ihren Unterarm plötzlich mehr belasten als sonst. In der Regel geht der Schmerz nach einem Jahr bei etwa 80 Prozent der Betroffenen von allein weg. Allerdings will kaum jemand so lange warten. Bei der Behandlung rate ich von Kortison-Injektionen ab: Diese helfen zwar kurzfristig, doch die Schmerzen kehren zurück. Studien zufolge wird es ein Jahr nach einer Kortisonbehandlung häufig sogar noch schlimmer. Auch steigt das Risiko, dass schlussendlich operiert werden muss. Das bestätigt auch meine Erfahrung. Nach Kortisonspritzen reagieren die Patienten weder auf Anwendungen aus der traditionellen chinesischen Medizin noch auf andere Verfahren wie etwa auf die Stoßwellentherapie. Für die Diagnose ist kein Röntgenbild oder MRT notwendig. Die Anamnese und der typische Druckschmerz ermöglichen eine rasche und sichere Diagnose.

Selbsttest: Habe ich einen Tennisellenbogen?

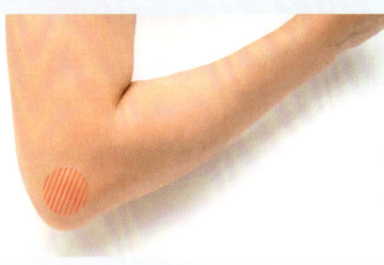

1 Haben Sie Schmerzen an der Außenseite des Ellenbogens in dem gekennzeichneten Bereich?

2 Tut es in diesem Bereich besonders weh, wenn Sie Gegenstände mit dem ausgestreckten Arm hochheben?

3 Sind Sie zwischen 35 und 55 Jahre alt?

4 Führen Sie regelmäßig eine dieser Sportarten aus: Tennis, Rudern, Krafttraining?

5 Arbeiten Sie viel am Computer oder spielen Sie lange Klavier?

6 Arbeiten Sie in einem Beruf, in dem Sie häufig die gleichen Bewegungen ausführen müssen, zum Beispiel als Maler, Kassiererin oder an einem Fließband?

Auswertung
Wenn Sie mindestens drei Fragen mit Ja beantwortet haben, haben Sie höchstwahrscheinlich einen Tennisellenbogen, auch wenn Sie diesen Sport nicht ausüben.

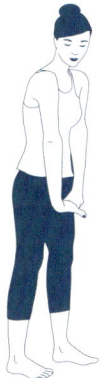

Dehnen des Handstreckers

So geht's: Strecken Sie den schmerzenden Arm nach unten aus und beugen Sie die Hand mit der Innenfläche nach oben. Greifen Sie die gebeugte Hand mit der anderen Hand und ziehen Sie sie nach oben. Halten Sie die Dehnung jeweils 3 bis 7 Sekunden und wiederholen Sie die Übung 10- bis 15-mal.

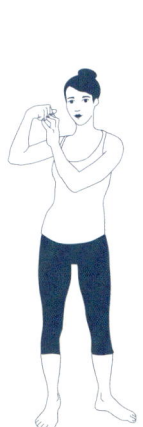

Dehnen der kleinen Fingerstrecker

So geht's: Halten Sie den Ellenbogen gebeugt nach oben. Nun drücken Sie die Faust mit den Fingern der anderen Hand gleichzeitig nach unten und innen, also zum Handgelenk hin wie auf der Abbildung. Halten Sie auch diese Dehnung 3 bis 7 Sekunden und wiederholen Sie die Übung 10- bis 15-mal.

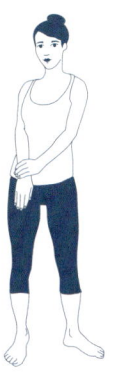
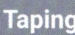

Dehnen des Auswärtsdrehers

So geht's: Strecken Sie den Arm nach unten aus wie auf der Abbildung. Drehen Sie den Arm mit der anderen Hand nach innen. Halten Sie die „eingedrehte" Position 3 bis 4 Sekunden und wiederholen Sie dies 10- bis 15-mal.

Taping

Zum Tapen brauchen Sie einen langen und einen etwas kürzeren Streifen. **So geht's:** Der lange Streifen fängt auf der Höhe der Armbeuge an, verläuft auf dem Unterarm wie auf der Abbildung bis zum Handgelenk. Das andere Tape kleben Sie unterhalb der Ellenbogenfalte von außen nach innen um den Arm.

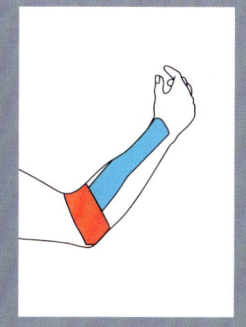

Spezialfall: Golferarm

Der Golferarm tritt seltener auf als der Tennisellenbogen. Er entsteht durch einseitige Belastungen bei Sportarten wie Golf, Wurfsport und anderen Tätigkeiten, die Handbeugungen verlangen. Typisch für den Golferarm sind Schmerzen in der Innenseite des Ellenbogens, die bis in den Unterarm und in die Hand ausstrahlen. Außerdem haben die Betroffenen das Gefühl, dass ihr Handgelenk nicht mehr so stark ist wie vorher. Sie haben Probleme, wenn sie kräftig zugreifen wollen.

Oft haben Patienten gleichzeitig einen Tennis- und einen Golferarm. Durch die chronische Belastung kommt es zu entzündlichen Veränderungen im Unterarmbeuger am Oberarmknochen. Wenn der Golferarm zeitig behandelt wird, bestehen gute Chancen auf Heilung. Wichtig ist, dass die Betroffenen die Belastungen, die die Beschwerden ausgelöst haben, vermeiden und erst wieder damit anfangen, wenn die Erkrankung austherapiert ist. Tut man nichts, wird das Ellenbogengelenk eventuell einseitig belastet und weitere Strukturen werden geschädigt.

Selbsttest: Habe ich einen Golferarm?

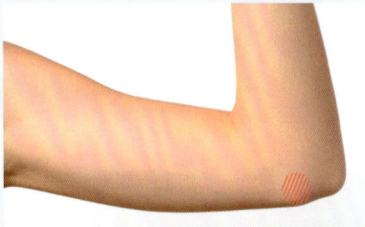

4 Arbeiten Sie häufig am Computer oder sind Sie Bauarbeiter, Mechaniker oder Maler?

5 Haben Sie aus beruflichen oder privaten Gründen sehr oft handwerkliche Tätigkeiten wie Hämmern oder Drehen durchgeführt?

1 Haben Sie Schmerzen in dem gekennzeichneten Bereich?

6 Haben Sie Schmerzen, wenn Sie die Hand beugen?

2 Haben Sie dort Schmerzen, wenn Sie den Arm mit der Handinnenfläche auf dem Tisch abstützen und dabei der Ellenbogen gestreckt wird?

7 Sind Sie zwischen 35 und 55 Jahre alt?

Auswertung

3 Führen Sie eine dieser Sportarten regelmäßig aus: Golf, Klettern, Wurfsportarten?

Wenn Sie mindestens drei Fragen mit Ja beantwortet haben, haben Sie höchstwahrscheinlich einen Golferarm, auch wenn Sie nicht golfen.

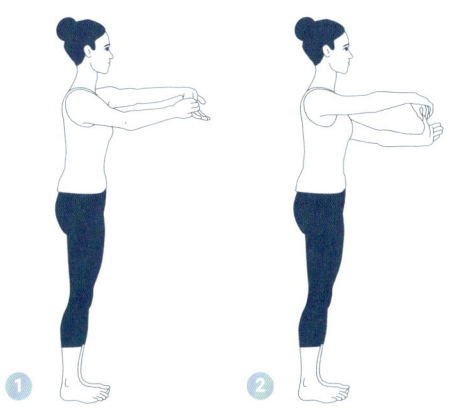

So geht's: Für die Dehnung im Unterarm-beuger strecken Sie den Arm nach vorn aus wie auf Abbildung 1 und halten ihn im 90-Grad-Winkel zum Körper. Ziehen Sie mit der anderen Hand an der Hand des schmerzenden Arms, sodass dieser maxi-mal gestreckt und gleichzeitig leicht nach außen gedreht wird. Für die Dehnung des Daumens greifen Sie den Daumen wie auf Abbildung 2 und ziehen ihn nach hinten außen. Bei beiden Übungen halten Sie die Dehnung jeweils 3 bis 7 Sekunden und machen 10 bis 15 Wiederholungen.

Dehnen des Einwärtsdrehers

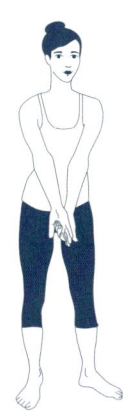

So geht's: Für die Unterarmdrehung ein-wärts wird die Hand des schmerzenden Arms erneut gestreckt und der Arm mit der anderen Hand nach innen gedreht und leicht angehoben, sodass der Daumen zum Körper zeigt. Halten Sie die Dehnung 3 bis 7 Sekunden und wiederholen Sie dies 10- bis 15-mal.
Gut zu wissen: Beim Golferarm sollten Sie immer darauf achten, dass alle Beuge-muskeln regelmäßig trainiert werden und der Arm durch das Dehnen beweglich bleibt.

Eine kleine Massage zwischendurch
Ob bei der Arbeit im Büro oder zu Hause vor dem Fern-seher – Sie können den schmerzenden Arm immer mal wieder zwischendurch ganz einfach selbst massieren. Das regt den Stoffwechsel an und beschleunigt so die Heilung. Massieren Sie etwa 30 Sekunden mit zwei Fin-gern den Arm unterhalb der Ellenbeuge in kreisförmigen Bewegungen auf der schmerzhaften Stelle.

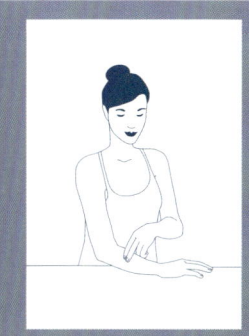

KAPITEL 4

KLASSISCHE THERAPIEN BEI ARTHROSE

Mit Wickeln, Heilpflanzen, Kräutern und Co. sind noch lange nicht alle Therapien ausgereizt. Dank moderner Techniken stehen immer wieder neue Möglichkeiten zur Verfügung. Die Angebote reichen von Hyaluronsäure-Injektionen über orthopädische Hilfsmittel und Strahlenbehandlungen bis zum Gelenkersatz. Auch die Wahl des richtigen Arztes spielt eine große Rolle.

KLASSISCHE BEHANDLUNGEN: SO HILFT DER ARZT

Ob Spritzen, homöopathische Mittel, Strahlentherapien oder Nahrungs-ergänzung – es gibt zwar nicht die eine garantierte Erfolgsbehandlung bei Arthrose, doch der Arzt kann viel tun, um Ihnen zu helfen. Hier stelle ich Ihnen bewährte Therapieformen mit ihren Vor- und Nachteilen vor.

Hyaluronsäure-Injektionen

Wenn die Arthrose noch nicht allzu weit fortgeschritten ist, werden in der Praxis häufig Hyaluronsäure-Injektionen gegen arthrosebedingte Schmerzen eingesetzt. Die bekannten „Spritzen ins Knie" sollen Beschwerden lindern und eine entzün-dungshemmende Wirkung haben. Auch bei Hüft- und Sprunggelenksarthrose spü-ren viele Patienten, dass ihre Gelenke po-sitiv auf Hyaluronsäure reagieren. Sie kön-nen nach der Behandlung zum Beispiel länger ohne Schmerzen gehen. Schulter-, Ellenbogen- und Fingerarthrose werden ebenfalls mit den Injektionen behandelt.

Hyaluronsäure ist eine natürliche Flüs-sigkeit, die im Knorpel und im Gelenk wie Schmieröl funktioniert. Normalerweise baut die Säure sich in ausreichendem Maße auf und ab. Dieser Mechanismus ist bei Arthrose aber gestört, sodass die Flüssigkeit die Knorpel nicht mehr richtig schützen kann. In solchen Fällen kommt synthetisch hergestellte Hyaluronsäure zum Einsatz. Die Knorpel können dadurch gleitfähiger und die Gelenke beweglicher werden. Auch ich habe die Erfahrung ge-macht, dass diese Therapie vor allem bei den Patienten erfolgreich ist, die noch kein fortgeschrittenes Arthrose-Stadium erreicht haben. Viele bewerten die Injek-tionen sehr positiv, obwohl ihre Wirkung noch umstritten ist. Die Zahlen sprechen allerdings dafür: Etwa die Hälfte der Be-troffenen spürt danach weniger Schmer-zen. Außerdem konnten Studien belegen, dass die symptomatischen Verbesserun-gen bei einigen Patienten über Monate oder sogar Jahre anhielten. Allerdings ist es auch beim Einsatz von Hyaluronsäure wie bei den meisten anderen Therapien: Die Spritzen wirken nicht bei jedem gleich. Die Krankenkassen übernehmen die Kos-ten für Hyaluronsäure-Injektionen in der Regel nicht. Die Patienten zahlen diese Behandlung selbst und müssen mit Kos-ten von mehreren Hundert Euro rechnen, da mehrere Spritzen notwendig sind.

Eigenblutplasma-Therapie (PRP)

Eine Alternative zur Hyaluronsäure ist das „plättchenreiche Plasma" (Platelet Rich Plasma, abgekürzt PRP). Diese biologi-sche Therapie wird ambulant durchge-führt und geht relativ schnell. Dabei be-handelt der Arzt den Patienten mit dessen eigenem mit Blut: Es wird ihm erst ent-nommen, dann per Zentrifuge zerlegt und zu hoch konzentriertem Plasma gemacht.

Enzyme und Wachstumsfaktoren werden herausgefiltert und die roten Blutkörperchen vom Plasma getrennt. Durch dieses Verfahren entsteht ein Maximum an Blutplättchen, die direkt ins Gelenk zurückinjiziert werden. Das Plasma übernimmt Aufgaben, die Schmerzen lindern, Entzündungen hemmen und Reparaturprozesse im Körper beschleunigen sollen. Der Patient bekommt also keine Medikamente, sondern sein eigenes „Material". Auf diese Weise werden Spitzensportler häufig behandelt, um den Heilungsprozess nach Verletzungen zu beschleunigen. Dass dies funktioniert, zeigte eine Studie mit portugiesischen Fußballspielern.

Bei der biologischen Orthokin-Therapie kommt ebenfalls Eigenblut zum Einsatz. Dabei werden aus dem Blut entzündungs- und schmerzhemmende Proteine gewonnen und ins Gelenk gespritzt, wo sie krank machende Botenstoffe angreifen. Auch diese Therapie wird nicht von den Krankenkassen bezahlt.

Homöopathie: Zeel® und Traumeel®

Bei Arthrose kommen häufig auch alternative Injektionstherapien zum Einsatz. Zeel®, Traumeel® und Discus compositum gehören zu den wichtigsten Präparaten.

- Zeel®, ein homöopathisches Schmerzmittel, hemmt Enzyme, die an der Entstehung von Entzündungen beteiligt sind. Es soll die Regenerationsfähigkeit des geschädigten Knorpels verbessern, ihn gleitfähiger machen und die Zellfunktionen anregen. Zeel® kommt in der Regel bei milderen Beschwerden zum Einsatz und lässt sich effektiv mit anderen Therapien kombinieren.

- Traumeel® wird typischerweise bei Verstauchungen, Prellungen, Verrenkungen, Blut- und Gelenkergüssen, Entzündungen und Arthrose in den Hüft- und Kniegelenken oder in den kleineren Gelenken eingesetzt. Mit seinen Inhaltsstoffen (unter anderem Tollkirsche, Ringelblume, Eisenhut, Gänseblümchen, Kamille und Johanniskraut) wirkt es schmerzlindernd und regenerierend.

Die Anzahl der Schmerzspritzen hängt davon ab, wie stark die Beschwerden sind. Es werden immer mehrere Injektionen und eine längere Behandlungszeit geplant. Denn es dauert eine Weile, bis der Körper seine Selbstheilungskräfte aktiviert. Die gesetzlichen Krankenkassen

Keine Dauerlösung: Schmerzmedikamente

Um Beschwerden für kurze Zeit zu unterdrücken, eignen sich Medikamente gegen Schmerzen. Vor allem dann, wenn die Patienten sich vor Schmerz kaum noch bewegen können. Es ist jedoch wichtig, dass in dieser Phase schon andere Maßnahmen eingeleitet werden, die langfristig helfen. Besprechen Sie die Einnahme von Schmerzmedikamenten unbedingt mit Ihrem Arzt. Gerade bei rezeptfreien Mitteln unterschätzen Patienten oftmals die Nebenwirkungen oder achten nicht genau auf die richtige Dosierung. In keinem Fall sind Schmerzmittel eine Dauerlösung!

bezahlen Injektionstherapien mit alter nativen Medikamenten in der Regel nicht. Private Kassen übernehmen hingegen häufig die Kosten.

Nahrungsergänzung für den Knorpel

Tabletten für den Knorpelaufbau können Sie ohne Rezept kaufen. Viele meiner Patienten schwören darauf. Da Glucosamin, Grünlippmuschelpulver und Co. kaum Nebenwirkungen haben, ist es auf jeden Fall einen Versuch wert, ihre Wirkung einmal auszuprobieren. Zu den sogenannten Knorpelaufbautherapien zählen vor allem diese Substanzen:

- Kollagen-Hydrolysat besteht aus Aminosäure-Molekülen, die aus Tierknorpel hergestellt werden. Es gibt Studien, die

Schnelle Linderung: manuelle Behandlungen

Um Schmerzen zu beseitigen und Bewegungen wieder zu ermöglichen, haben sich manuelle Therapien bewährt. Meist schreibt der Arzt dafür ein Rezept aus und schickt seine Patienten in eine Praxis für Physiotherapie. Das bringt oft sehr schnell Linderung, allerdings häufig nur, solange die Behandlung anhält. Bestenfalls ist die krankengymnastische Behandlung der Einstieg in einen gesünderen Lebensstil mit mehr Bewegung und gezieltem Training.

bestätigen, dass dieses Kollagen die Knorpelbildung anregen kann. Die Beweise sind jedoch nicht eindeutig. Fragen Sie im Zweifelsfall Ihren Arzt oder Apotheker danach.

- Die Nahrungsergänzungsmittel Glucosamin und Chondroitin (oder eine Kombination aus beiden) sollen entzündungshemmend wirken und Arthrose aufhalten. Glucosamin ist ein Baustein des Knorpelgewebes, in dem auch Chondroitin vorkommt. Beide Stoffe enthalten Moleküle, die im Knorpel notwendig sind und dessen Widerstandsfähigkeit stärken. Patienten berichten häufig, dass sie davon profitieren. Die Studienlage ist allerdings auch hier nicht eindeutig.

- Die Ureinwohner der Küstenregion Neuseelands haben nur selten Gelenkerkrankungen und essen reichlich Grünlippmuscheln. Das machte Wissenschaftler neugierig. Sie untersuchten die Muscheln genauer und fanden antientzündliche, antioxidative und knorpelschützende Stoffe, aus denen Grünlippmuschelpulver entwickelt wurde. Vor allem die in den Muscheln enthaltenen Glycosaminoglykane und bestimmte Omega-3-Fettsäuren sollen für die positiven Auswirkungen auf die Gelenke verantwortlich sein. Bei Tieren wie Hunden und Pferden wurde eine Besserung der Arthrose-Beschwerden beobachtet; bei Menschen sind die Studienergebnisse widersprüchlich.

- Auch Präparaten wie Methylsulfonylmethan, Ademetionin, Oxaceprol oder S-Adenosylmethionin (SAM) werden knorpelaufbauende Wirkungen zugeschrieben.

Elektrotherapien

Mit medizinischen Geräten gegen Arthrose? Diese Form der Therapien hat sich in den letzten Jahrzehnten enorm entwickelt. Bei der Arthrose-Behandlung haben sich einige als besonders wirkungsvoll erwiesen. Dazu gehört beispielsweise die Elektrotherapie – sie kann auch das Schmerzgedächtnis bei chronischen Beschwerden positiv verändern. Dabei wird elektrischer Strom von einem speziellen Therapiegerät erzeugt und dem Patienten über Elektroden „zugeführt", um den Stoffwechsel anzuregen und die Durchblutung zu verbessern. Die Haut wird in tieferen Gewebeschichten erwärmt und die Muskulatur gelockert.

Auch die TENS-Behandlung (transkutane elektrische Nervenstimulation) basiert auf elektrischen Impulsen. Sie wirken auf die schmerzleitenden Nervenfasern, indem sie die Schmerzweiterleitung blockieren. Insbesondere bei Hüft- und Kniegelenksarthrose wird TENS zur Schmerzlinderung empfohlen. Eine Sitzung dauert 15 bis 30 Minuten. Sie können TENS-Geräte auch kaufen oder mieten, um zu Hause selbst damit zu arbeiten. Bevor Sie dies tun, sollten Sie sich aber auf jeden Fall von einem Therapeuten instruieren lassen. Er zeigt Ihnen, wo genau die Elektroden aufgeklebt werden, und markiert die Stellen mit einem wasserfesten Stift. Bei bestimmten Schmerzen übernehmen die gesetzlichen Krankenkassen die Kosten beziehungsweise zahlen Zuschüsse. Wichtig zu wissen: Wer einen Herzschrittmacher trägt, darf diese Therapie nicht anwenden. Auch bei Schwangerschaften, Thrombosen, Fieber und Infektionen kann die Behandlung gefährlich sein und sollte in diesen Fällen nicht angewendet werden.

Orthopädische Hilfsmittel helfen in der Akutphase

Es gibt zahlreiche Hilfsmittel, mit denen Gelenke geschützt, entlastet oder geschont werden. Sie können den Alltag in der Akutphase, nach einer Operation, bei besonderen Belastungen oder bei Reizzuständen erleichtern. Ob Einlagen, Bandagen, Gehhilfen, orthopädische Schuhe oder Orthesen zur Gelenkstabilisierung: Nutzen Sie diese Hilfen, wenn Sie sich sonst nicht mehr ohne Schmerzen bewegen können oder die Gelenke ruhig gestellt werden sollen. Für orthopädische Hilfsmittel stellt der Arzt ein Rezept aus. Die Krankenkassen erstatten die Kosten.

Ultraschalltherapie

Ultraschall wird bei medizinischen Untersuchungen meistens zur Diagnose eingesetzt. Bei der Behandlung von Arthrose-Patienten hat er sich aber auch als wirksame Therapieform erwiesen. Ultraschallwellen dringen bis zu fünf Zentimeter tief ins Gewebe ein und machen sogenannte Mikromassagen möglich. Dabei fährt der Therapeut mit einem Schallkopf über den Körper und gibt entweder kontinuierlich oder in einzelnen Impulsen Schallwellen ab, die vor allem an den Stellen wirken, an denen Sehnen und Knochen aufeinandertreffen. Ultraschallwellen sind unter anderem bei chronischen Schmerzen der Sehnenansätze, bei Fehlbelastungen, Verschleiß, Verletzungen von Bändern

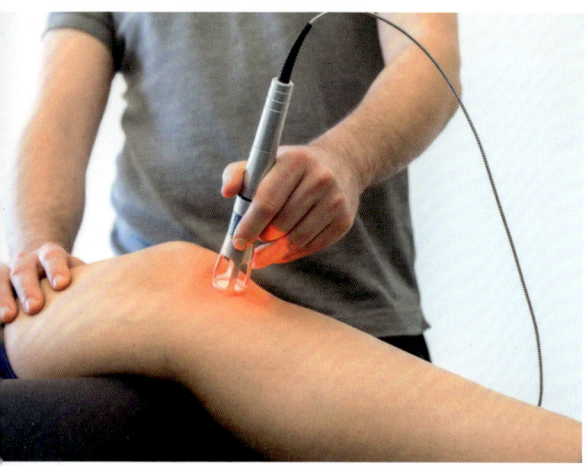

Bei der Lasertherapie wird der Zellstoffwechsel in tiefen Schichten angeregt.

und Sehnen, Schleimbeuteln, Knochenwallbildungen, oberflächlicher Arthrose und chronisch entzündlichen Erkrankungen sinnvoll. Sie sollten mit Ihrer Krankenkasse klären, ob die Kosten für die Therapie übernommen werden.

Stoßwellenbehandlung

Bei der Behandlung von Knochen, Sehnen und Bändern ist die relativ neue Stoßwellentherapie (extrakorporale Stoßwellentherapie, ESWT) eine wirkungsvolle Maßnahme, mit der ich sehr gute Erfahrungen gemacht habe. Sie ist eine schonende Alternative zu vielen Operationen und hat praktisch keine Nebenwirkungen. Bei dieser Behandlung werden kurze energiereiche, akustische Druckwellen elektromagnetisch erzeugt und durch das Körpergewebe hindurchgeleitet. Die Wellen wirken also in tiefer gelegenen Regionen, ohne Haut, Gewebe und Muskeln zu beschädigen. Am bekanntesten ist diese Therapie bei der Behandlung von Nierensteinen, die von den Wellen zertrümmert werden. Orthopäden setzen sie ein, um

erkranktes Gewebe besser zu durchbluten und den Stoffwechsel anzuregen, was wiederum den Heilungsprozess begünstigen und Schmerzen verringern soll. Außerdem aktivieren die Stoßwellen Zellen, die Knochenstrukturen aufbauen können. Achtung: Die Behandlung kann etwas schmerzhaft sein. Sie wird meist mit einem Abstand von jeweils einer Woche drei- bis fünfmal wiederholt und von den gesetzlichen Krankenkassen bezahlt.

Lasertherapie

Bei der Lasertherapie wird der Zellstoffwechsel bis zu einer Tiefe von acht Zentimetern im Körper angeregt. Das stimuliert die Knorpelzellen, neues Gewebe zu bilden. Es ist eine besonders sanfte Form der Therapie, bei der keine Infektionsgefahr besteht. Sie ist auch für Kinder geeignet. Die Behandlungen wirken bei Gelenkerkrankungen, Entzündungen, Verschleiß und Verletzungen schmerzlindernd und abschwellend. Die Lasertherapie müssen Patienten selbst zahlen.

Fettstammzelltherapie

Die Fettstammzelltherapie lässt Patienten mit Kniegelenksarthrose wieder hoffen. Diese in Deutschland entwickelte neue Behandlungsform regt mithilfe von eigenen Fettstammzellen andere Zellen dazu an, sich zu erneuern und zu reproduzieren. Dafür entnimmt der Arzt etwas Fettgewebe am Bauch, trennt besonders aktive Zellen mit einem speziellen Verfahren heraus und spritzt sie ins Knie. Das lindert verschleißbedingte Schmerzen und kann eine Operation verhindern. Der Eingriff, den bislang allerdings nur wenige Praxen anbieten, wird ambulant gemacht; die gesetzlichen Krankenkassen bezahlen ihn nicht.

Magnetfeldtherapie

Man unterscheidet bei der Magnetfeld-therapie zwei Arten: die pulsierende Behandlung, bei der die Patienten in der Klinik oder Arztpraxis in einem Magnetfeld in einer Röhre liegen, und die statische Behandlung mit einem magnetischen Gerät, das direkt auf dem Körper wirkt. Dafür gibt es auch magnetische Pflaster, Bandagen, Armbänder oder einfach Magneten. Der Effekt der Behandlung besteht darin, dass sich die Körperzellen durch elektromagnetische Impulse beeinflussen lassen und sich eine gestörte Energiever-sorgung wieder reguliert, was den Heilungsprozess fördert. Bereits die alten Ägypter und die Mayas nutzten magnetisches Metall für therapeutische Zwecke. Paracelsus war der Ansicht, dass sich Krankheiten mithilfe von magnetischen Feldern aus dem Körper herausziehen lassen. Bei manchen Patienten wirkt die Magnetfeldtherapie relativ schnell; manche müssen ein paar Wochen auf Verbesserungen warten. Beschwerden des Bewegungsapparats wie Rückenschmerzen, Rheuma oder Arthritis lassen sich mit der Kraft der Magneten lindern. In der Regel benötigt ein Patient fünf bis zehn Behandlungen, die er selbst bezahlen muss.

Röntgenreizbestrahlung

Röntgenstrahlen haben einen schlechten Ruf. Überdosiert können sie das Gewebe nicht nur durchleuchten, sondern auch schädigen. Deshalb haben die meisten Patienten Bedenken, wenn sie das Wort „Röntgenreizbestrahlung" hören. Bei dieser Strahlentherapie werden aber nur niedrig dosierte Strahlen eingesetzt, die entzündungshemmend und schmerz-lindernd wirken, ohne die Anatomie der Knochen zu verändern oder das Gewebe zu schädigen. Bei Arthrose kommt die Röntgenreizbestrahlung zum Einsatz, wenn die konservativen Therapien ausgeschöpft sind. Etwa zwei Drittel der Patienten gaben an, danach beschwerdefrei geworden zu sein oder weniger Schmerzen zu haben. Sechs bis acht Sitzungen innerhalb von zwei bis drei Wochen sind erforderlich. Anschließend muss man zwei Monate abwarten und die Behandlung eventuell wiederholen. Die Krankenkassen übernehmen die Kosten.

Bewährt, aber aufwendig: Radiosynoviorthese

Dieses nuklearmedizinische Verfahren gibt es schon seit mehr als zwei Jahrzehnten. Es gilt als bewährte Methode bei der Behandlung entzündlicher Gelenkerkrankungen wie zum Beispiel Arthritis und aktivierte Arthrose. Die Radiosynoviorthese (RSO) wirkt an allen Gelenken. Die Behandlung ist recht aufwendig. Die nötigen Präparate müssen im Voraus genau für den Tag der Behandlung bestellt werden. Das Gelenk wird betäubt und im Anschluss an die Behandlung 48 Stunden ruhig gestellt. Voraussetzung für diese Behandlung ist ein Nachweis über eine Gelenkentzündung, der in der Regel mit einer sogenannten Skelettszinti-grafie oder einer Kernspintomografie erbracht wird. Liegt der Nachweis vor, übernehmen die Krankenkassen die Kosten für diese Therapie.

FÜNF FÄLLE AUS MEINEM PRAXISALLTAG

Zuhören, genau hinsehen, achtsam bleiben und motivieren – weil jeder Patient anders ist, braucht auch jeder eine andere Therapie. Dabei ist die Erfahrung eines Arztes ebenso wichtig wie die Wünsche der Patienten. Manchmal spielen auch Glück und Zufall eine Rolle, wie diese Beispiele aus meiner Praxis zeigen.

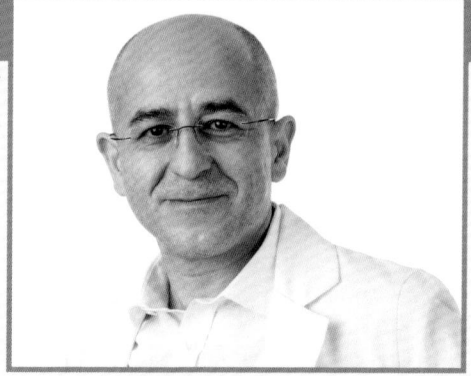

Unterschiedliche Methoden

Wie unterschiedlich verschiedene Schmerzen behandelt werden müssen, merkte ich bei einer 45-jährigen Patientin, die mit myofaszialen Schmerzen im Deltamuskel, einer aktivierten Arthrose und einer Sehnenentzündung im Schultereckgelenk zu mir in die Praxis kam. Nach verschiedenen konservativen Therapien ging es ihr zwar kurzfristig immer etwas besser, doch sobald die Behandlungen abgeschlossen waren, kehrte der Schmerz zurück. Sie wusste nicht mehr weiter und zog bereits in Erwägung, sich operieren zu lassen. Dazu wollte sie eine zweite Meinung hören. Ich stand vor einer schwierigen Aufgabe: So viele Schmerzpunkte lassen sich kaum gleichzeitig behandeln. Damit die Schulter zur Ruhe kam, musste ich jedoch genau das versuchen. Und tatsächlich gelang es. Die Arthrose konnte ich mit Schröpfen und Akupunktur behandeln, die myofaszialen Schmerzen ließen sich mit Triggerpunktakupunktur beseitigen. Mithilfe von Stoßwellen bekamen wir die Sehnenschmerzen in den Griff. Nach vier Sitzungen war die Schulter wieder im Gleichgewicht – und die Patientin ohne OP schmerzfrei.

Kortison und Motivation

Normalerweise rate ich von einer Kortisonbehandlung ab, denn sie wirkt immer nur kurzfristig. Allerdings kann sie die Heilung beschleunigen, wenn sie den Patienten motiviert, seinen Lebensstil zu verbessern. Ein 50-jähriger Patient konnte sich kaum noch bewegen. Er war seit drei Wochen arbeitsunfähig und stand enorm unter Druck. Er hatte ein Haus abzuzahlen und eine Familie zu versorgen. Arbeitsunfähigkeit konnte er sich nicht leisten. Die Diagnose war eindeutig: Schultersteife, ein komplexes Krankheitsbild, dessen Heilung bis zu zwei Jahre dauern kann und möglicherweise eine Folge von Störungen im Zuckerstoffwechsel und im Hormonsystem ist. Weil der Familienvater es so eilig hatte, wollte er keine alternativen Therapien ausprobieren und entschied sich für Kortison. Ich klärte ihn über mögliche Nebenwirkungen auf und konnte ihn motivieren, nicht nur auf den schnellen Effekt zu setzen, sondern auch die Ursachen zu bekämpfen: also die Ernährung umzustellen und regelmäßig zur Physiotherapie zu gehen. Er hielt sich an meinen Rat und konnte nach sechs Wochen wieder arbeiten.

Überflüssige Quälerei?

Einer meiner Patienten war wegen einer schmerzhaften Schulterenge seit fünf Wochen in physiotherapeutischer Behandlung. Nun hatte er erfahren, dass sein Nachbar mit der gleichen Diagnose operiert worden war und danach keine Schmerzen mehr hatte. Deshalb wollte er auch eine Operation. Die Physiotherapie empfand er als überflüssige Quälerei. Ich konnte ihn nicht daran hindern, sich operieren zu lassen. Nach der Operation kam er zurück; es ging ihm nicht viel besser. Dafür gab es keine Erklärung, sodass wir schlussfolgern mussten, dass es sich um myofasziale Schmerzen handelte und er sich die Operation hätte sparen können. Mein Tipp: Seien Sie vorsichtig, wenn andere Ihnen berichten, dass sie durch eine Operation vollständig geheilt wurden. Das kann zwar stimmen, gilt aber deshalb noch lange nicht für jeden.

Antike schlägt Hightech

In ihrem Beruf als Kellnerin hatte meine Patientin immer häufiger Probleme mit Schmerzen im Ellenbogen. Sie musste viel laufen und tragen und dabei die Gelenke mit schweren Tellern belasten. Da sie auf beiden Seiten eine Fehlstellung im Gelenk und einen chronischen Tennisellenbogen hatte, war es nur noch eine Frage der Zeit, bis sie ihren Beruf nicht mehr

ausüben konnte. Sie trug eine Bandage und war schon bei verschiedenen Ärzten gewesen, die sie vergeblich mit Stoßwellen und Röntgenreizbestrahlungen behandelt hatten. Auch Physiotherapie hatte nicht geholfen. Normalerweise hätte ich ihr eine Stoßwellentherapie empfohlen, doch sie gehörte offenbar zu jenen Menschen, die dagegen resistent sind. Stattdessen gelang uns in nur vier Sitzungen eine Schmerzreduktion mit ausleitenden Verfahren und Akupunktur. Manchmal schlagen Methoden aus der Antike die Hightechgeräte.

Gefährliche Knieschmerzen

Leider kommt es im ärztlichen Alltag manchmal zu gefährlichen Missverständnissen: Wer mit starken Schmerzen im Knie in eine Arztpraxis kommt, sollte sich nicht vertrösten lassen, wie der Fall eines meiner Patienten zeigt. Der Mann kam an einem Tag, an dem meine Praxis bereits überfüllt war. Nur durch Zufall bekam ich mit, wie er sich anmeldete und von seinem geschwollenen Kniegelenk erzählte. Meine Helferinnen wollten ihn auf den nächsten Tag vertrösten, weil sie nicht ahnten, dass er in Lebensgefahr war. Ich bat ihn zur Seite. Sein Kniegelenk war prall geschwollen, heiß und rot. Eine Blutuntersuchung im Labor hätte drei Tage gedauert. Deshalb entnahm ich Gelenkflüssigkeit für einen Schnelltest auf Infektionen, der positiv war. Der Patient hatte eine lebensbedrohliche Kniegelenksinfektion. Er musste sofort ins Krankenhaus und wurde noch am selben Abend operiert. Infektionen im Kniegelenk sind sehr gefährlich und können die Betroffenen in eine lebensbedrohliche Situation bringen. Die Diagnose muss sofort gestellt werden, um schnellstmöglich operieren zu können.

WELCHER ORTHOPÄDE IST DER RICHTIGE FÜR MICH?

Suche ich einen Schulmediziner oder eine Praxis mit Schwerpunkt auf alternativen Behandlungsmethoden? Ist eine Operation mein Ziel oder möchte ich diese noch möglichst lange herauszögern? Patienten sollten wissen, was sie in welcher orthopädischen Praxis erwartet.

Bei der Suche nach dem besten Orthopäden für Arthrose-Behandlungen sollten Sie nicht nur danach gehen, wer eine Praxis in Ihrer Nähe hat. Hören Sie sich im Zweifelsfall ruhig etwas länger um und legen Sie Kriterien für sich fest, nach denen Sie vorgehen wollen. Wichtig ist dabei vor allem, welchen Therapieansatz ein Facharzt verfolgt. Bei Orthopäden gibt es zwei Ansätze: Die einen stammen aus dem Lager der Operateure, die die Arthrose eher operativ behandeln. Die anderen sind konservative Therapeuten, die eine Operation so lange wie möglich umgehen wollen. Auch wenn es fließende Übergänge zwischen beiden Ansätzen gibt, ist es für den Patienten nicht immer ersichtlich, was das Konzept der jeweiligen Praxis ist. Ein aktiver Operateur hat einen anderen Therapieanspruch als ein Orthopäde, der nur konservativ arbeitet. Das sollten Sie wissen, wenn Sie sich einen bestimmten Therapieansatz wünschen. Hier die Praxiskonzepte im Überblick.

■ Der Lotse

Das sind orthopädische Praxen, die sich auf die schulmedizinische Diagnostik und fachliche Weiterleitung spezialisiert haben. Der Arzt sieht sich als Diagnostiker.

Er nimmt sich oft mehr Zeit für die Untersuchung. Notfallbehandlungen sind häufiger und bestimmen den Arbeitstakt. Die Weiterleitung in eine andere Praxis oder Klinik gehört hier zum Konzept, wenn eine Operation erforderlich ist.

■ Der KV-Spezialist

Der KV-Spezialist hat sich auf die Abrechnung mit den gesetzlichen Krankenkassen spezialisiert. In diesen Praxen ist fast immer viel los, hier werden sehr viele Patienten behandelt. Die durchschnittliche Zahl liegt bei mehr als 50 Patienten pro Tag; es können auch einmal 80 sein. Diese Praxen sind sehr effektiv und bieten gute Standardleistung an. Individuelle Gesundheitsleistungen (IGeL) stören die Abläufe eher.

■ Der Alternative

In Praxen mit alternativen Konzepten kommen nicht so viele Patienten. Hier hat der Arzt mehr Zeit für jeden einzelnen. Es gibt gute Untersuchungen, Diagnostiken und Therapien. Dazu hat die Praxis eine große Palette an alternativen Methoden im Angebot – von der Akupunktur bis zur Osteopathie.

■ Der Operateur

Der Operateur hat sich in der Regel auf die Operation festgelegt, das geht meist schon aus seiner Webseite hervor. Im Endstadium der Arthrose – wenn bereits feststeht, dass jemand operiert werden möchte –, kann jeder Patient überlegen, ob er ihn aufsucht.

■ Der Privatarzt

In einer Privatpraxis geht es meist ruhiger zu. Der Privatarzt rechnet nicht mit den gesetzlichen Krankenkassen ab. Auch wer nicht privat versichert ist, kann als Selbstzahler hingehen. Eine Erstuntersuchung kostet zwischen 30 und 100 Euro. Ein Privatarzt kann dem Patienten auch helfen, sich in Ruhe zu orientieren. Langfristige Behandlungen kann dann auch der Hausarzt über die Krankenkasse übernehmen. Ob ein Arzt eine Privatpraxis führt, hängt von der wirtschaftlichen Stärke der Region ab, in der die Praxis liegt.

■ Der Angestellte im MVZ

Medizinische Versorgungszentren (MVZ) kaufen Kassensitze und stellen Ärzte an. Häufig sind es auch die Besitzer selbst, die hier arbeiten. So schließen sich Praxen unterschiedlicher Fachrichtungen zusammen. Der Vorteil für die Patienten ist, dass sie kürzere Wege haben und mehrere Spezialisten an einem Ort finden. Auch ein Zusammenschluss gleicher Fachrichtungen ist sinnvoll, da die Patienten dort von Operateuren mit verschiedenen Spezialisierungen und Fachleuten für konservative Therapien unter einem Dach behandelt werden können. Häufig sind Krankenhäuser die Träger eines MVZ, das ihnen stationäre Fälle zuleiten soll. Ein Nachteil kann es für Patienten sein, dass sie es mit wechselnden Ärzten zu tun haben.

■ Gemeinschaftspraxis

Bei diesem System schließen sich mindestens zwei Orthopäden zusammen und nutzen die Räume und Ausstattung einer Praxis gemeinsam. Sie rechnen zusammen ab, als wären sie eine Einzelpraxis. Patienten können während des Quartals zwischen den Ärzten und Behandlungskonzepten wählen. Das hat für Patienten den Vorteil, dass die Ärzte sich gegenseitig vertreten können, weil sie über ein gemeinsames Dokumentationssystem gut informiert sind.

■ Praxisgemeinschaft

Die Praxisgemeinschaft besteht in der Regel aus zwei verschiedenen Praxen, die sich nur die Räume teilen. Da die einzelnen Praxen getrennt abrechnen, können Sie während der Behandlung nicht den Arzt wechseln. Jeder Arzt arbeitet in der Praxisgemeinschaft nach seinen eigenen Methoden.

Mein Tipp: Patienten klagen oft pauschal über „die Ärzte", wenn sie sich nicht verstanden fühlen. Die orthopädische Versorgung hat in Deutschland aber ein hohes Niveau. Wer sich zeitig informiert und weiß, nach welchen Prinzipien wo gearbeitet wird, kann Unzufriedenheiten vermeiden, indem er einen Arzt sucht, der zu ihm passt und dem er vertraut. Die Unternehmensphilosophie einer Praxis bestimmt entscheidend mit, wie behandelt wird. Lesen Sie deshalb die Webseite eines Orthopäden und tauschen Sie sich mit anderen Betroffenen über deren Erfahrungen aus.

WANN IST DER RICHTIGE ZEITPUNKT FÜR EINE OPERATION?

Ein künstliches Gelenk kann ein Segen nach langem Leiden sein. Der Eingriff birgt aber auch Risiken und sollte deshalb zum richtigen Zeitpunkt erfolgen. Wie findet man den heraus?

Von Prof. Dr. med. Thorsten Gehrke und Priv. Doz. Dr. med. Mustafa Citak

Die meisten Patienten wollen am Anfang vor allem eines: keine Operation. Das ist verständlich, denn jeder Eingriff bringt auch Gefahren mit sich, die Angst machen können. Wenn allerdings alle konservativen und alternativen Maßnahmen nicht helfen, ändert sich die Einstellung zum Thema Operation nach einiger Zeit. Dann erscheint die Möglichkeit des Gelenkersatzes für viele wie eine Erlösung. Die Patienten wollen endlich wieder schmerzfrei sein, künstliche Gelenke sind für sie sprichwörtlich die letzte Rettung. Und damit liegen sie keineswegs falsch. Wenn alles gut geht, können Prothesen zu exzellenten Ergebnissen führen und für die Betroffenen ein Segen sein – bestenfalls für eine sehr lange Zeit.

Erfolgreiche Hüftoperationen

Dies gilt vor allem für Hüftoperationen. Der Ersatz des Hüftgelenks wurde von der Weltgesundheitsorganisation (WHO) als Operation des Jahrhunderts bezeichnet. 95 Prozent der Patienten sind mit dem Ergebnis zufrieden. Trotzdem können Schmerzen natürlich auch nach dem Einsatz künstlicher Gelenke bleiben, was die Patienten unzufrieden macht. Das

kommt zum Beispiel vor, wenn die Krankheit noch wenig ausgeprägt ist und zu früh operiert wird. Deshalb gilt die Regel: Eine Arthrose, die sich im Röntgenbild oder in der Kernspintomografie noch im Anfangsstadium befindet, sollte ohne eine Gelenkersatzoperation behandelt werden, zum Beispiel mit Medikamenten, Krankengymnastik und/oder alternativen Therapiemethoden, wie sie zum Beispiel in diesem Buch vorgestellt werden. Ist die Arthrose fortgeschritten und lassen sich die Schmerzen nicht lindern, sollte man über eine Operation nachdenken.

Gute Zusammenarbeit

Dann stellt sich die wichtige Frage: Wie findet man den richtigen Zeitpunkt dafür? Den müssen Arzt und Patient gemeinsam ermitteln. Er hängt unter anderem von den Schmerzen, vom Zustand der Gelenke, vom Schweregrad der Arthrose und von der Frage ab, wie stark die eigene Lebensqualität eingeschränkt ist. Der Arzt wird zunächst die Diagnose einer Arthrose und deren Schweregrad mit Röntgenbildern oder MRT-Untersuchungen stellen. Auch wenn die Entscheidung für eine Operation nicht lebensnotwendig ist, sollte man nicht allzu lange warten. Wenn die knöchernen Strukturen bereits geschädigt sind, Fehlstellungen vorliegen und der Eingriff relativ spät erfolgt, wird die Operation aufwendiger und belastender für den Patienten. Außerdem kann es dann nach der Operation schwieriger werden, die ursprüngliche Beweglichkeit wieder herzustellen.

Gefahr von Sekundärschäden

Je länger man wartet und das Gelenk steifer werden lässt, desto größer wird die Gefahr, dass es zu Sekundärschäden an den Nachbargelenken, der Wirbelsäule und der umgebenden Muskulatur kommt. Das kann die Situation des Patienten dramatisch verschlechtern. Bei der Suche nach dem richtigen Zeitpunkt für eine Gelenkoperation geht es um Fragen wie: Sind die Strukturen der Gelenke schon stark geschädigt? Gibt es Folgeschäden? Kann der Patient sein Gelenk nur noch eingeschränkt bewegen? Bei einer stark fortgeschrittenen Arthrose ist die Indikation für ein künstliches Gelenk gegeben. Wenn Sie darüber nachdenken, ob Sie sich operieren lassen, spielt es eine wichtige Rolle, wie Sie Lebensqualität für sich selbst definieren. Hier einige Beispiele, die häufig als inakzeptabler Verlust an Lebensqualität angesehen werden:

- Ich kann nicht mehr richtig schlafen.
- Ich muss Treppen meiden.
- Ich kann nicht mehr Fahrrad fahren.
- Ich bin nicht mehr in der Lage, mich selbst zu versorgen.
- Ich habe beim Anziehen, Kämmen und Schnürsenkelbinden große Schwierigkeiten.
- Ich kann mich nicht mehr richtig waschen.

Das Operationsrisiko minimieren

Wenn Arzt und Patient sich gemeinsam für eine Operation entschieden haben, rückt ein weiteres Thema in den Mittelpunkt, um den richtigen Zeitpunkt zu bestimmen: Was kann ich tun, um das Operationsrisiko zu minimieren? Hier spielen vor allem Krankheiten wie Diabetes mellitus, rheumatische Erkrankungen oder Adipositas eine Rolle. Ein schlecht eingestellter Blutzucker oder starkes Übergewicht erhöhen das Risiko für Komplikationen. Beides sollte in Zusammenarbeit mit Ärzten aus anderen Fachbereichen vor der Operation optimiert werden. Sind die Voraussetzungen erfüllt, legen die behandelnden Ärzte gemeinsam den optimalen Zeitpunkt abhängig von der gesundheitlichen Situation des Patienten fest. Wenn Sie über künstlichen Gelenkersatz nachdenken, kann Ihnen unser Test auf den nächsten Seiten helfen. Er hat sich in der Praxis bereits vielfach bewährt.

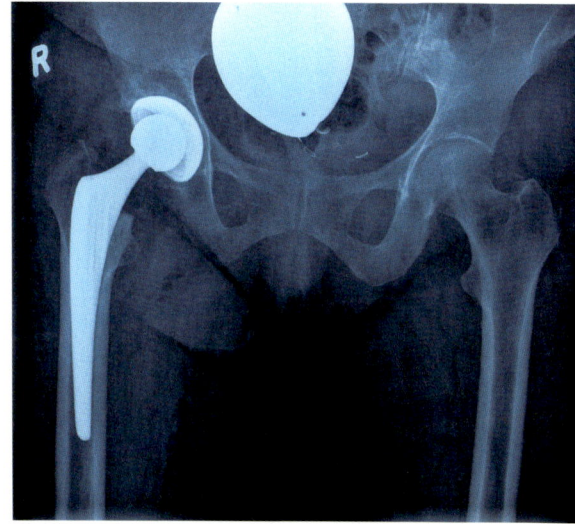

Gelenkersatzoperationen führen vor allem in der Hüfte zu sehr guten Ergebnissen.

SELBSTTEST: MUSS ICH SCHON OPERIERT WERDEN?

Sind künstliche Gelenke Rettung oder Risiko? Soll ich mich operieren lassen?
Bei diesen Fragen herrscht große Unsicherheit. Machen Sie unseren Test.
Er kann Ihnen dabei helfen, eine Entscheidung zu treffen.

1 Wie lange haben Sie schon Schmerzen?

Weniger als einen Monat	1
Mehrere Monate	2
Etwa ein Jahr	3
Mehrere Jahre	4

2 Haben Sie Angst vor der Operation?

Ich habe große Angst vor der Operation. Die Schmerzen kann ich aushalten.	1
Ich habe Angst vor der OP, auch wenn die Schmerzen sehr schlimm sind. Therapien bringen etwas Linderung.	2
Ich habe kaum Bedenken, die Schmerzen beeinträchtigen mich sehr.	3
Ich habe keine Lebensqualität mehr, die Operation kann ja nur Besserung bringen.	4

3 Welche Therapien helfen Ihnen?

Schmerztabletten helfen mir, über die Woche zu kommen.	1
Ich mache Physiotherapie und nehme manchmal eine Tablette ein.	2
Mir wurde schon mal etwas ins Gelenk gespritzt. Das hat aber weniger als ein Jahr geholfen.	3
Ich habe keine Therapie gefunden, mit der ich meine Schmerzen länger als acht Wochen reduzieren kann.	4

4 **Wie ist die Bewegung?**

Ich kann mich noch gut bewegen, die Schmerzen hindern mich nur ein bisschen.	1
Ich kann mich nicht mehr ohne Schmerzen bewegen.	2
Ich kann keinen Sport mehr machen, da die Bewegung eingeschränkt ist.	3
Ich kann mich kaum bewegen, jede Bewegung tut mir weh.	4

5 **Wie lange sind Sie in fachorthopädischer Behandlung?**

Ich war noch nie beim Facharzt für Orthopädie, mein Hausarzt macht alles.	1
Ich war einmal beim Orthopäden; der hat nichts gemacht.	2
Ich war bei verschiedenen Orthopäden; keiner konnte mir helfen.	3
Ich war bei vielen Orthopäden, einer wollte mich sogar operieren.	4

Auswertung

Bis zu 5 Punkte

Sie haben ab und zu Schmerzen im betroffenen Gelenk, eine Operation steht noch nicht im Vordergrund. Denken Sie aber früh an Prophylaxe.

6 bis 10 Punkte

Sie haben ein Problem mit dem betroffenen Gelenk. Eine erweiterte Untersuchung zum Beispiel mittels MRT ist sinnvoll, um den Knorpelstatus zu erheben. Je nach Befund sollten Sie noch einige Alternativen ausprobieren, die Ihnen bestimmt helfen.

11 bis 16 Punkte

Sie haben sicherlich bemerkt, dass Sie ein ernsthaftes Problem mit dem be-

troffenen Gelenk haben. Versuchen Sie, nicht in den Schmerzphasen stecken zu bleiben. Schöpfen Sie das gesamte Angebot Ihrer Krankenkasse aus. Denken Sie daran, dass auch die gesetzlichen Krankenkassen eine Akupunktur pro Jahr bezahlen. Eine große Operation können Sie auf diese Weise noch hinauszögern.

Mehr als 16 Punkte

Bestimmt haben Sie schon vor längerer Zeit bemerkt, dass Sie sich im Kreis drehen und den Schmerz nicht so richtig loswerden. Überlegen Sie es sich gut. Die Operation ist sicherlich eine gute Alternative für Sie, um langfristig Ruhe zu bekommen.

SCHMERZEN NACH DER OPERATION

Auch an künstlichen Gelenken treten manchmal Schmerzen auf.
Die Ursachen dafür sind vielfältig, aber meist gut zu behandeln.
Im ersten Jahr müssen Patienten Geduld aufbringen.

Immer mehr Menschen in den Industrieländern werden in Zukunft künstlichen Gelenkersatz benötigen. In den USA prognostiziert man bis 2030 einen Zuwachs von 673 Prozent gegenüber 2005. Für Deutschland geht man aufgrund des demografischen Wandels von ähnlichen Zahlen aus. Gleichzeitig haben sich die Erwartungen der Patienten verändert. Es gilt nicht nur als selbstverständlich, dass man nach der Operation wieder schmerzfrei laufen kann, 90 Prozent der Patienten möchten auch wieder Sport treiben. Zum Gelingen einer Operation können Patienten selbst beitragen, indem sie diese Punkte beachten:

1 Lassen Sie sich vor dem Eingriff gut beraten. Bitten Sie Ihren Arzt um eine ehrliche Einschätzung, damit Sie nicht zu hohe Erwartungen haben und sich realistische Ziele setzen können. Sonst sind Sie eventuell später enttäuscht.

2 Sie sollten wissen, dass Schmerzen und Restbeschwerden (insbesondere bei Knieprothesen) bis zu einem Jahr dauern können.

3 Denken Sie daran, dass auch Reizungen, Überlastungen oder Infektionen die Ursache für Schmerzen sein können. Das muss Ihr Arzt herausfinden, um eine eventuell unnötige neue Operation zu verhindern. Denn je häufiger man an einem Gelenk operiert, desto höher ist das Risiko für eine Infektion.

4 Wenn keine Infektion vorliegt, ist der Austausch einer Prothese meistens nicht zielführend, denn die häufigsten Ursachen sind muskuläre Dysbalancen, die sich mit intensiver Krankengymnastik behandeln lassen.

5 Muss eine Knieprothese innerhalb des ersten Jahres gewechselt werden, ist sie in der Regel instabil. Da helfen konservative Therapien nicht. Bei Hüftprothesen kommt es eher zu einer Verrenkung oder Auskugelung des Hüftgelenks.

6 Beim Hüftgelenkersatz treten gelegentlich Reizungen des Sehnen-Schleimbeutel-Komplexes auf, die mit Medikamenten und alternativen Therapien behandelt werden können.

7 Es fördert den Heilungsprozess, wenn Sie in den ersten Wochen nach der OP eng mit Physiotherapeuten zusammenarbeiten. Sie sollten schnell ohne Gehstützen laufen könnten.

8 Achten Sie auch auf Schmerzen in anderen Körperregionen. Häufig werden Wirbelsäulenprobleme als Hüftgelenkschmerzen fehlgedeutet.

PATIENTENPROBLEME

Meine Patienten erzählen mir häufig, dass sie das Gefühl haben, die Ärzte nehmen ihre gesundheitlichen Probleme nicht ernst und kümmern sich zu wenig um sie. Oft stecken Missverständnisse dahinter.

Enttäuschte Patienten: „Der Arzt hat nichts gemacht"

Viele Patienten sind enttäuscht, dass ihnen so wenig Aufmerksamkeit gewidmet wird, wenn der Orthopäde seine Diagnose in recht kurzer Zeit stellt. Dies ist aber keineswegs ein Zeichen von Gleichgültigkeit, sondern zeugt umgekehrt von Erfahrung: Ein Orthopäde hat die meisten Krankheiten schon oft gesehen – für die Patienten sind sie dagegen in der Regel etwas Neues. Dann heißt es: „Der Arzt hat ja gar nichts gemacht." Dabei ist das Gegenteil der Fall. Denn die Behandlung beginnt erst nach der Diagnose. Eigentlich müssten sich Patienten freuen, wenn nicht wochenlang nach den Ursachen für Schmerzen gesucht werden muss. Auf die Qualität der Behandlung hat die Dauer der Diagnose keinen Einfluss.

„Der Orthopäde will mich wohl nicht behandeln"

Wer in einer Praxis anruft und erst einmal hört „Wir nehmen in diesem Quartal keine neuen Patienten mehr auf", empfindet dies als Zurückweisung. „Der verdient wohl zu viel", heißt es dann. Tatsächlich hat das damit aber nichts zu tun. Was die meisten vermutlich nicht wissen: Es gibt festgelegte Obergrenzen. Ein Orthopäde darf zum Beispiel 900 bis 1200 Patienten im Quartal abrechnen. Diese Zahl ist oft schon nach acht oder zehn Wochen erreicht. Darüber hinaus werden Behandlungen erst einmal nicht mehr gezahlt. Später passen die Kassen das an, sodass der Arzt die Kapazitäten erhöhen kann. Das geht jedoch nicht grenzenlos. Wenn ein Arzt erkennt, dass er den Andrang nicht mehr bewältigen kann, beschließt er, keine weiteren Patienten mehr aufzunehmen, um die Qualität seiner Arbeit aufrechterhalten zu können.

„Ich bekomme keinen Termin, weil ich Kassenpatient bin"

„Wenn ich Privatpatient wäre, würde ich bei Ihnen doch sofort einen Termin bekommen." Diesen Satz hören meine Mitarbeiterinnen am Telefon recht häufig. Kaum etwas wird so kontrovers diskutiert wie diese Tatsache. Sie stimmt, bedeutet deshalb aber keineswegs, dass der Arzt gesetzlich Versicherte nicht behandeln möchte, wie diese es vermuten. Wenn der Orthopäde sein Budget (siehe oben) bei den gesetzlichen Krankenkassen ausgeschöpft hat, hat er oft trotzdem noch Zeit für Termine. Die werden dann an Privatpatienten vergeben, die nicht in dieses Budget fallen. Da es weniger Privat- als Kassenpatienten gibt, hat eine normale Praxis häufig freie Kapazitäten für Privatpatienten.

NÜTZLICHES AUS DER FORSCHUNG FÜR ARTHROSE-PATIENTEN

Woran arbeiten Wissenschaftler, um Arthrose zu heilen? Welche Rolle spielen dabei die Knorpel? Was bringt eine Körperstatikvermessung? Warum schadet Körperfett den Gelenken? Lesen Sie hier, was die Wissenschaft weiß.

ZUKUNFTSMUSIK

Enzyme blockieren

Knorpelzellen könnten der Schlüssel zur Heilung von Arthrose werden. Wissenschaftler der Universität Münster fanden heraus, dass gesunde Zellen ständig in Kommunikation mit ihrer Umgebung stehen. Wenn dieser Kontakt fehlt und die Zellen in Stress geraten, schütten sie Botenstoffe aus, die den Knorpel abbauen und zerstören. Einen dieser Stoffe konnten die Forscher identifizieren: Es ist das Eiweiß Syndecan-4, das sonst nach Verletzungen gebildet wird. An Mäusen gelang es, dieses Abbau-Enzym zu blockieren und zu verhindern, dass die Tiere überhaupt Arthrose entwickelten. Ein Riesenschritt nach vorn. Bis dies allerdings auf Menschen übertragbar wird, muss noch viel mehr geforscht werden. Nach Schätzungen der Wissenschaftler wird es wohl Jahrzehnte dauern.

SINNVOLL

Fett fördert Arthrose

Starkes Übergewicht führt nicht nur zur Überlastung der Gelenke, es kann sie auch aus einem anderen Grund stressen. Forscher fanden heraus, dass Körperfett (insbesondere Bauchfett) Botenstoffe aussendet, die Entzündungen im Körper fördern. Sie gelangen über den Stoffwechsel ins Gelenk und in die Knorpelschicht. Abnehmen ist also doppelt sinnvoll.

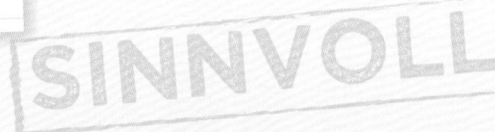

Schmuck aus Magneten und Kupfer hilft nicht

Dass Metallschmuck gegen Gelenkschmerzen hilft, wird immer wieder gesagt. Deshalb untersuchten britische Wissenschaftler die Wirkung von Magnet- und Kupferarmbändern bei rheumatoider Arthritis. Das Ergebnis: Der Schmuck bringt nichts – außer Hautirritationen.

INTERESSANT

Hilfe aus der Nase

Kann man die wichtigen Knorpel, die vor Arthrose schützen, nicht züchten? Diese Frage stellten sich Forscher der Uniklinik Basel. Sie entnahmen ihren Patienten Knorpel aus der Nase, züchteten sie im Labor zu Gewebe und transplantierten dieses Gewebe ins Kniegelenk. Die Patienten berichteten, dass sie ihr Knie danach viel besser bewegen konnten. Bei keinem war es zu Abstoßungsreaktionen gekommen. Die Methode ist allerdings sehr aufwendig. Ob sie zukunftsweisend ist, muss noch weiter erforscht werden.

NÜTZLICH

Zur Vermessung, bitte!

Ob bei Arthrose, bei Fehlstellungen oder bei Sportlern zur Prävention – es kann sinnvoll sein, sich einmal exakt vermessen zu lassen. Dafür eignet sich eine sogenannte Körperstatikvermessung, bei der zum Beispiel Veränderungen an der Wirbelsäule, die Statik des Beckens, muskuläre Dysbalancen oder die Achsen der Beine erfasst werden, ohne dass der Körper mit Röntgenstrahlen belastet wird. Das verbessert die Planung gezielter Therapiemaßnahmen. Die Untersuchung ist einfach, geht schnell und kostet zwischen 100 und 150 Euro. Die gesetzlichen Krankenkassen zahlen sie nicht, während die privaten häufig die Kosten übernehmen.

CHECKLISTE: SO BEREITE ICH MICH AUF DEN ARZTBESUCH VOR

Was will der Orthopäde von mir wissen? Welche Unterlagen sollte ich gleich dabei haben? Welche Fragen wird er mir stellen? Patienten können viel dazu beitragen, dass die Behandlung gelingt. Mithilfe meiner Checkliste machen Sie es sich selbst und Ihrem Arzt leichter.

 Medikamentenplan

Wenn Sie Medikamente nehmen, muss der Arzt darüber informiert sein. Bringen Sie am besten gleich einen Medikamentenplan mit. Orthopäden sollten vor allem wissen, ob Sie Blutverdünner, Diabetes-mellitus-Medikamente oder Mittel zur Behandlung koronarer Herzkrankheiten nehmen. Da es auch Medikamente gibt, die die Wirkung von Akupunktur herabsetzen können, sollten Sie Ihren Arzt vollständig informieren.

 Allergieausweis

Wenn Sie einen Allergieausweis haben, nehmen Sie ihn unbedingt mit. Eventuelle Unverträglichkeiten interessieren den Arzt ebenso wie Zwischenfälle nach einer Spritze oder einem Antibiotikum. Schreiben Sie ruhig alles auf. Im Gespräch mit dem Arzt vergisst man leicht etwas.

 Schmerzbeschreibung

Je genauer Sie Ihre Beschwerden beschreiben können, desto einfacher ist die Diagnose. Wo tut es weh? Wie fühlt sich der Schmerz an? Wann tritt er auf, morgens, abends, im Bett, nach Belastungen? Wenn Sie ein Schmerztagebuch führen (Vorlagen gibt es im Internet), bringen Sie es ruhig mit. Seien Sie aber nicht enttäuscht, wenn der Orthopäde nur kurz hineinsieht. Mit seinem geschulten Blick erkennt er schnell, worum es geht.

 Darstellung auf einer Skala

Häufig werden Skalen verwendet, um die Stärke von Schmerzen zu beschreiben. Bereiten Sie sich darauf vor. In der Regel werden Sie vom Arzt gebeten, in Zahlen zwischen 1 und 10 anzugeben, wie stark Sie Ihren Schmerz empfinden. Dabei gilt: je höher die Zahl, desto stärker der Schmerz. 1 bedeutet keine Schmerzen. Wenn Sie die 10 ankreuzen, empfinden Sie die stärksten Schmerzen, die Sie sich vorstellen können.

Gut sortierte Unterlagen

Bringen Sie Berichte von Krankenhäusern, Röntgenbilder und andere Untersuchungsergebnisse mit. Falls Sie einen Ordner angelegt haben, legen Sie die aktuellsten Unterlagen nach oben, denn die wird der Arzt zuerst anschauen.

 Vorerkrankungen

Wenn bei Ihnen Krankheiten bekannt sind, schreiben Sie sie am besten auf oder bitten Sie Ihren Hausarzt, eine Übersicht auszudrucken. Das ist wichtig, weil es Erkrankungen gibt, bei denen bestimmte Therapien oder Diagnosemethoden nicht durchgeführt werden dürfen.

 Nicht alles gleichzeitig

Gehen Sie nicht nach dem Motto zum Orthopäden „Wenn ich schon mal da bin, soll der Arzt gleich alles oder zumindest so viel wie möglich machen". Beschränken Sie sich bei der ersten Vorstellung möglichst auf ein oder zwei Probleme. Wenn Sie mehrere ernste Beschwerden haben, bleiben diese selbstverständlich nicht außen vor, sie werden nur nacheinander behandelt. Bei anderen Erkrankungen informieren Sie den Orthopäden natürlich trotzdem (siehe Vorerkrankungen).

 Keine starken Schmerzmittel

Nehmen Sie am Tag Ihres Arztbesuchs keine starken Schmerzmittel ein, damit die Untersuchung mehr Aussagekraft hat.

 Zeit einplanen

Auch wenn Sie einen lange vereinbarten Termin haben, sollten Sie eine Stunde Wartezeit einplanen. Viele Probleme zeigen sich in orthopädischen Praxen erst während einer Untersuchung, sodass der Arzt nie genau planen kann. Bedenken Sie, dass häufig auch Notfälle dazwischenkommen können. Um Wartezeit zu vermeiden, müssten Ärzte jedem Patienten eine genaue Zeit geben und ihn nach Hause schicken, sobald die Zeit um ist. So möchte niemand behandelt werden.

 Rechtzeitig absagen

Auch wenn es eigentlich selbstverständlich ist, tun Sie der Arztpraxis den Gefallen und sagen Sie Termine rechtzeitig ab, damit andere Patienten davon profitieren können.

KAPITEL 5

GESUND ESSEN GEGEN DEN SCHMERZ

Zu den Säulen meiner Arthrose-Therapie gehört auch die Ernährung. Auf den nächsten Seiten stelle ich Ihnen Rezepte vor, die den Gelenken guttun – als Anregung zum Nachkochen und Genießen. Nutzen Sie die Erkenntnisse der Wissenschaft über die Wirkung von Lebensmitteln. Stellen Sie Ihre Ernährungsgewohnheiten um und essen Sie sich gesund.

GESUNDE GELENKE AUF REZEPT

Die besten Lebensmittel, Gewürze mit Mehrwert und das richtige Fett – wer beim Genießen Schmerzen lindern und Entzündungen hemmen will, sollte auf seine Ernährung achten. Meine Rezepte geben Ihnen Anregungen für eine gelenkfreundliche Küche.

Wenn Sie mein Buch bis hierhin gelesen haben, kennen Sie die gute Nachricht ja bereits: Gesundheit kann man essen. Eine bewusste Ernährung unterstützt Sie dabei, Beschwerden zu lindern und Krankheitsverläufe zu bremsen. Dazu gehören nicht nur Lebensmittellisten, sondern auch Ideen, wie Sie das Beste aus der besten Nahrung herausholen. Dafür gebe ich Ihnen hier Anregungen. Wie funktionieren meine Rezepte? Erst einmal vor-

Für die Hausapotheke: Hagebuttenpulver

Die Frucht der Heckenrose soll den Krankheitsverlauf bei Arthrose verlangsamen und den Knorpelabbau hemmen. In Studien konnte bewiesen werden, dass Hagebuttenpulver Schmerzmedikamente ersetzen kann oder eine niedrigere Dosierung ermöglicht. Von dem Pulver (gibt's fertig zu kaufen) nehmen Sie 1 bis 2 Monate lang täglich etwa 5 Gramm zu sich, aufgelöst in kaltem Wasser, Müsli oder fettarmem Joghurt.

weg: Es handelt sich bei dieser Zusammenstellung nicht um einen Diätplan, nach dem Sie von morgens bis abends nach Vorgaben kochen sollen.

Anregungen für den Alltag

Verstehen Sie die Rezepte als Anregung dafür, wie Sie aus Ihrer täglichen Nahrung Medizin machen können. Sie erfahren zum Beispiel, wie Sie ein gelenkfreundliches Frühstück, ein warmes Mittag- oder Abendessen mit viel Gemüse und Kurkuma oder einen Salat mit guten Omega-3-Fetten in Form von Olivenöl zubereiten. Während der Zeit Ihrer Anti-Schmerz-Diät, also in akuten Schmerzphasen, sollten Sie diese (oder leicht abgewandelte) Gerichte möglichst häufig auf den Tisch bringen. Ein willkommener Nebeneffekt: Dabei lernen Sie, Ihre Ernährung grundsätzlich umzustellen, auch wenn Sie bisher zu wenig darauf geachtet haben.

Auch zum Abnehmen geeignet

Möchten oder müssen Sie abnehmen? Auch dann sind die Anti-Schmerz-Rezepte sinnvoll. Sie können sie beim Teilzeitfasten (siehe Seite 69) nutzen, müssen aber darauf achten, dass Sie nicht zu wenig Kalorien zu sich nehmen. Das wäre der Fall, wenn Sie zum Beispiel nur ein Frühstück und ein Mittagessen auswählen.

Vergrößern Sie die Portionen nach Ihren persönlichen Bedürfnissen, wenn Sie nur zweimal am Tag essen. Achten Sie darauf, dass die Hauptmahlzeit viel Eiweiß enthält. Ergänzen Sie die Vorgaben nach Bedarf mit anderen gesunden Lebensmitteln. Das gilt natürlich auch, wenn Sie nicht abnehmen wollen.

Zwischendurch Nüsse statt Kuchen

Ansonsten (oder zusätzlich) essen Sie, was Ihnen schmeckt, versuchen dabei aber so oft wie möglich, Lebensmittel aus meiner Top-Liste auf Seite 73 auf den Speiseplan zu bringen. Wenn Sie auf Snacks nicht verzichten wollen, ersetzen Sie zum Beispiel den Nachmittagskuchen durch Nüsse, naschen Sie Trockenobst statt Süßigkeiten oder Bitter- statt Vollmilchschokolade. Knabbern Sie abends vor dem Fernseher Möhren und Kohlrabi statt Chips und Flips. Sie werden sehen: Es gibt viele Möglichkeiten.

Die sieben Regeln der Anti-Schmerz-Ernährung

1 Essen Sie, um die entzündungsfördernde Arachidonsäure zu meiden, kein Fleisch von Säugetieren.

2 Verzichten Sie auf raffinierten Zucker und zuckerhaltige Produkte.

3 Meiden Sie Fertiggerichte und Geschmacksverstärker.

4 Achten Sie auf genügend Kalzium und gesunde Omega-3-Fette (in Oliven-, Raps-, Lein-, Hanf- und Walnussöl).

5 Essen Sie viel frisches und unverarbeitetes Gemüse und Obst, achten Sie auf saisonale Produkte aus der Region.

Wichtig: viel trinken

Achten Sie darauf, dass Sie täglich mindestens 2 Liter Flüssigkeit zu sich nehmen – und zwar am besten in Form von Wasser, Kräutertee oder schwarzem Kaffee (etwa drei Tassen pro Tag). Am besten gewöhnen Sie sich daran, Ihren Durst mit Leitungswasser zu stillen. Das steht uns unbegrenzt zur Verfügung und ist nicht weniger wertvoll als teures Mineralwasser. Wer pures Wasser nicht mag, kann es mit einem Schuss Zitronensaft, ein paar Scheiben Ingwer oder Kohlensäure aus dem Wassersprudler aufpeppen. Denken Sie daran, dass Fruchtsäfte viel Zucker enthalten, auch wenn sie von den Herstellern als wertvolle Vitaminlieferanten angepriesen werden. Ob Softdrinks, Bier, Wein oder andere alkoholische Getränke, betrachten Sie diese immer als Genussmittel, zu denen Sie nur im Ausnahmefall greifen sollten. Ein empfehlenswertes Getränk ist übrigens grüner Tee. Er enthält Substanzen, die bei rheumatoider Arthritis hilfreich sind. Zudem stärkt er das Immunsystem und regt die Verdauung an.

6 Bringen Sie öfter Fisch auf den Tisch, vor allem fettreichen wie Lachs, Hering oder Kabeljau.

7 Setzen Sie Gewürze und Kräuter mit entzündungshemmender Wirkung ein, wie Kurkuma, Kresse oder Pfeffer.

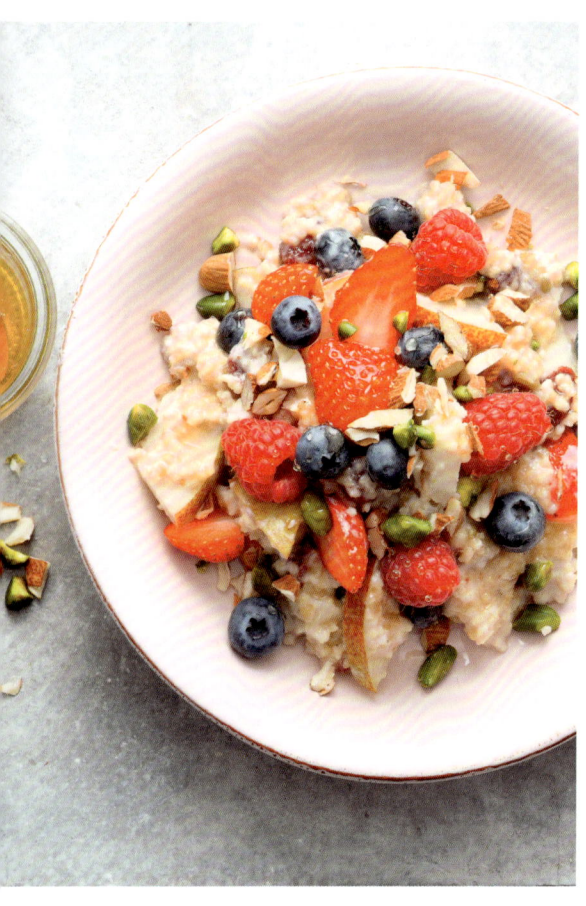

1 Die Hirse mit dem Buchweizenschrot und den Cranberrys in einen Topf geben. 800 ml Wasser dazugießen, alles einmal aufkochen und dann mit geschlossenem Deckel bei schwacher Hitze 10 Minuten quellen lassen.

2 Inzwischen die Birnen waschen, vierteln, entkernen und quer in dünne Scheiben schneiden. Die Beeren verlesen, waschen und trocken tupfen, die Erdbeeren je nach Größe halbieren oder vierteln. Die Mandeln und Pistazien grob hacken.

3 Den Hirse-Buchweizen-Brei vom Herd nehmen und etwas abkühlen lassen. Dann den Joghurt, die Birnenscheiben und zwei Drittel der Beeren unter den Hirsebrei heben.

4 Den Hirsebrei in Schalen oder tiefen Tellern anrichten, mit den übrigen Beeren sowie den Mandeln und Pistazien bestreuen. Zuletzt mit dem Honig beträufeln.

HIRSEBREI
mit bunten Beeren

Zutaten für 4 Personen
160 g Hirse ▎40 g geschroteter Buchweizen ▎4 EL getrocknete Cranberrys ▎ 2 Birnen (à ca. 150 g) ▎200 g gemischte Beeren (z. B. Erdbeeren, Heidelbeeren, Himbeeren) ▎50 g Mandeln ▎1 EL Pistazienkerne ▎300 g Naturjoghurt (1,5 % Fett) ▎ 4 TL flüssiger Honig

Zubereitung: 25 Min.
Pro Portion: ca. 420 kcal,
3 g EW, 11 g F, 62 g KH

Gut zu wissen:
Als glutenfreie Alternative zum beliebten Porridge ist ein warmer Hirsebrei das perfekte Frühstück, um kraftvoll in den Tag zu starten. Die kleinkörnige Hirse ist für viele bekömmlicher als Hafer, zudem liefert sie zahlreiche Vitamine, Mineralstoffe und Spurenelemente, die sich positiv auf unser Immunsystem auswirken. Dank ihres hohen Kalzium-, Magnesium- und Eisengehalts und der Vitamine B_1 und B_6 gilt Hirse auch als Fitmacher-Lebensmittel für Vegetarier und Veganer.

PORRIDGE
mit Apfel und Pflaumen

Zutaten für 4 Personen
500 ml Haselnussdrink ▎75 g kernige
Haferflocken ▎75 g Buchweizenflocken ▎
1 Apfel ▎4 blaue Pflaumen ▎150 g grüne
Weintrauben ▎Salz ▎½ TL Zimtpulver ▎
4 EL Rosinen ▎4 TL Agavendicksaft ▎
4 EL Pekannusskerne

Zubereitung: 20 Min.
Pro Portion: ca. 390 kcal,
8 g EW, 12 g F, 58 g KH

1 In einem kleinen Topf 450 ml Nussdrink
mit den Hafer- und Buchweizenflocken
aufkochen. Dann bei schwacher Hitze
10 bis 15 Minuten köcheln lassen, bis die
Flocken gequollen sind und ein sämiger
Brei entstanden ist. Den Brei dabei ab und
zu umrühren.

2 Inzwischen den Apfel waschen, vierteln
und entkernen, die Viertel längs in Scheiben schneiden. Die Pflaumen waschen,
halbieren, entsteinen und in Spalten teilen.
Die Trauben waschen, von den Stielen
zupfen und halbieren.

3 Den Porridge mit 1 Prise Salz und Zimt
würzen und die Rosinen untermischen.
In Schalen oder tiefen Tellern anrichten
und mit dem übrigen Haselnussdrink beträufeln. Die Apfelscheiben, Pflaumen und
Trauben auf dem Porridge anrichten und
mit jeweils 1 TL Agavendicksaft beträufeln. Die Pekannüsse hacken und zum
Servieren über den Porridge streuen.

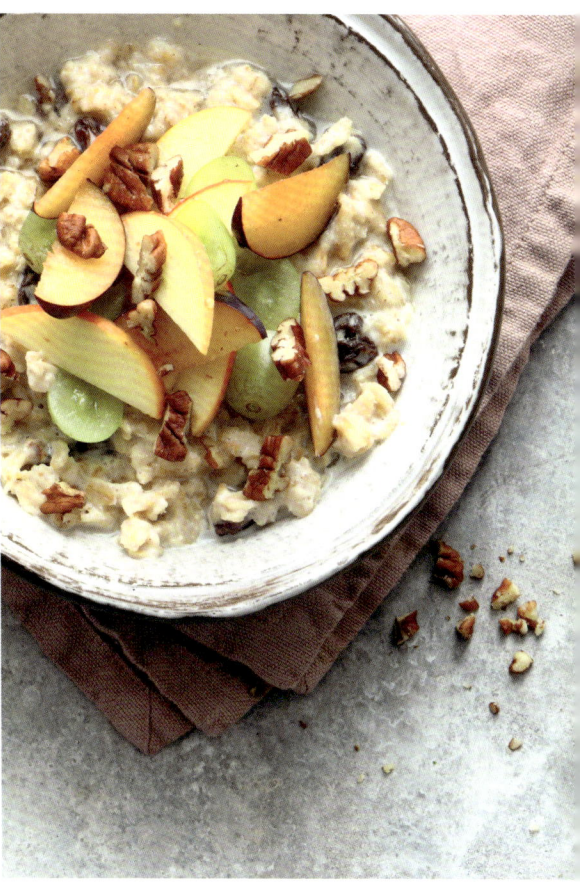

Tipp:
Wer morgens wenig Zeit hat, bereitet seinen Porridge am Vorabend zu: Die Hafer-
und Buchweizenflocken in einem Glas mit
der Flüssigkeit mischen und abgedeckt
im Kühlschrank über Nacht quellen lassen.
Dann ist der Getreidebrei am nächsten
Morgen fertig – und Sie können ihn im
Nu mit Früchten, Nüssen und Gewürzen
zu einem Power-Frühstück aufpimpen.

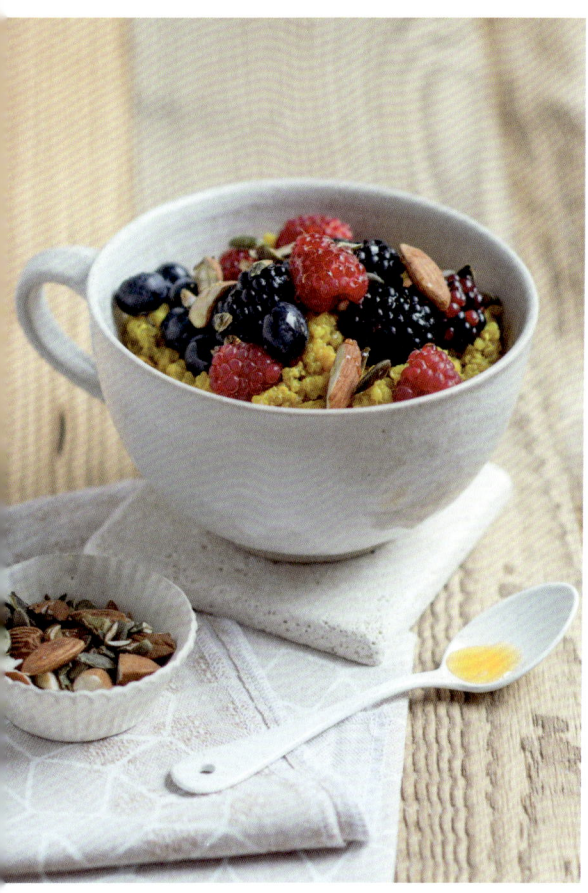

1 Die Quinoa in einem Sieb gründlich mit kaltem Wasser abspülen. Dann mit Mandeldrink, Zimtstange und Vanille in einen Topf geben. Die Kurkuma schälen (dabei am besten Einmalhandschuhe tragen, da die Wurzel stark färbt!), fein reiben und hinzufügen.

2 Alles offen bei mittlerer Hitze einmal aufkochen, dann die Quinoa mit geschlossenem Deckel bei schwacher Hitze etwa 15 Minuten köcheln lassen. Vom Herd nehmen und noch etwa 10 Minuten ausquellen lassen. Danach die Zimtstange wieder entfernen.

3 Inzwischen die Beeren verlesen, waschen und trocken tupfen. Die Mandeln und Kürbiskerne grob hacken und nach Belieben in einer Pfanne ohne Fett bei mittlerer Hitze hell rösten. Herausnehmen und abkühlen lassen.

4 Den Quinoabrei in Schalen anrichten und die Beeren darauf verteilen. Vor dem Servieren mit den gehackten Mandeln und Kürbiskernen bestreuen.

QUINOABREI
mit Beeren

Zutaten für 2 Personen
100 g Quinoa ∎ 300 ml ungesüßter Mandeldrink ∎ ½ Zimtstange ∎ ¼ TL gemahlene Vanille ∎ 1 Stück Kurkumawurzel (ca. 10 g; ersatzweise 1 TL gemahlene Kurkuma) ∎ 150 g gemischte Beeren (z. B. Heidelbeeren, Himbeeren und Johannisbeeren) ∎ 2 EL Mandeln ∎ 2 EL Kürbiskerne

**Zubereitung: 30 Min. ∎ Quellen: 10 Min.
Pro Portion: ca. 390 kcal,
15 g EW, 18 g F, 42 g KH**

Tipp:
Statt der frischen Beeren können Sie auch eine tiefgekühlte Beerenmischung verwenden – dazu am besten am Vorabend in ein Sieb mit Schüssel darunter geben und über Nacht langsam im Kühlschrank auftauen lassen. Der gelbe Pseudogetreidebrei bringt die Sonne auf den Frühstückstisch und mit Kurkuma eines der bekanntesten Heilmittel: Die Wurzel enthält den gelben Farbstoff Kurkumin, der bei Arthrose nachweisbar entzündungshemmend und schmerzlindernd wirkt.

SPROSSENMÜSLI
mit Gemüse

Zutaten für 2 Personen
1 Bio-Landgurke (oder ½ Bio-Salatgurke) ▮
1 Möhre ▮ 1 kleine Avocado ▮ 1 TL Zitronensaft ▮ 6 Cocktailtomaten ▮ Salz ▮ Pfeffer aus
der Mühle ▮ 1 Bund Kräuter (z. B. Basilikum,
Kerbel, Petersilie, Schnittlauch) ▮ 2 Frühlingszwiebeln ▮ 100 g Sprossen (z. B. Alfalfa-,
Linsen-, Weizensprossen) ▮ 150 g körniger
Frischkäse (Halbfettstufe) ▮ 1 Kästchen
Kresse ▮ 2 EL Rapsöl

Zubereitung: 20 Min.
Pro Portion: ca. 330 kcal,
15 g EW, 22 g F, 14 g KH

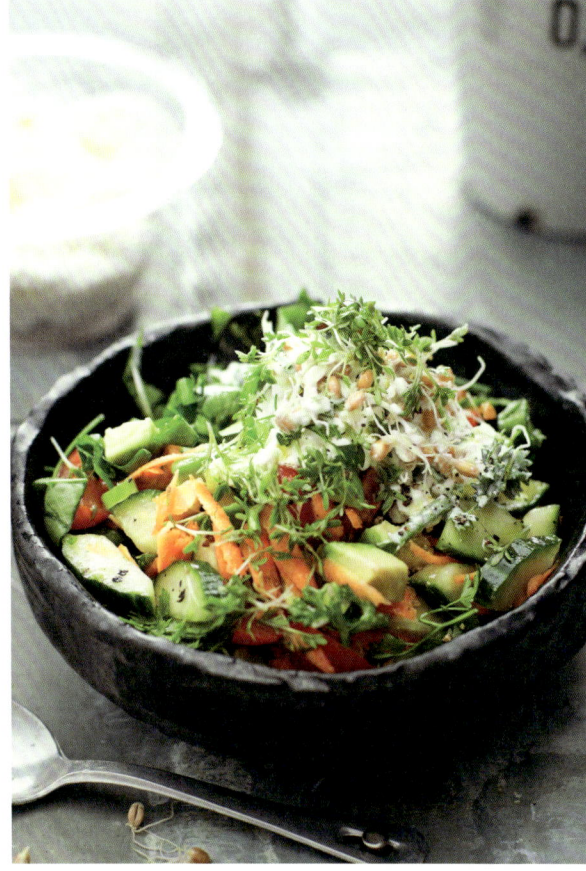

1 Die Gurke waschen und längs vierteln,
die Kerne entfernen und die Viertel in kleine Stücke schneiden. Die Möhre schälen
und auf der Küchenreibe grob raspeln.

2 Die Avocado halbieren und den Stein
entfernen, das Fruchtfleisch schälen, in
kleine Würfel schneiden und mit dem Zitronensaft beträufeln. Die Tomaten waschen und vierteln. Alle Zutaten mischen
und mit Salz und Pfeffer würzen. Auf Teller oder Schälchen verteilen.

3 Die Kräuter waschen, trocken schütteln
und nicht zu fein hacken. Frühlingszwiebeln putzen und waschen, den weißen
und grünen Teil getrennt in feine Ringe
schneiden. Die Sprossen in einem Sieb
gründlich abbrausen und abtropfen lassen. Den Frischkäse mit Sprossen, weißen
Zwiebelringen und gut einem Drittel der
Kräuter verrühren. Mit Salz und Pfeffer
würzen und auf dem Gemüse verteilen.

4 Die Kresse vom Beet schneiden, mit
den grünen Frühlingszwiebelringen und
den übrigen Kräutern auf die Frischkäse-
mischung streuen. Das Öl darüberträu-
feln. Wer's gern scharf mag, streut noch
Chiliflocken auf das Müsli.

Tipp:
Das Gemüse können Sie natürlich je nach
Jahreszeit und Marktangebot variieren.
Anstelle von Frischkäse können Sie auch
Magerquark, fettarmen Joghurt oder Soja-
joghurt für das Sprossenmüsli verwenden.

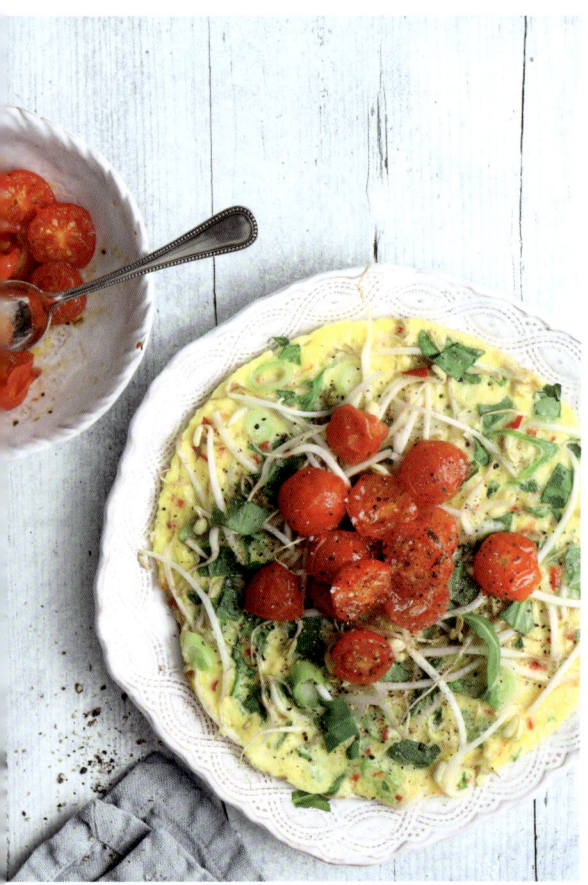

1 Für das Chutney die Tomaten waschen und halbieren, dabei die Stielansätze entfernen. In einem Topf 2 TL Öl erhitzen und Tomaten, Honig, Zitronensaft und Thymian darin zugedeckt bei schwacher Hitze 3 bis 4 Minuten dünsten. Das Chutney mit Salz und Pfeffer würzen, vom Herd nehmen und lauwarm abkühlen lassen.

2 Für die Omeletts die Frühlingszwiebeln putzen, waschen und in Ringe schneiden. Peperoni längs halbieren, entkernen, waschen und klein würfeln. Die Sprossen in einem Sieb gründlich abbrausen und abtropfen lassen. Rucola verlesen, waschen, trocken schleudern und grob hacken. Die Eier und die Milch verquirlen, mit Salz und Pfeffer würzen. Frühlingszwiebeln und Peperoni unterrühren.

3 Pro Omelett je 1 TL Öl in einer kleinen beschichteten Pfanne erhitzen, ein Viertel der Eier-Gemüse-Masse hineingießen und mit je einem Viertel der Sprossen und des Rucolas bestreuen. Omelett zugedeckt bei mittlerer Hitze etwa 4 Minuten stocken lassen. 3 weitere Omeletts mit jeweils einem Viertel aller Zutaten auf diese Art zubereiten. Die Omeletts zum Servieren auf Tellern anrichten und das Tomaten-Chutney jeweils in die Mitte setzen.

SPROSSEN-OMELETT

mit Tomaten-Chutney

Zutaten für 4 Personen
500 g Cocktailtomaten I 6 EL Rapskernöl I 2 TL flüssiger Honig I 2 EL Zitronensaft I 1 TL getrockneter Thymian I Salz I Pfeffer aus der Mühle I 2 Frühlingszwiebeln I 1 rote Peperoni I 150 g frische Sprossen (z. B. Mungobohnen- oder Linsensprossen) I 40 g Rucola I 6 Eier I 4 EL Milch (1,5 % Fett)

Zubereitung: 45 Min. I Pro Portion: ca. 326 kcal, 14 g EW, 24 g F, 11 g KH

Gut zu wissen:
Eier sind die perfekte Zutat am Morgen: Sie machen lange satt und punkten mit einer hohen Nährstoffdichte. Was bedeutet, dass sie im Verhältnis zu den Kalorien viel hochwertiges Eiweiß liefern. Frische Sprossen sorgen bei diesem Omelett außerdem für viele wertvolle Vitamine und Mineralstoffe.

LINSENAUFSTRICH
mit Süßkartoffeln

Zutaten für 4 Personen
1 Zwiebel ▌1 Knoblauchzehe ▌250 g Süß-
kartoffeln ▌2 EL Olivenöl ▌1 TL Currypulver ▌
½ TL gemahlene Kurkuma ▌200 ml Gemüsebrühe ▌100 g rote Linsen ▌2–3 EL Zitronensaft ▌Salz ▌Pfeffer aus der Mühle ▌1 rote
Spitzpaprikaschote ▌½ Kästchen Kresse

Zubereitung: 35 Min. ▌Kühlen: 30 Min.
Pro Portion: ca. 217 kcal,
8 g EW, 8 g F, 25 g KH

1 Die Zwiebel und den Knoblauch schälen
und in feine Würfel schneiden. Die Süßkar-
toffeln schälen und klein würfeln.

2 Das Öl in einem Topf erhitzen, Zwiebel
und Knoblauch darin andünsten. Die Süß-
kartoffeln hinzufügen, mit Curry und Kurkuma bestäuben und kurz mitdünsten.
Die Brühe dazugießen und die Linsen ein-
streuen. Alles aufkochen und zugedeckt
bei mittlerer Hitze 10 bis 12 Minuten köcheln lassen, dabei ab und zu umrühren.

3 Die Linsen-Süßkartoffel-Mischung in
ein Sieb abgießen und mit dem Zitronensaft in einen hohen Rührbecher geben.
Mit dem Stabmixer glatt pürieren, mit Salz
und Pfeffer würzen. Den Aufstrich zugedeckt 30 Minuten kühl stellen, eventuell
nachwürzen und in ein Schälchen füllen.

4 Inzwischen die Spitzpaprika längs halbieren, entkernen, waschen und in feine
Würfel schneiden. Die Kresse vom Beet
schneiden, mit den Paprikawürfeln über
den Aufstrich streuen. Der Linsenaufstrich
schmeckt besonders gut auf Dinkelvoll-
kornbrot oder -brötchen.

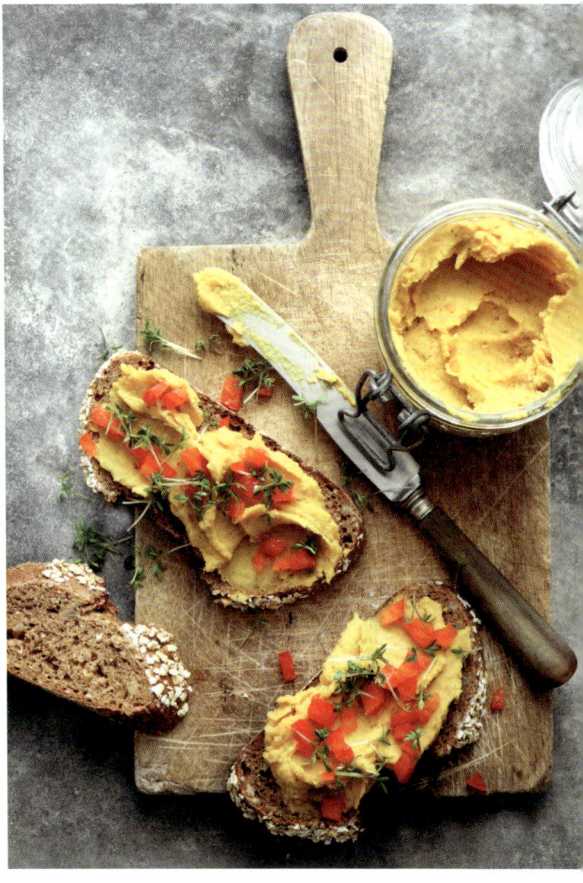

Tipp:
Der Linsenaufstrich hält sich in einem ge-
schlossenen Gefäß im Kühlschrank 3 bis
4 Tage. Wer ihn nicht täglich aufs Brot
streichen möchte, kann ihn auch als Dip
zu Gemüsesticks servieren. Und wer noch
mehr Pluspunkte auf seinem Gesundheits-
konto sammeln möchte, würzt den Aufstrich zusätzlich mit je 1 Messerspitze
frisch gemahlenem Koriander, Kreuzkümmel und Muskatnuss. Studien zufolge
ist diese Gewürzmischung bei Arthrose-
schmerzen ebenso wirksam wie Kurkuma
(siehe Seite 75).

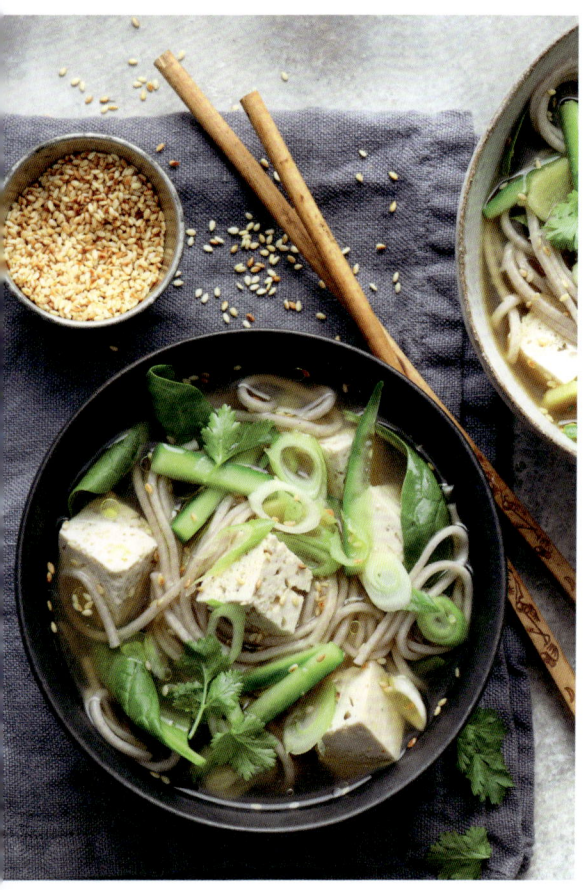

1 Soba-Nudeln nach Packungsanweisung garen. In ein Sieb abgießen, gut abtropfen lassen und mit dem Sesamöl mischen. Sesam in einer beschichteten Pfanne ohne Fett goldbraun anrösten. Vom Herd nehmen und abkühlen lassen.

2 Frühlingszwiebeln putzen, waschen und in feine Ringe schneiden. Den Spinat verlesen, waschen und trocken schleudern, dabei die groben Stiele entfernen. Die Gurken waschen und in etwa 3 cm lange Stifte schneiden. Den Tofu trocken tupfen und in etwa 2 cm große Würfel schneiden.

3 Die Brühe in einem Topf zum Kochen bringen. Ingwer schälen und in Scheiben schneiden, mit Algen in die Brühe geben und etwa 2 Minuten köcheln lassen. Miso-Paste mit 5 EL Wasser glatt rühren, in die Brühe geben und diese noch etwa 5 Minuten kochen. Dann Tofu, Frühlingszwiebeln und Gurken zur Suppe geben und einmal aufkochen.

4 Vor dem Servieren die Korianderblätter waschen und trocken tupfen. Die Soba-Nudeln und den Spinat in Schalen oder Tassen verteilen und mit kochender Brühe übergießen. Den gerösteten Sesam und die Korianderblätter darüberstreuen und die Suppe sofort servieren.

TOFU-MISO-SUPPE
mit Soba-Nudeln

Zutaten für 4 Personen
200 g Soba-Nudeln (aus dem Asienladen) ▎
2 TL geröstetes Sesamöl ▎1 EL Sesamsamen ▎4 Frühlingszwiebeln ▎100 g junger Blattspinat ▎2 Mini-Gurken ▎200 g Tofu ▎
1 ¼ l Gemüsebrühe ▎1 Stück Ingwer (ca. 20 g) ▎2 TL Instant-Wakame-Algen ▎
2 ½ EL Shiro-Miso-Paste (aus dem Bio- oder Asienladen) ▎einige Korianderblätter zum Garnieren

**Zubereitung: 25 Min. ▎Pro Portion:
ca. 283 kcal, 15 g EW, 15 g F, 18 g KH**

Tipp:
Miso-Pasten gehören zu den würzigen Basic-Zutaten in der japanischen Küche. Je nach Sorte aus Sojabohnen und/oder Getreide hergestellt, wirken sie wie alle fermentierten Lebensmittel säurebildend, werden aber durch den großen Gemüseanteil ausbalanciert.

MINESTRONE
mit Salsa rossa

Zutaten für 4 Personen

150 g getrocknete Tomaten (in Öl) + 2 EL
Einlegeöl ❚ 2 TL Kapern ❚ 2 Knoblauchzehen ❚ 6 EL Olivenöl ❚ 3 Stiele Petersilie ❚
Salz ❚ Pfeffer aus der Mühle ❚ 1 Zwiebel ❚
300 g gepalte Dicke Bohnen (frisch, tiefgekühlt oder aus dem Glas) ❚ 1 ½ l Gemüsebrühe ❚ 3 Stiele Bohnenkraut ❚ 250 g grüner
Spargel ❚ 2 kleine Zucchini (ca. 300 g) ❚
600 g Tomaten ❚ 250 g gepalte Erbsen
(frisch oder tiefgekühlt)

Zubereitung: 50 Min.
Pro Portion: ca. 423 kcal,
14 g EW, 26 g F, 26 g KH

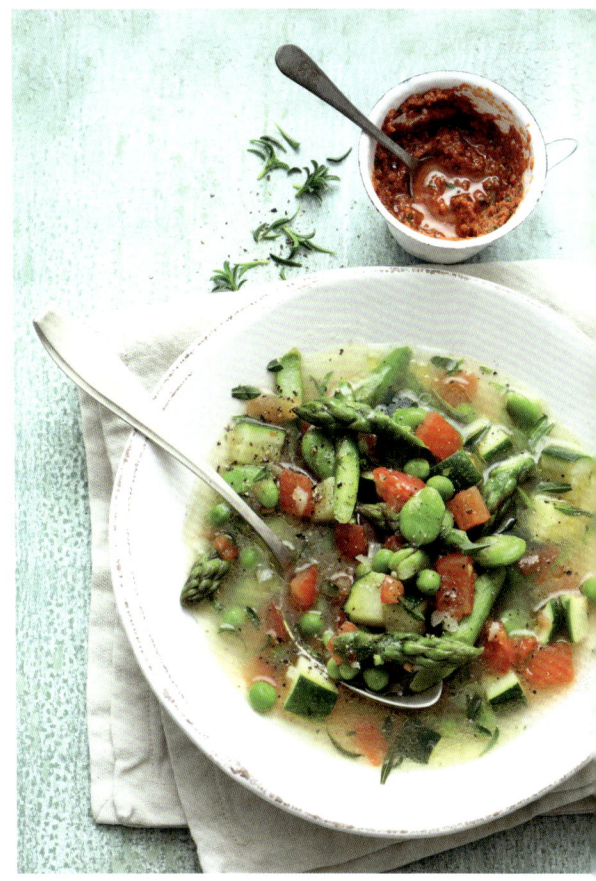

1 Für die Salsa getrocknete Tomaten und
Kapern in einen hohen Rührbecher geben.
1 Knoblauchzehe schälen, grob würfeln
und dazugeben. Das Tomateneinlegeöl
und 4 EL Olivenöl angießen und alles mit
dem Stabmixer fein pürieren. Petersilie
waschen und trocken schütteln, die Blätter fein hacken und untermischen. Die
Salsa mit Salz und Pfeffer abschmecken.

2 Die Zwiebel und übrige Knoblauchzehe
schälen und in feine Würfel schneiden.
Dicke Bohnen antauen oder abtropfen lassen. Das restliche Olivenöl in einem Topf
erhitzen, Zwiebel und Knoblauch darin
andünsten. Bohnen hinzufügen und etwa
3 Minuten mitdünsten. Brühe angießen
und aufkochen. Bohnenkraut waschen,
trocken schütteln und hinzufügen. Alles
zugedeckt bei schwacher Hitze 7 Minuten
köcheln lassen.

3 Inzwischen den Spargel waschen, im
unteren Drittel schälen und die holzigen

Enden abschneiden. Die Stangen schräg
in 3 bis 4 cm breite Stücke schneiden.
Dann zu den Bohnen in den Topf geben
und weitere 7 Minuten mitgaren.

4 Zucchini putzen, waschen und in 1 cm
große Würfel schneiden. Die Tomaten
kreuzweise einritzen, überbrühen und kalt
abschrecken. Dann häuten, vierteln und
entkernen. Fruchtfleisch in kleine Würfel
schneiden. Mit Zucchini und Erbsen in
den Topf geben. Alles noch 5 Minuten
köcheln lassen, mit Salz und Pfeffer abschmecken. Die Minestrone auf tiefe
Teller oder Schalen verteilen und mit
der Salsa rossa servieren.

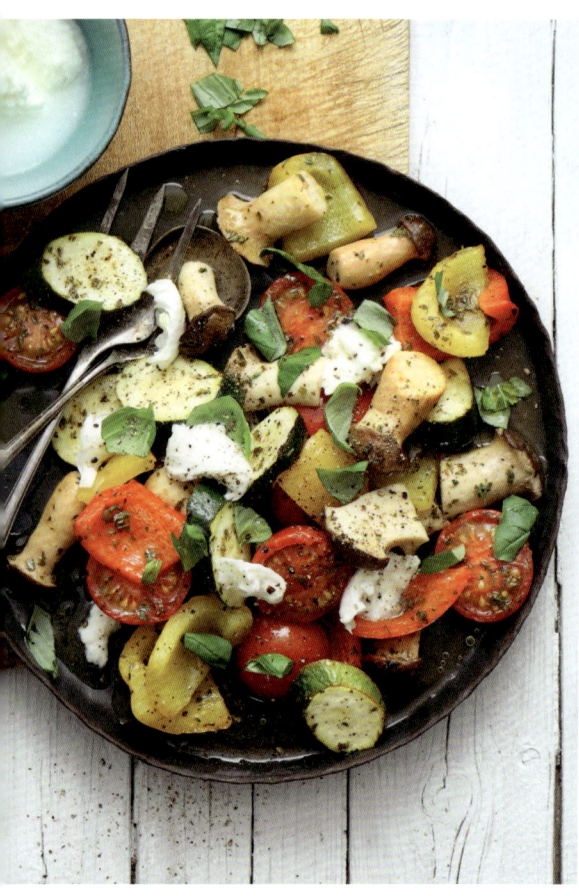

1 Die Paprikaschoten längs vierteln, entkernen, waschen und in 4 bis 5 cm große Stücke schneiden. Die Zucchini putzen, waschen und schräg in etwa 1 cm dicke Scheiben schneiden. Die Pfifferlinge putzen, falls nötig, trocken abreiben und grob zerteilen. Die Tomaten waschen und halbieren, dabei die Stielansätze entfernen. Rosmarin und Thymian waschen und trocken schütteln, die Nadeln und Blätter abzupfen und fein hacken.

2 In einer Schüssel Zitronensaft, Essig, Salz und Pfeffer verquirlen, zuletzt das Öl unterschlagen. Das vorbereitete Gemüse, die Pilze und Kräuter dazugeben und alles mischen. Zugedeckt 30 Minuten ziehen lassen, dabei häufiger wenden.

3 Den Backofen auf 200 °C vorheizen. Das Gemüse samt Marinade auf einem Backblech verteilen und im Ofen auf der untersten Schiene 15 bis 20 Minuten garen. Herausnehmen und abkühlen lassen.

4 Vor dem Servieren den Mozzarella abtropfen lassen und grob zerpflücken. Das Basilikum waschen und trocken schütteln, die Blätter abzupfen und grob hacken. Beides zum Servieren über die Antipasti geben.

BUNTE ANTIPASTI
aus dem Backofen

Zutaten für 4 Personen
je 1 rote und gelbe Paprikaschote ▮ 300 g kleine Zucchini ▮ 200 g Pfifferlinge (ersatzweise kleine Kräuterseitlinge) ▮ 200 g kleine Strauchtomaten ▮ 1 Zweig Rosmarin ▮ 6 Zweige Thymian ▮ 3 EL Zitronensaft ▮ 1 EL Aceto balsamico ▮ Salz ▮ Pfeffer aus der Mühle ▮ 6 EL Olivenöl ▮ 1 Kugel Büffelmozzarella (ca. 125 g) ▮ 4 Stiele Basilikum

Zubereitung: 40 Min. ▮ Marinieren: 30 Min. Garen: 20 Min. ▮ Pro Portion: ca. 300 kcal, 10 g EW, 25 g F, 6 g KH

Tipp:
Die Antipasti schmecken super als kleine leichte Mahlzeit zwischendurch. Man kann sie aber auch als Beilage zu gegrilltem Fisch oder Fleisch servieren, sollte dann allerdings den Mozzarella weglassen.

BROKKOLI-LINSEN-SALAT

mit Garnelen

Zutaten für 4 Personen

200 g Puy-Linsen ▌ 600 ml Gemüsebrühe ▌
400 g Brokkoli ▌ 3 Frühlingszwiebeln ▌
je 1 kleine rote und gelbe Paprikaschote ▌
1 rote Chilischote ▌ 1 Bio-Zitrone ▌ Salz ▌
Pfeffer aus der Mühle ▌ 5 EL Olivenöl ▌
250 g geschälte Garnelen (küchenfertig)

Zubereitung: 40 Min.
Pro Portion: ca. 437 kcal,
28 g EW, 20 g F, 28 g KH

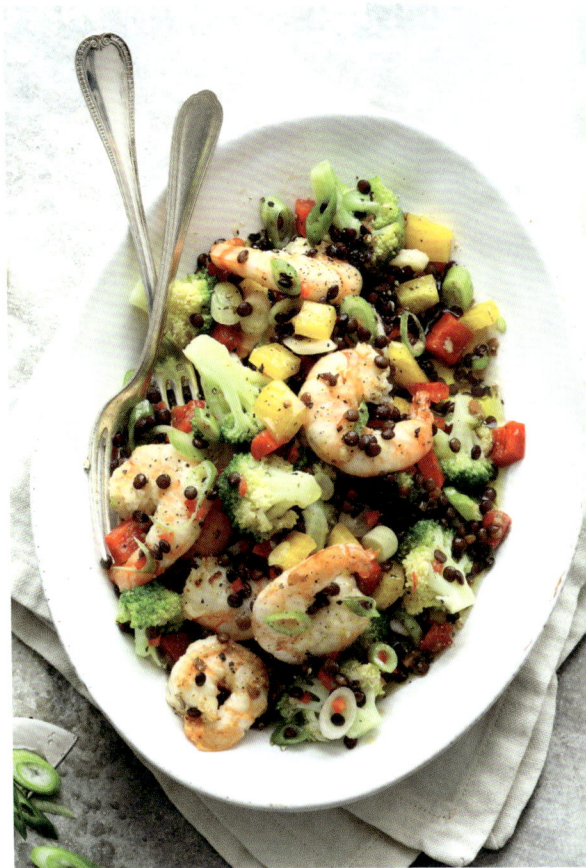

1 Die Linsen in einem Topf mit ½ l Brühe aufkochen und bei schwacher Hitze zugedeckt 25 bis 30 Minuten garen. Dann eventuell überstehende Brühe abgießen und die Linsen offen abkühlen lassen.

2 Inzwischen den Brokkoli putzen, waschen und in kleine Röschen teilen, die Stiele schälen und in etwa 1 cm breite Stücke schneiden. Die Brokkoliröschen und -stiele in der restlichen Brühe zugedeckt bei mittlerer Hitze etwa 5 Minuten dünsten. Anschließend in ein Sieb abgießen, dabei den Kochsud auffangen. Den Brokkoli kalt abschrecken und gut abtropfen lassen.

3 Frühlingszwiebeln putzen, waschen und in feine Ringe schneiden. Paprikaschoten längs vierteln, entkernen, waschen und in etwa 1 cm große Würfel schneiden. Die Chilischote längs halbieren, entkernen, waschen und in sehr feine Würfel schneiden.

4 Zitrone heiß waschen und trocken reiben, die Schale abreiben und 4 EL Saft auspressen. In einer Schüssel Zitronensaft und -schale mit 100 ml Brokkolisud, Salz, Pfeffer, Chili und 4 EL Öl zu einer Marinade verrühren. Linsen, Frühlingszwiebeln, Brokkoli und Paprika untermischen.

5 Garnelen waschen und mit Küchenpapier trocken tupfen, in einer Pfanne im übrigen Öl bei mittlerer Hitze auf beiden Seiten je 1 bis 2 Minuten braten. Vom Herd nehmen, leicht mit Salz und Pfeffer würzen und auf dem Salat anrichten.

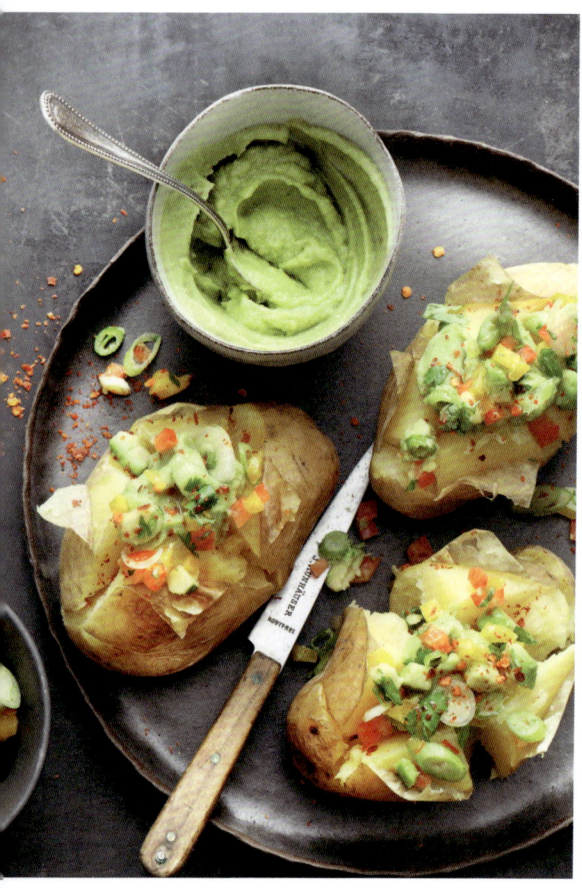

1 Den Backofen auf 220 °C vorheizen. Die Kartoffeln mit Schale gründlich waschen, trocken tupfen und mit je 1 TL Öl bestreichen. Auf ein Backblech legen, mit etwas Meersalz bestreuen und im Ofen auf der mittleren Schiene je nach Größe 50 bis 70 Minuten garen.

2 Inzwischen für die Creme die Avocados halbieren und die Kerne entfernen, 3 Hälften schälen und mit 1 EL Limettensaft pürieren. Die Creme mit Salz, Kreuzkümmel und ½ TL Chiliflocken würzen.

3 Für die Salsa die Paprikaschoten längs vierteln, entkernen, waschen und fein würfeln. Frühlingszwiebeln putzen, waschen und in feine Ringe schneiden. Den Koriander waschen und trocken schütteln, die Blätter grob hacken. Die übrige Avocadohälfte schälen, in feine Würfel schneiden und sofort mit dem restlichen Limettensaft beträufeln. Alle vorbereiteten Zutaten mischen, mit Salz und Pfeffer würzen.

4 Die Kartoffeln aus dem Ofen nehmen und auf Teller verteilen. Mit einem Messer oben kreuzweise einschneiden und etwas auseinanderklappen. Die Avocadocreme in die Kartoffeln füllen und die Avocado-Salsa darübergeben. Nach Belieben mit den übrigen Chiliflocken bestreuen.

OFENKARTOFFELN
mit Avocado-Salsa

Zutaten für 4 Personen

4 große Kartoffeln (mehligkochend oder vorwiegend festkochend, à 225–250 g) ▮ 4 TL Olivenöl ▮ Meersalz ▮ 2 reife Avocados (à ca. 300 g) ▮ 2 EL Limettensaft ▮ ½ TL gemahlener Kreuzkümmel ▮ ½–1 TL Chiliflocken ▮ je 1 rote und gelbe Paprikaschote ▮ 3 Frühlingszwiebeln ▮ ½ Bund Koriander

Zubereitung: 20 Min. ▮ Garen: 50–70 Min.
Pro Portion: ca. 460 kcal,
7 g EW, 23 g F, 49 g KH

Gut zu wissen:

Kartoffeln enthalten viel Vitamin C, Kalium und Magnesium, die Körper und Muskeln in Form halten. In der Avocado stecken reichlich gesunde Fette: kein Cholesterin, dafür viele doppelt ungesättigte Fettsäuren. Weiteres Plus: Das Fett der „Butter des Baums" hilft dem Körper, fettlösliche Nährstoffe aus anderen Lebensmitteln aufzunehmen.

GEFÜLLTE AUBERGINEN
mit Bulgur und Rosinen

Zutaten für 4 Personen

4 Auberginen ▌Salz ▌180 g Bulgur ▌2 Knoblauchzehen ▌3 Frühlingszwiebeln ▌2 Stangen Staudensellerie ▌1 Möhre ▌5−6 EL Olivenöl ▌4 EL Pinienkerne ▌4 EL Rosinen ▌½ TL gemahlene Kurkuma ▌1 TL Chilipulver ▌Pfeffer aus der Mühle ▌250 g Naturjoghurt (1,5 % Fett) ▌2−3 EL gehackter Koriander ▌1−2 EL Limettensaft

Zubereitung: 40 Min. ▌ Garen: 20 Min.
Pro Portion: ca. 500 kcal,
14 g EW, 48 g F, 54 g KH

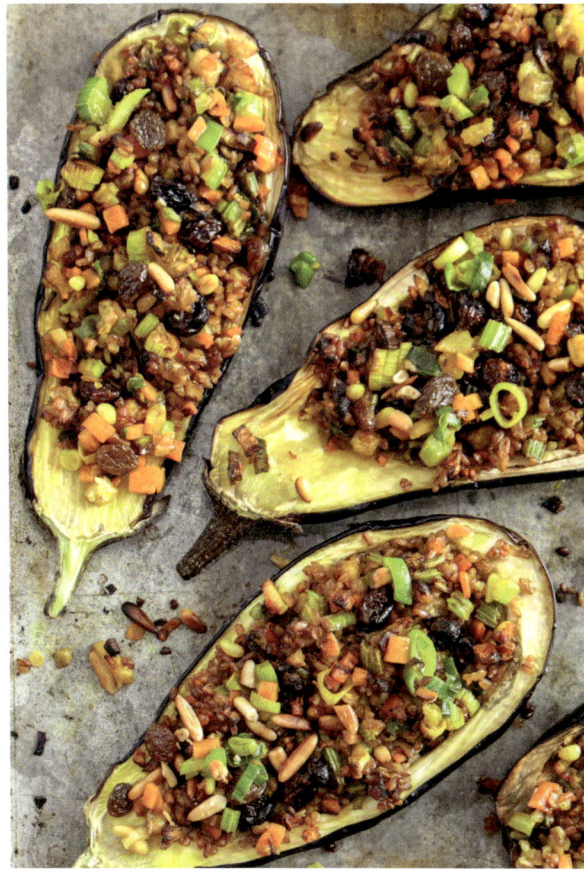

1 Die Auberginen waschen und längs halbieren. Das Fruchtfleisch mit einem Löffel herausschaben, klein schneiden und beiseitestellen. Die Auberginenhälften innen salzen, etwa 20 Minuten stehen lassen.

2 Inzwischen Bulgur in 360 ml kochendes Salzwasser geben und aufkochen, dann vom Herd nehmen und zugedeckt 20 Minuten gar ziehen lassen. Den Knoblauch schälen und fein würfeln. Frühlingszwiebeln putzen, waschen und in feine Ringe schneiden. Sellerie und Möhre putzen, waschen und in feine Würfel schneiden.

3 Backofen auf 180 °C vorheizen. In einer Pfanne 2 bis 3 EL Öl erhitzen, Knoblauch, Sellerie, Möhre, Pinienkerne und Rosinen darin 2 bis 3 Minuten anbraten. Auberginenfleisch, Frühlingszwiebeln, Kurkuma und Chilipulver dazugeben und alles weitere 4 bis 5 Minuten dünsten. Vom Herd nehmen und den Bulgur unterrühren, mit Salz und Pfeffer würzen.

4 Die Auberginenhälften mit Küchenpapier trocken tupfen, innen mit dem restlichen Öl bestreichen und in eine ofenfeste Form setzen. Die Bulgur-Gemüse-Masse in die Auberginenhälften füllen und die Auberginen im Ofen auf der mittleren Schiene etwa 20 Minuten garen.

5 In der Zwischenzeit den Joghurt mit den gehackten Korianderblättern und dem Limettensaft verrühren, mit Salz und Pfeffer würzen. Die gefüllten Auberginen aus dem Ofen nehmen und auf Tellern anrichten. Den Joghurt darübergeben oder separat in einem Schälchen dazu servieren.

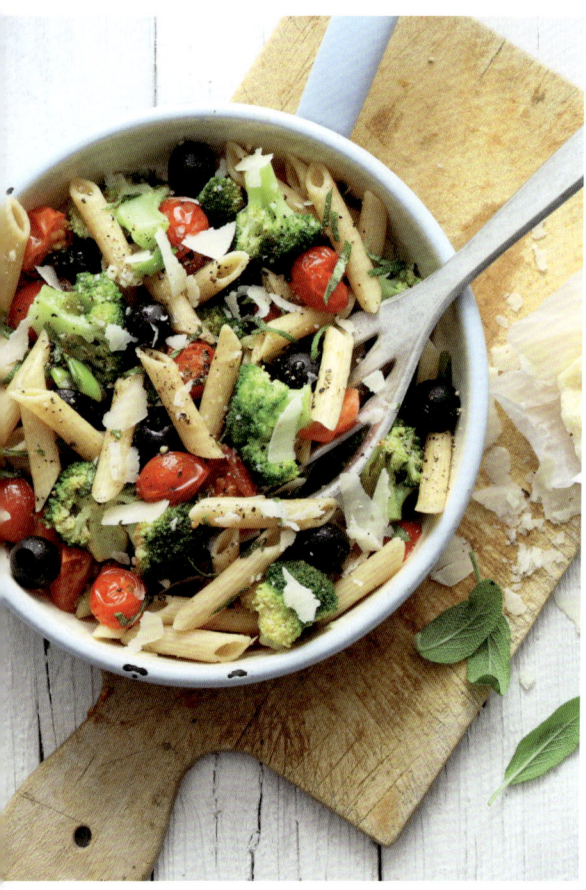

NUDELPFANNE
mit Brokkoli

Zutaten für 4 Personen

Salz ▮ 300 g Vollkorn-Penne ▮ 500 g Brokkoli ▮ 250 g Cocktailtomaten ▮ 3 Frühlingszwiebeln ▮ 1–2 Knoblauchzehen ▮ 6 große
Salbeiblätter ▮ 2 EL Olivenöl ▮ 100 g schwar-
ze Oliven (ohne Stein) ▮ 2 EL Walnussöl ▮
Pfeffer aus der Mühle ▮ 60 g ital. Hartkäse
(z. B. Parmesan, am Stück)

Zubereitung: 35 Min.
Pro Portion: ca. 380 kcal,
15 g EW, 20 g F, 28 g KH

1 In einem Topf reichlich Salzwasser aufkochen, die Nudeln darin nach Packungsanweisung bissfest garen. Inzwischen
den Brokkoli putzen, waschen und in Röschen teilen, die Stiele schälen und in etwa
1 cm breite Stücke schneiden. 3 Minuten
vor Ende der Nudelgarzeit den Brokkoli
dazugeben und bis zum Schluss mitgaren.
In ein Sieb abgießen und abtropfen lassen, dabei 150 ml Kochwasser auffangen.

2 Tomaten waschen und halbieren. Frühlingszwiebeln putzen, waschen und in
feine Ringe schneiden. Knoblauchzehen
schälen und klein würfeln. Salbeiblätter
abreiben und in feine Streifen schneiden.

3 In einer großen Pfanne das Olivenöl erhitzen, Knoblauch und Salbei darin kurz
anbraten. Tomaten und Frühlingszwiebeln
dazugeben und 2 bis 3 Minuten mitbraten.
Brokkoli-Pasta und Oliven mit dem Walnussöl hinzufügen. Mit dem aufgefange-
nen Nudelkochwasser ablöschen, alles
mischen und einmal aufkochen. Mit Salz
und Pfeffer abschmecken. Den Käse in
grobe Späne hobeln und zum Servieren
über die Brokkoli-Nudelpfanne streuen.

Tipp:

Wer mag, kann das mediterrane Pfannen-
gericht mit 600 g kleinen Frühkartoffeln
anstelle der Nudeln abwandeln: Die Kartoffeln mit der Schale waschen, vierteln und
in einer Pfanne in 2 EL Olivenöl bei mittlerer Hitze etwa 10 Minuten anbraten, dabei
öfter wenden. Dann die übrigen Zutaten in
die Pfanne geben und 5 Minuten mitbraten.

BUNTES WOK-GEMÜSE
mit Tofu

Zutaten für 4 Personen
250 g Tofu ❙ 1 rote Paprikaschote ❙
150 g Möhren ❙ 100 g Zuckerschoten ❙
1 Bund Frühlingszwiebeln ❙ 250 g Baby-Pak
Choi ❙ 2 rote Chilischoten ❙ 125 g Shiitake-
Pilze ❙ 1 Knoblauchzehe ❙ 1 Stück Ingwer
(ca. 15 g) ❙ 4 EL Rapskernöl ❙ 200 ml Gemüsebrühe ❙ 4 EL Tamari-Sojasauce ❙ 1 EL geröstetes Sesamöl ❙ 1 EL Limettensaft ❙
2 TL Pfeilwurzelstärke (aus dem Bioladen) ❙
Salz ❙ Pfeffer aus der Mühle

Zubereitung: 35 Min.
Pro Portion: ca. 343 kcal,
15 g EW, 21 g F, 20 g KH

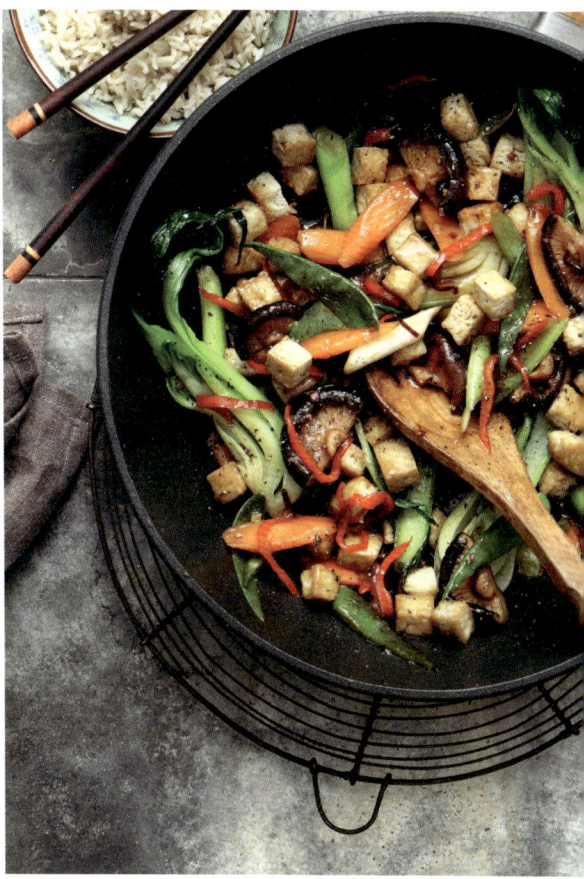

1 Den Tofu trocken tupfen und in 1 bis
2 cm große Würfel schneiden. Gemüse
je nach Sorte waschen und putzen bzw.
schälen. Die Paprika vierteln, entkernen,
waschen und in feine Streifen schneiden.
Möhren und Zuckerschoten schräg in
dünne Scheiben schneiden. Die Frühlingszwiebeln in 4 cm lange Stücke schneiden.
Pak Choi längs vierteln. Chilischoten in
dünne Ringe schneiden, dabei die Kerne
entfernen. Von den Shiitake-Pilzen die
Stiele entfernen, die Köpfe vierteln oder
halbieren. Knoblauch und Ingwer in feine
Würfel schneiden.

2 In einem Wok 2 EL Öl stark erhitzen und
die Tofuwürfel darin unter Wenden etwa
5 Minuten goldbraun braten. Herausnehmen und zugedeckt beiseitestellen. Das
restliche Öl im Wok erhitzen, Chilis, Knoblauch und Ingwer darin 2 Minuten anbraten. Paprikastreifen, Pilze und Möhren da-

zugeben und bei starker Hitze etwa 5 Minuten braten, dabei gelegentlich umrühren. Danach Zuckerschoten, Frühlingszwiebeln und Pak Choi hinzufügen und
noch 2 bis 3 Minuten mitbraten, bis das
Gemüse bissfest ist.

3 Inzwischen die Brühe mit Sojasauce,
Sesamöl, Limettensaft und Pfeilwurzelstärke gründlich verrühren. Die Mischung
zum Wok-Gemüse geben, alles aufkochen
und köcheln lassen, bis es gebunden ist.
Mit Salz und Pfeffer abschmecken. Kurz
vor dem Servieren die Tofuwürfel unterheben und erhitzen. Das Wok-Gemüse
auf Teller verteilen und am besten mit
Vollkornreis servieren.

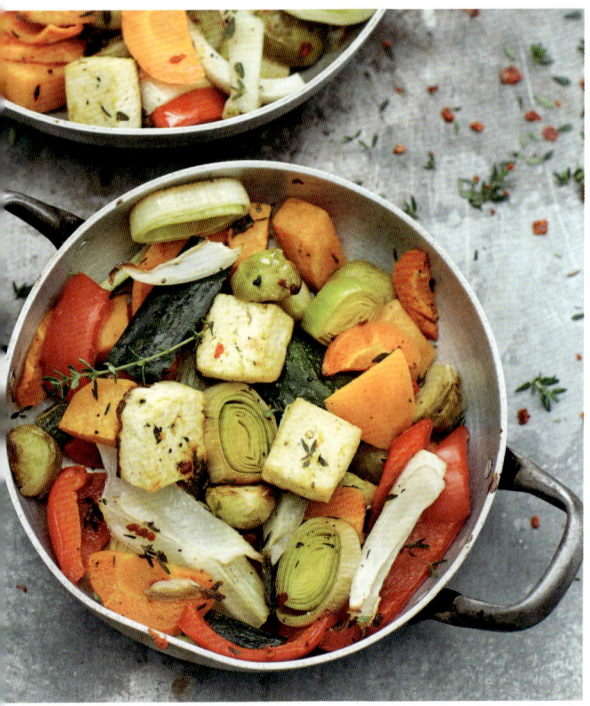

BUNTES OFENGEMÜSE

mit Röst-Tofu

Zutaten für 2 Personen

Für das Gemüse: 1 Stange Lauch ▎ 1 Fenchelknolle ▎ 200 g Rosenkohl ▎ 2 Möhren ▎ 1 kleine Süßkartoffel ▎ je 1 rote und grüne Paprikaschote ▎ ½ Bund Thymian ▎ 1 Knoblauchzehe ▎ 2 EL Olivenöl ▎ Salz ▎ Pfeffer aus der Mühle ▎ 2 Msp. Chiliflocken ▎ Saft von ½ Orange ▎ 100 ml Gemüsebrühe

Für den Röst-Tofu: ½ Bund Thymian ▎ ½ Bio-Orange ▎ 1 Knoblauchzehe ▎ 1 TL Senf ▎ 3 EL Sesamöl ▎ 200 g Tofu ▎ Salz ▎ Pfeffer aus der Mühle ▎ 2–3 Msp. Chiliflocken

Zubereitung: 35 Min. ▎ Garen: 40 Min.
Pro Portion: ca. 700 kcal,
28 g EW, 34 g F, 60 g KH

1 Für das Gemüse den Backofen auf 200 °C (Umluft: 180 °C) vorheizen. Den Lauch putzen, waschen, längs halbieren und in etwa 5 mm breite Ringe schneiden. Den Fenchel putzen, waschen und längs achteln, dabei den harten Strunk entfernen. Den Rosenkohl putzen, waschen und längs halbieren. Die Möhren schälen und in etwa 3 mm dicke Scheiben schneiden. Die Süßkartoffel schälen und in etwa 2 cm große Würfel schneiden.

2 Die Paprikaschoten längs halbieren, entkernen, waschen und in etwa 2 × 4 cm große Stücke schneiden. Den Thymian waschen, trocken schütteln und die Blätter abzupfen. Knoblauch schälen und in Scheiben schneiden. Das vorbereitete Gemüse in einem tiefen Backblech mit Öl, Salz, Pfeffer, Thymian und Chili mischen und im Ofen auf der mittleren Schiene 10 bis 15 Minuten bissfest garen.

3 Für den Röst-Tofu den Thymian waschen und trocken schütteln, die Blätter fein hacken. Die Orange heiß waschen und trocken reiben, die Schale abreiben und den Saft auspressen. Den Knoblauch schälen, fein würfeln und mit Thymian, 3 EL Orangensaft, Orangenschale, Senf und Öl zu einer Marinade verrühren. Tofu trocken tupfen und grob würfeln. Mit der Marinade mischen, mit Salz, Pfeffer und Chiliflocken würzen und auf einem mit Backpapier ausgelegten Blech verteilen.

4 Orangensaft und Brühe unter das Ofengemüse mischen und alles weitere 30 bis 35 Minuten garen. Den Tofu im Ofen auf der unteren Schiene, falls möglich, im Umluftbetrieb etwa 20 Minuten backen. Wenn er leicht gebräunt ist, den Tofu durchrühren und weitere 10 bis 15 Minuten garen. Mit dem Gemüse anrichten.

KÜRBISCURRY

mit Kartoffeln

Zutaten für 4 Personen

800 g Hokkaidokürbis ❙ 600 g festkochende
Kartoffeln ❙ 500 g Eiertomaten ❙ 2 Zwiebeln ❙
1 Stück Ingwer (ca. 20 g) ❙ 2 Knoblauchzehen ❙ 2 rote Chilischoten ❙ 1 Bio-Limette ❙
3 EL Rapskernöl ❙ 1 EL Garam masala
(indische Gewürzmischung) ❙ 1 TL gemahlene Kurkuma ❙ Salz ❙ Pfeffer aus der Mühle ❙
200 ml Gemüsefond (aus dem Glas) ❙
200 ml Kokosmilch (aus der Dose) ❙
½ Bund Koriander

Zubereitung: 45 Min.
Pro Portion: ca. 300 kcal,
7 g EW, 10 g F, 39 g KH

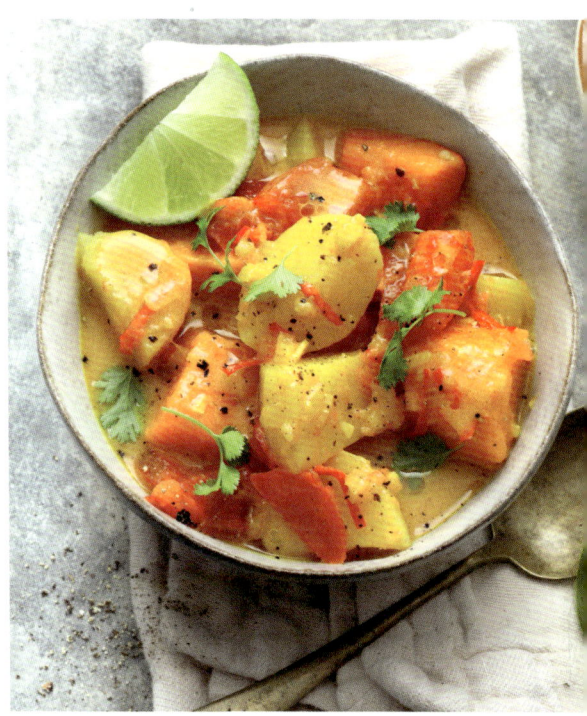

1 Den Kürbis schälen und halbieren, die
Fasern und Kerne entfernen. Dann das
Kürbisfleisch in 2 bis 3 cm große Stücke
schneiden. Die Kartoffeln schälen, ebenfalls in 2 bis 3 cm große Stücke schneiden
und bis zur weiteren Verwendung in kaltes
Wasser legen.

2 Die Tomaten waschen und in große
Würfel schneiden, dabei die Stielansätze
entfernen. Die Zwiebeln schälen und in
feine Würfel schneiden. Ingwer und Knoblauch schälen und beides in sehr feine
Würfel schneiden. Die Chilischoten längs
halbieren, waschen und samt den Kernen
in feine Ringe schneiden. Die Limette heiß
waschen, trocken reiben und längs halbieren. Eine Limettenhälfte auspressen, die
andere Hälfte in Spalten schneiden.

3 Das Öl in einem großen Topf erhitzen
und die Zwiebeln darin bei mittlerer Hitze
unter Rühren 3 Minuten braten. Dann Ingwer, Knoblauch, Chilis und abgetropfte

Kartoffeln dazugeben und alles weitere
3 Minuten mitbraten. Die Kürbisstücke,
zwei Drittel der Tomaten sowie Garam
masala und Kurkuma untermischen. Das
Gemüse mit Salz und Pfeffer würzen, den
Fond und die Kokosmilch dazugießen.
Alles zugedeckt aufkochen und dann bei
schwacher Hitze 15 bis 18 Minuten garen,
bis die Kartoffeln weich sind.

4 Das Kürbiscurry mit Salz, Pfeffer und
1 bis 2 EL Limettensaft abschmecken und
die übrigen Tomaten untermischen. Den
Koriander waschen und trocken schütteln,
die Blätter grob hacken. Das Kürbiscurry
in Schalen oder tiefen Tellern anrichten
und mit den Limettenspalten und dem
Koriander garnieren. Dazu schmeckt Voll-
korn-Basmatireis.

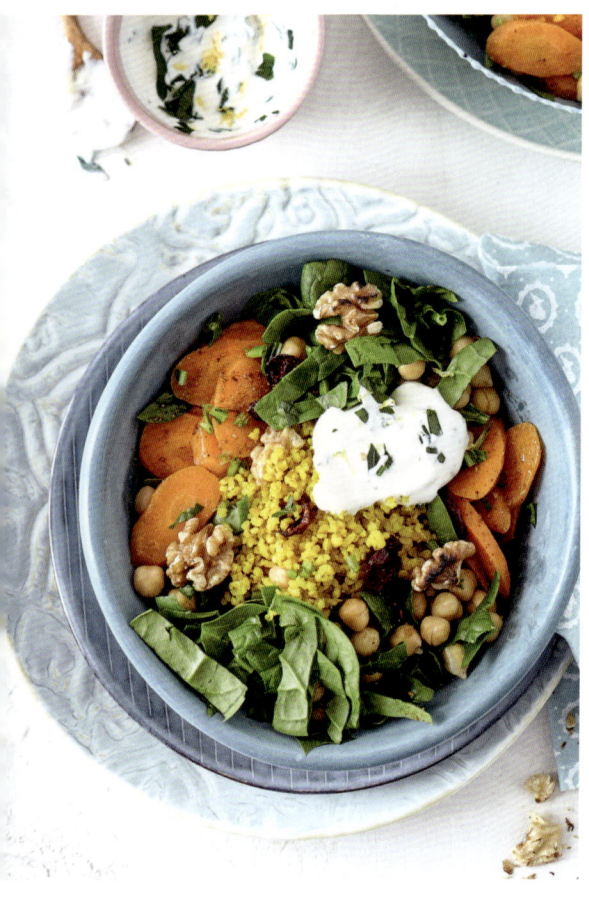

1 Bulgur mit 300 ml Wasser, ½ TL Salz, Kurkuma, Olivenöl und der Hälfte des Zitronensafts nach Packungsanweisung in einem Topf aufkochen und bei schwacher Hitze zugedeckt etwa 10 Minuten quellen lassen.

2 Inzwischen die Kichererbsen in einem Sieb abbrausen und abtropfen lassen. Die Walnüsse in einer beschichteten Pfanne ohne Fett bei mittlerer Hitze 10 Minuten rösten, dann aus der Pfanne nehmen. Den Kreuzkümmel in einer Pfanne ohne Fett rösten, bis er aromatisch duftet, und anschließend im Mörser fein zermahlen.

3 Die Möhre putzen, schälen und schräg in dünne Scheiben schneiden. Den Spinat verlesen, waschen und trocken schütteln. Die Stiele abtrennen und fein hacken, die Blätter in Streifen schneiden.

4 Den Joghurt mit Agavendicksaft, Kreuzkümmel, Zitronenschale und restlichem Zitronensaft zu einem Dressing verrühren. Das Dressing mit Salz und Pfeffer abschmecken.

5 Petersilie waschen und trocken schütteln, die Blätter abzupfen, grob hacken und unter den Bulgur mischen. Den Bulgur auf Schüsseln verteilen. Kichererbsen, Walnüsse, Möhre, Spinat und Cranberrys auf jeder Bowl anrichten und das Joghurtdressing darübergeben.

BUDDHA-BOWL
mit Bulgur

Zutaten für 2 Portionen

100 g Bulgur I Salz I 1 ½ TL gemahlene Kurkuma I 1 EL Olivenöl I Saft und abgeriebene Schale von 1 Bio-Zitrone I 75 g Kichererbsen (aus der Dose) I 50 g Walnusskerne I ½ TL Kreuzkümmelsamen I 1 Möhre (75 g) I 50 g Blattspinat I 150 g Naturjoghurt (1,5 % Fett) I 1 EL Agavendicksaft I Pfeffer aus der Mühle I 4 Stiele Petersilie I 30 g getrocknete Cranberrys

Zubereitung: 20 Min. I Pro Portion:
ca. 560 kcal, 19 g EW, 26 g F, 62 g KH

Gut zu wissen:

Alles in einer Schüssel (englisch: „bowl") angerichtet: eine vitalstoffreiche Mischung, die sich hier leicht und würzig mit orientalischem Touch präsentiert – mit Bulgur, Kichererbsen, Walnüssen, Möhren und Spinat.

HÄHNCHEN
mit Erbsenbulgur

Zutaten für 4 Personen
Für den Bulgur: 120 g TK-Erbsen ▮
200 g (Dinkel-)Bulgur ▮ 600 ml Gemüsebrühe ▮ 4 EL geriebener Pecorino ▮
6 EL Olivenöl ▮ 4 EL Schnittlauchröllchen ▮
Salz ▮ Pfeffer aus der Mühle
Für das Fleisch: 4 Hähnchenbrustfilets
(à ca. 120 g) ▮ 3 EL Olivenöl ▮ 1 EL Zitronensaft ▮ Salz ▮ Pfeffer aus der Mühle ▮ 2 Schalotten ▮ 1 Stück Ingwer (ca. 10 g) ▮ 2 Knoblauchzehen ▮ 12 getrocknete Aprikosen ▮
1 rote Chilischote ▮ 1 EL flüssiger Honig ▮
4 EL Apfelessig ▮ 300 ml Gemüsebrühe ▮
200 g Kokosmilch ▮ 1 EL Currypulver ▮
1 TL gemahlene Kurkuma

Zubereitung: 40–45 Min.
Pro Portion: ca. 660 kcal,
40 g EW, 28 g F, 53 g KH

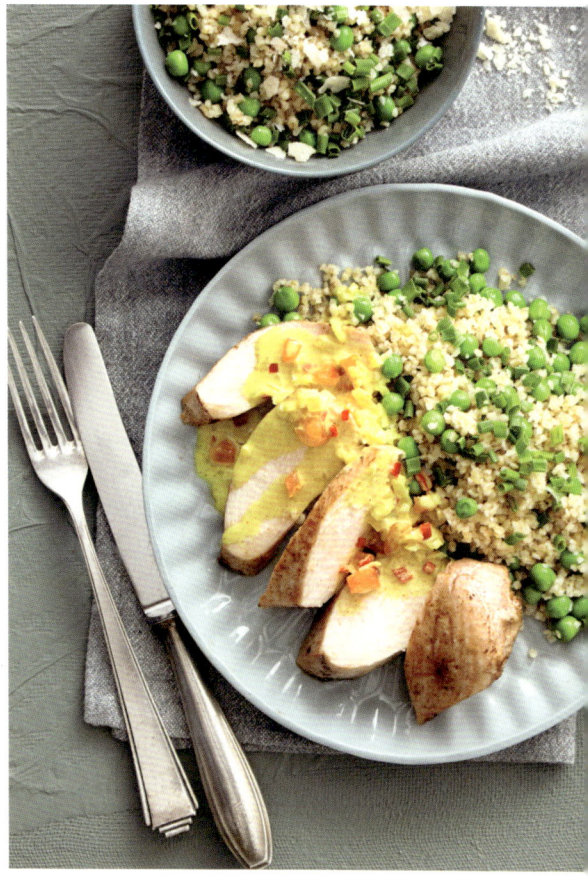

1 Für den Bulgur die Erbsen auftauen.
Den Bulgur in einem Topf mit der Brühe
zum Kochen bringen und bei schwacher
Hitze 20 Minuten zugedeckt quellen lassen, bis die Flüssigkeit komplett aufgenommen ist. Erbsen, Pecorino, Öl und
Schnittlauch unterrühren und den Bulgur
mit Salz und Pfeffer würzen.

2 Für das Hähnchen den Backofen auf
100 °C vorheizen. Hähnchenbrustfilets
waschen, trocken tupfen und in einer
Pfanne mit 2 EL Öl auf beiden Seiten je
etwa 2 Minuten anbraten. Im Ofen auf der
mittleren Schiene etwa 20 Minuten saftig
garen. Dann mit Zitronensaft beträufeln
und mit Salz und Pfeffer würzen.

3 Schalotten und Ingwer schälen und fein
würfeln. Knoblauch schälen und in Schei-

ben schneiden. Die Aprikosen fein würfeln. Chili längs halbieren, entkernen, waschen und ebenfalls fein würfeln.

4 In einer Pfanne das übrige Öl erhitzen
und die Schalotten darin anbraten. Knoblauch, Ingwer und Chili dazugeben und
kurz mitbraten. Aprikosen, Honig, Essig,
Brühe und Kokosmilch hinzufügen und
die Sauce bei schwacher Hitze 10 Minuten köcheln lassen. Mit Curry, Kurkuma,
Salz und Pfeffer würzen.

5 Zum Servieren die Hähnchenbrust in
Scheiben schneiden, mit dem Bulgur und
der Sauce auf Tellern anrichten. Nach Belieben mit Schnittlauchröllchen garnieren.

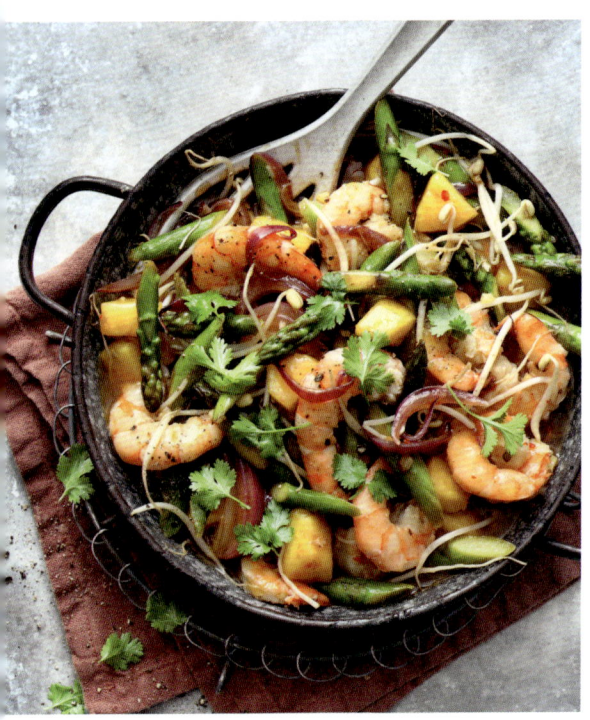

GRÜNE SPARGELPFANNE

mit Garnelen

Zutaten für 4 Personen

500 g grüner Spargel ❙ 300 g Ananas ❙
300 g frische Mungobohnensprossen ❙
2 rote Zwiebeln ❙ 1 Stück Ingwer (ca. 20 g) ❙
2 Knoblauchzehen ❙ 300 g geschälte rohe
Garnelen (küchenfertig) ❙ 125 ml Gemüsebrühe ❙ 4 EL Limettensaft ❙ 4 EL Sojasauce ❙
2 TL Kokosblütenzucker ❙ 1–2 TL Sambal
oelek ❙ 3 EL Öl ❙ Salz ❙ Pfeffer aus der Mühle ❙
2 TL Pfeilwurzelstärke (aus dem Reform-
haus oder Bioladen) ❙ ½ Bund Koriander

Zubereitung: 35 Min.
Pro Portion: ca. 250 kcal,
24 g EW, 5 g F, 24 g KH

1 Den Spargel waschen und im unteren
Drittel schälen, die holzigen Enden abschneiden. Die Stangen schräg in 2 bis
3 cm dünne Scheiben schneiden, dabei
die Köpfe ganz lassen. Die Ananas schälen, den Strunk entfernen und das Fruchtfleisch in Stücke schneiden. Die Sprossen
in einem Sieb abbrausen und gut abtropfen lassen. Zwiebeln schälen, halbieren
und in schmale Spalten schneiden. Ingwer und Knoblauch schälen und fein würfeln. Die Garnelen abbrausen und trocken
tupfen. Brühe, Limettensaft, Sojasauce,
Kokosblütenzucker und Sambal oelek zu
einer Würzsauce verrühren.

2 In einem Wok oder einer Pfanne 2 EL Öl
erhitzen und die Garnelen darin auf beiden
Seiten je 1 Minute braten. Mit Salz und
Pfeffer würzen, herausnehmen und beiseitestellen. Das übrige Öl erhitzen, den Spargel und die Zwiebeln darin unter Wenden
bei starker Hitze 5 Minuten anbraten. Ingwer, Knoblauch, Sprossen und Ananas
hinzufügen und 1 Minute mitbraten. Die
Würzsauce unter das Gemüse rühren, die
Pfeilwurzelstärke einrühren und alles einmal aufkochen lassen. Dann die Garnelen
untermischen.

3 Den Koriander waschen und trocken
schütteln, die Blätter abzupfen und
zum Servieren über die Spargelpfanne
streuen. Dazu schmeckt Vollkornreis.

Tipp:

Erlaubt ist, was schmeckt! Je nach Vorliebe
und Saison können Sie statt Spargel auch
andere Gemüse wie Möhren, Zuckerschoten oder Paprika in der Pfanne garen. Super schmeckt die Mischung übrigens auch
mit Hähnchenfiletstreifen oder vegetarisch
mit Tofu statt Garnelen.

GEDÄMPFTES LACHSFILET

mit Balsamico-Tomaten

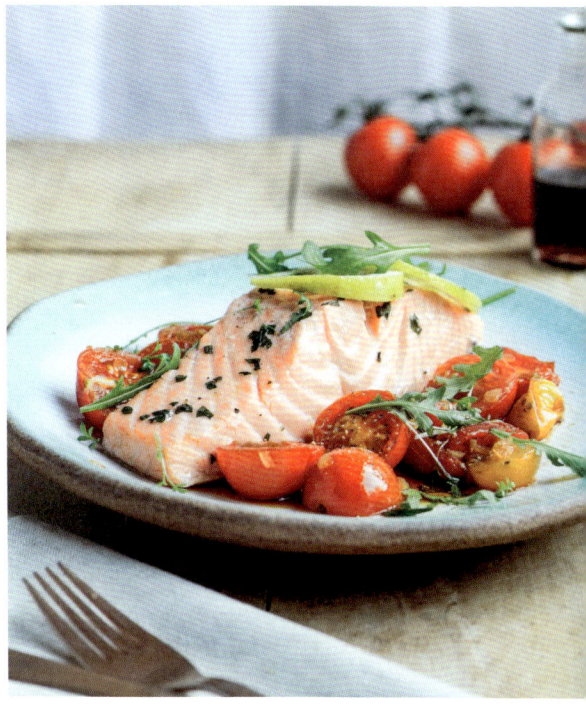

Zutaten für 4 Personen
2 Lachsfilets (à ca. 150 g) I Salz I Pfeffer
aus der Mühle I 4 Scheiben Bio-Zitrone I
2 Stiele Estragon I 300 g bunte Cocktailtomaten I 1 Zweig Rosmarin I 2 Stiele
Thymian I 80 g Rucola I 1 kleine Zwiebel I
1 Knoblauchzehe I 1 ½ EL Olivenöl I
1 EL Aceto balsamico

Zubereitung: 25 Min.
Pro Portion: ca. 410 kcal,
33 g EW, 27 g F, 7 g KH

1 Die Lachsfilets waschen, trocken tupfen
und mit Salz und Pfeffer würzen. Die Zit-
ronenscheiben in einen Dämpfeinsatz
legen und die Lachsstücke daraufsetzen.
Den Estragon waschen und trocken tupfen, die Blätter abzupfen, fein hacken und
über den Lachs streuen.

2 Einen Topf 2 bis 3 cm hoch mit Salzwasser füllen, den Dämpfeinsatz daraufsetzen und mit dem passenden Deckel
verschließen. Das Wasser aufkochen und,
sobald Dampf aufsteigt, den Lachs bei
mittlerer Hitze 8 bis 10 Minuten dämpfen.

3 In der Zwischenzeit die Tomaten waschen und halbieren. Rosmarin und Thymian waschen und trocken tupfen. Den
Rucola verlesen, waschen und trocken
schütteln, die groben Stiele entfernen,
die Blätter grob hacken. Die Zwiebel und
den Knoblauch schälen und fein würfeln.

4 Das Öl in einer Pfanne erhitzen, Zwiebel
und Knoblauch darin andünsten. Tomaten,
Rosmarin, Thymian und Essig dazugeben
und alles zugedeckt etwa 3 Minuten dünsten. Thymian und Rosmarin wieder entfernen, den Rucola unterheben. Mit Salz und
Pfeffer würzen. Das Tomatengemüse mit
dem gedämpften Lachs servieren.

Gut zu wissen:
Fitmacher aus dem Dampf: Der Lachs gart
ganz sanft mit Tomaten und mediterranen
Kräutern. Reichlich Vitamin E und Selen im
Fisch pushen das Immunsystem und weh-
ren gesundheitsschädliche freie Radikale
ab. Verschiedene Carotinoide in den Tomaten haben eine antioxidative Wirkung und
beugen Entzündungen vor.

REGISTER

BILDNACHWEIS

Udo Bojahr: S. 9, 10, 11; Fotolia: S. 45, 58, 67, 69, 70, 74 (oben u. unten), 75 (Mitte links, rechts u. unten), 114 (oben), 115 (unten); Axel Kock: S. 78, 90, 106, 116, 124 (oben), 126 (oben), 128, 140; Mathias Neubauer: S. 174, 175, 179, 180, 181, 182, 183, 184, 185, 186, 187, 188, 189, 192; Jan Russok: S. 24, 39 (unten), 46, 51, 59, 65, 89 (unten), 97, 136, 156; Monika Schürle: 177; Anke Schütz: 178, 190, 191; Shutterstock: S. 17, 20, 21, 36, 37, 38, 39 (oben), 42, 48, 50, 53, 55, 60, 62, 72, 74 (Mitte), 75 (oben), 79, 83, 91, 96, 98 (oben), 102 (oben), 107, 112, 115 (oben), 117, 120, 129, 132, 134, 138 (oben), 141, 144, 146, 154, 166, 167; Michaela Spatz: S. 80, 81, 82, 85, 86, 88, 89 (oben), 92, 93, 94, 98 (unten), 99, 100, 101, 102 (Mitte u. unten), 103, 104, 108, 109, 110, 113, 114 (unten), 118, 119, 121, 122, 124 (unten), 125, 126 (unten), 127, 130, 131, 133, 135, 138 (unten), 139, 142, 143, 145, 147; Claudia Timmann: 176, 193

Hilfreiche Adressen

Deutsche Arthrose Stiftung
Kopernikusallee 56
75175 Pforzheim
www.deutsche-arthrose-stiftung.de

Arthrose-Selbsthilfe
Am Mühlenberg 2
34587 Felsberg
www.arthroseselbsthilfe.de

Deutsche Arthrose-Hilfe e. V.
Neue-Welt-Straße 4-6
66740 Saarlouis
www.arthrose.de

Danksagung

Für die freundliche Unterstützung und
Fachberatung zu diesem Buch bedanke
ich mich sehr herzlich bei:

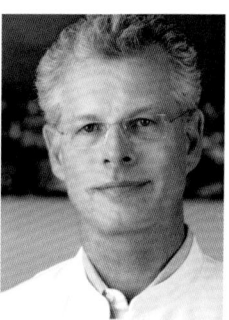

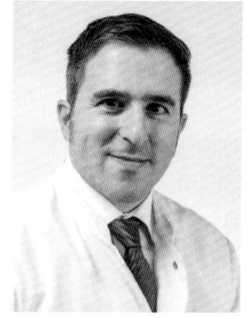

Prof. Dr. med. Thorsten Gehrke ist Ärztlicher Direktor an der Helios Endo-Klinik in Hamburg und Spezialist für Hüft- und Knieendoprothetik.

Priv.-Doz. Dr. med. Mustafa Citak ist Oberarzt an der Helios Endo-Klinik in Hamburg, Spezialist für Hüft- und Knieendoprothetik und wissenschaftlicher Leiter mit dem Forschungsschwerpunkt Endoprothetik.

Prof. Dr. med. Musa Citak

Prof. Dr. med. Musa Citak studierte und promovierte an der Medizinischen Hochschule Hannover und ist Facharzt für Orthopädie und Unfallchirurgie. Er arbeitete unter anderem am renommierten Hospital for Special Surgery in New York, einem weltweit führenden Krankenhaus in den Bereichen Orthopädie, Rheumatologie und Rehabilitation. Großes Ansehen erlangte er als Wissenschaftler auf dem Gebiet der computer- und roboterassistierten Chirurgie. Nach weiteren Stationen an der Helios Endo-Klinik in Hamburg zog sich Prof. Citak eine Zeit lang zurück, um sich intensiv mit alternativen Therapien zu beschäftigen. In dieser Zeit entwickelte er auch seine Konzepte für die Arthrose-, Rücken- und Sehnentherapie. Heute betreibt er eine eigene Praxis für Orthopädie und Sportorthopädie in Hamburg.

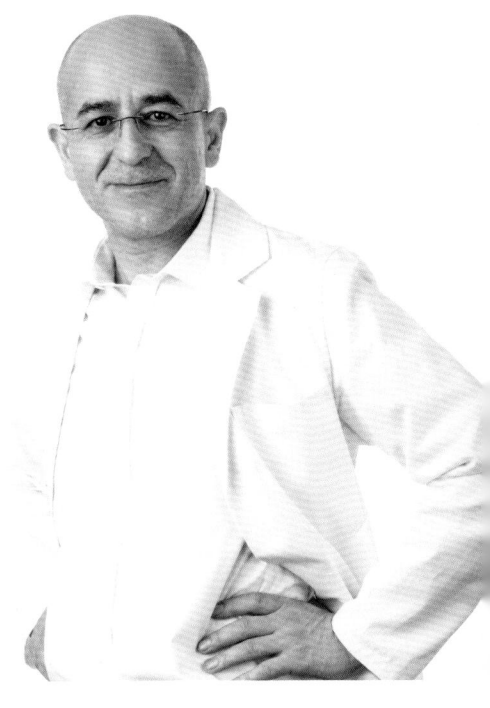

Hinweis

IMPRESSUM

© 2018 ZS Verlag GmbH
Kaiserstraße 14 b
D-80801 München

ISBN 978-3-89883-846-7
3. Auflage 2021

Projektleitung: Kathrin Ullerich
Texte und redaktionelle Mitarbeit: Franziska Pfeiffer
Grafisches Konzept / Cover: Zero Werbeagentur, München
Grafische Gestaltung / Satz: Dorothee Griesbeck, Karin Miller
Coverfoto: Jan Russok (andere Fotos siehe Bildnachweis Seite 197)
Illustrationen: Axel Kock, Michaela Spatz
Herstellung: Frank Jansen
Producing: Jan Russok
Druck & Bindung: optimal media GmbH, Röbel

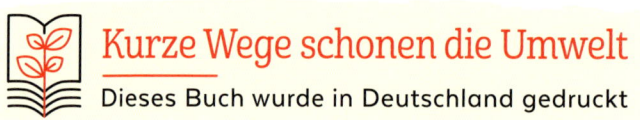

Kurze Wege schonen die Umwelt
Dieses Buch wurde in Deutschland gedruckt

Die ZS Verlag GmbH ist ein Unternehmen der Edel SE & Co. KGaA, Hamburg.
www.zsverlag.de | www.facebook.com/zsverlag

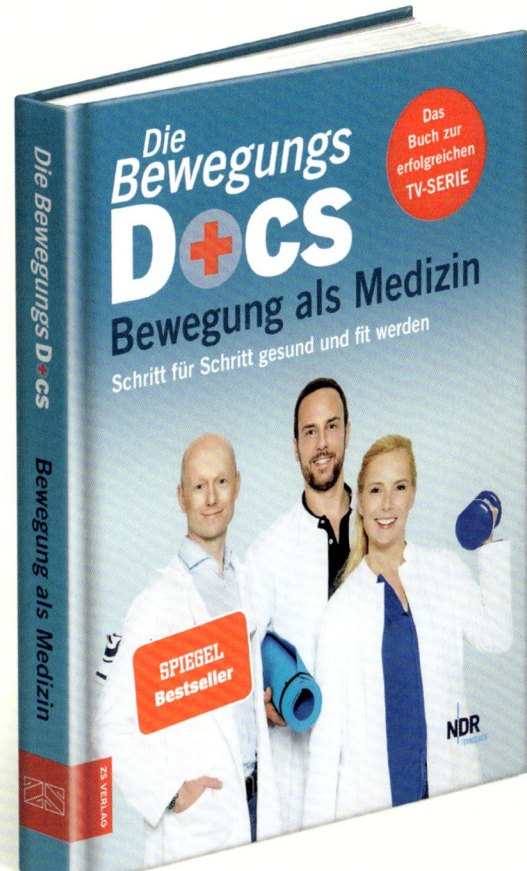
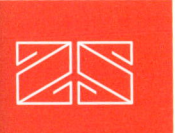